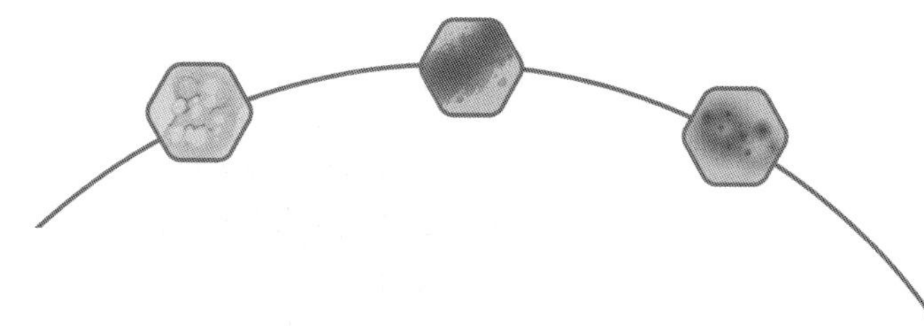

皮肤血管炎类疾病诊断与治疗

主　　编　靳培英

副 主 编　冯素英

主编助理　王　焱

　　　　　徐浩翔

Diagnosis and Treatment Different Kinds of Cutaneous Vasculitis

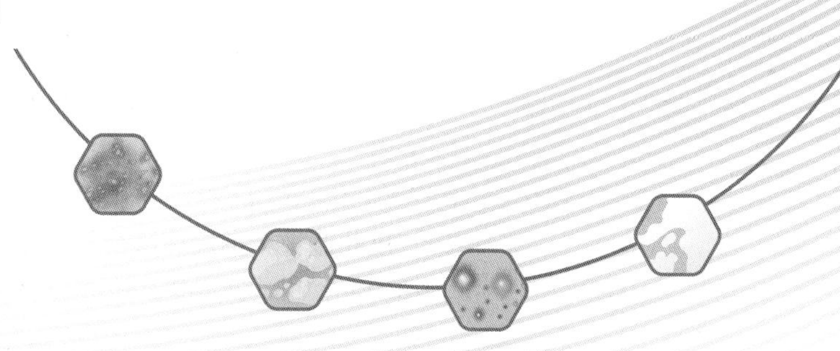

人民卫生出版社

·北　京·

图书在版编目（CIP）数据

皮肤血管炎类疾病诊断与治疗 / 靳培英主编 .—北京：人民卫生出版社，2022.7
ISBN 978-7-117-32798-5

Ⅰ. ①皮… Ⅱ. ①靳… Ⅲ. ①皮肤病 – 血管疾病 – 诊疗 Ⅳ. ①R751

中国版本图书馆 CIP 数据核字（2022）第 006957 号

人卫智网	**www.ipmph.com**	**医学教育、学术、考试、健康，购书智慧智能综合服务平台**
人卫官网	**www.pmph.com**	**人卫官方资讯发布平台**

皮肤血管炎类疾病诊断与治疗

Pifu Xueguanyanlei Jibing Zhenduan yu Zhiliao

主　　编： 靳培英
出版发行： 人民卫生出版社（中继线 010-59780011）
地　　址： 北京市朝阳区潘家园南里 19 号
邮　　编： 100021
E - mail： pmph @ pmph.com
购书热线： 010-59787592　010-59787584　010-65264830
印　　刷： 北京顶佳世纪印刷有限公司
经　　销： 新华书店
开　　本： 787 × 1092　1/16　　**印张：** 15
字　　数： 365 千字
版　　次： 2022 年 7 月第 1 版
印　　次： 2022 年 8 月第 1 次印刷
标准书号： ISBN 978-7-117-32798-5
定　　价： 158.00 元
打击盗版举报电话：010-59787491　E-mail：WQ @ pmph.com
质量问题联系电话：010-59787234　E-mail：zhiliang @ pmph.com

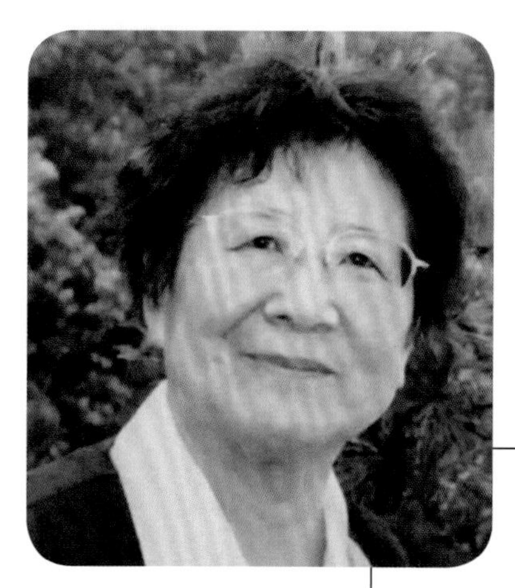

主编简介

靳培英，教授、主任医师，享受国务院政府特殊津贴专家。1955年毕业于北京医科大学医疗系。曾任中国医学科学院皮肤病研究所皮肤病研究室主任、学位评定委员会委员。1993年被中国医学科学院、中国协和医科大学授予“协和名医”称号。

在国内首报持久性隆起性红斑、光线性肉芽肿、疱疹样天疱疮、获得性大疱性表皮松解症、儿童良性慢性大疱性皮肤病、儿童Hallopeau型增殖性天疱疮、幼年黄色肉芽肿，主编《中国少见皮肤病彩色图谱》《皮肤病药物治疗学》《皮肤科常见药物不良反应速查》《水疱性皮肤病诊断和治疗彩色图谱》《痤疮的分型论治》《皮肤科合理用药问答》等学术著作，发表论文110余篇。

前言

本书是我国一部比较系统、全面地介绍皮肤血管炎类疾病的学术专著。特别是笔者经历 60 余年的临床一线工作，对皮肤血管炎类疾病进行临床观察与研究。同时，在 10 余年间笔者与同事冯素英教授对临床遇到各类皮肤血管炎类疾病的有关分类、诊断标准、发病机制，以及治疗等方面，共同不断地在临床与实践中研究观察，并参考国内外有关文献，对于这类疾病有了进一步认识。近年来，笔者逐渐有了对此类疾病进行全面总结的意向，经过不断地努力终于在最近撰写成书，但由于皮肤血管炎类疾病的病因、发病机制及诊断等比较复杂，加之科学技术不断地进步，先进诊断方法的应用等。目前国内外的专家对于皮肤血管炎类疾病的分类、诊断标准、治疗等方面，逐渐有了变化和不同的意见，在这本书的内容中会体现出来。由于编者的水平有限，难免有不妥和疏漏之处。有关本书的内容与国内外的一些著作在皮肤血管炎类疾病的分类上和诊断标准方面有所不同之处，请参考本书的注释一节，同时恳请专家和读者不吝指正。

皮肤血管炎类疾病是由于皮肤血管受到了损伤所导致的疾病，而受损血管大小、分布等不同，病因又非常复杂，因此造成皮肤血管炎类疾病诊断和治疗上的困难。多年临床工作中，遇见多种类型的此类疾病，为了能更好地治疗这类疾病，因此，作者对皮肤血管炎类疾病的分类、病因、发病机制、组织病理、免疫病理、实验室检测、临床症状，以及治疗等各方面，进行了观察和学习，并对某些皮肤血管炎类疾病的临床症状、组织病理、免疫病理等予以插图和说明，其中大部分的插图是作者的病例照片。

本书共分三章，第一章是基础知识，是由冯素英教授所编写，其中有关血管的结构与功能等由笔者撰写。血管发生炎症的病因与病理机制，它包括了基因的突变、各种各类不同的感染因素、药物、原发性自身免疫性疾病等，均可导致血管炎类疾病。

第二章是皮肤血管炎类疾病的分类，是由笔者所编写，皮肤血管炎类疾病的分类是很复杂的，本书参考了各国文献的不同分类，其中包括 Ghersetich 血管炎的工作分类、Sunderkotter(2006)根据血管大小的分类、Carlson 根据组织学的表现对淋巴细胞血管炎(lichenoid lymphocytic vasculitis)进行的分类，Griffirths(2016)引自 Chapel Hill 会议(2012)改编的皮肤血管炎的分类，而在 Rook(2016)一书中 Levell 提出 Chapel Hill 会议并没有皮肤病学家，而且对所有的皮肤血管炎应考虑是单一器官的，并认为对血管炎的发病机制了解更多时，血管炎的名称和分类都会改变的。因此，Levell 的皮肤血管炎的分类只有 15 个病种。详见本书第二章的分类章节。Patterson(2016)将皮肤血管炎放在血管病变的反应型的一章中，分为急性血管炎、嗜中性皮病、慢性淋巴细胞血管炎、肉芽肿性血管炎。

本书对皮肤血管炎类疾病的诊断标准，是根据 Braverman(1970)对皮肤血管炎的五项病理诊断标准：①血管壁及其周围组织坏死，其中可见纤维蛋白样变；②血管壁及其周围组织有以中性粒细胞为主和/或淋巴细胞、嗜酸性粒细胞，以及其他的单一核细胞的浸润；③血管壁及其周围组织坏死区可见中性粒细胞核碎裂，这种细小的嗜碱性颗粒称为核尘；④血管壁内皮细胞肿胀、增殖，导致管腔狭窄与闭塞；⑤受累脉管的口径为中小肌性动脉、小静脉、细动脉与毛细血管。后来一般也包括大的动脉及静脉。

通过参考上述分类内容，最后本书是以炎症的浸润细胞为主，受累血管的管径大小为次，进行了皮肤血管炎类疾病的分类。

第三章是皮肤血管炎类疾病的临床各论，其中白塞综合征(Behcet syndrome)和青斑样血管病是由冯素英教授所编写，其余病种由笔者所编写。本章包括 80 余种皮肤血管炎类疾病，并对这些疾病进行了以诊断、治疗为主的认真论述。随着时间的推移、科学技术不断地进步，病例的积累，疾病则有很多不同的变化。举例如 Sweet syndrome 是 Sweet(1964)年首报，其诊断条件之一是“无白细胞碎裂性血管炎的证据”，被 Jeffrey 提出此病为嗜中性皮病一类疾病。但编者、小玉肇(1973)、Barnham(2004)及 James(2006)均证明此病组织病理有白细胞碎裂性血管炎的变化。此外，Barnhill(2010)提出此病晚期病理变化可见白细胞碎裂性血管炎并不能排除本病的诊断。James 也提出本病有局灶性白细胞碎裂性血管炎。因此“无白细胞碎裂性血管炎”的诊断标准已不作为本病诊断条件。因此，本书将此病放在白细胞碎裂性血管炎一类疾病中。近来 Burns 提到循环的自身抗体、免疫复合物和细胞因子对 Sweet syndrome 发病机制起到部分的作用。有报道在 10 例患者中有 2 例出现 IgA 的 cANCA，这说明随着科学技术的普遍应用，对各种疾病的病因会进一步阐明。此外，一般不将川崎病放在皮肤血管炎类疾病中，但此病有很多的皮损症状，如红斑、水疱等，而且皮肤病理也有小血管炎的变化。因此，川崎病在本书的皮肤血管炎中仍有它的位置。诸如此类的问题可以理解皮肤血管炎类疾病的复杂性。

本书在分类中未用“变应性血管炎”一词，因为在最近的著作中均不用此名称，也不做单独的描写，只有 Mckee 是用“白细胞碎裂性血管炎”进行综合描写的，而 Bolognia 是用“小血管炎”进行综述的，实际上这两个标题内容有很多皮肤血管炎均在本书中进行了单独的描写。

此外，本书对皮肤血管炎类疾病的分类中，除了所谓原发的皮肤血管炎之外，对各种不同的皮肤疾病，只要在它的皮损中有明确，并符合皮肤血管炎病理变化，尽量包括在皮肤血管炎类疾病中。本书主要目的是将我们对皮肤血管炎类疾病诊断和治疗方法的认知，献给同道们参考。

我们虽然经过多年临床实践、学习和研究，对一些皮肤血管炎类疾病，积累了一些经验与认知，但经验和知识水平是有限的。因此，本书中的内容肯定会有不当和疏漏之处，望读者不吝指正。

本书在编写过程中得到了中国医学科学院皮肤病医院图书馆李奇老师的大力帮助，感谢他在查阅资料、校对及对全书部分参考文献的版本核查中的辛勤付出。同时感谢王焱博士、徐浩翔博士对此书再次进行校对。

主编　靳培英

2021年1月

声明

本书作者经过多年临床实践，对一些皮肤血管炎类疾病进行了观察与研究，同时也参考和阅读了大量的国内外文献，发现皮肤血管炎类疾病的病因、发病机制、分类和治疗等非常复杂，那是由于血管在人体内，广泛地分布在各个不同的器官和组织，因此，一旦血管有了各种不同的损伤，它所引起临床症状是多样的，加之医学科学技术在不断地进步和发展，在历史的长河中，对于一些血管炎疾病的诊断标准会有变化，产生了不同的意见是可以理解的。并且本书作者对皮肤血管炎类疾病的诊断、治疗水平有限。鉴于此，本书也不可避免地会有一些诊断上的是与非的问题，从而不可能保证本书的绝对准确性，因此本书中一些皮肤血管炎类疾病诊断与治疗经验仅仅作为参考。如果应用本书的资料引起任何的医疗差错和事故本书将不负责任。真诚希望读者在引用本书资料的同时，也要参考其他的文献与资料来佐证本书资料的可靠性。当给患者用药时，也要核对所用药物的说明书来确认本书提供的资料（包括用药剂量和禁忌证）是否正确，这样可确保医疗的安全性。谢谢！

录

第二章 皮肤血管炎类疾病的分类

第三章　皮肤血管炎类疾病的临床各论

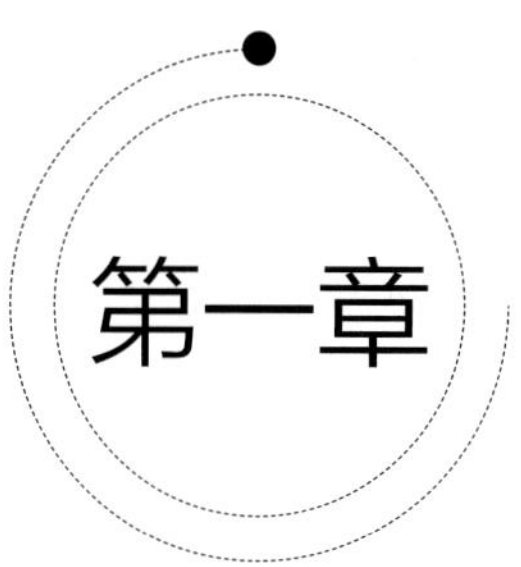

基 础 知 识

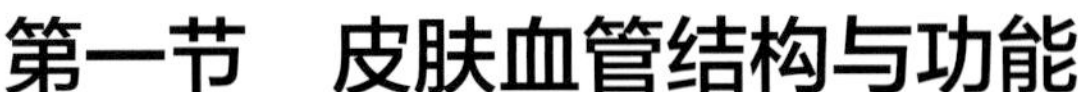

第一节 皮肤血管结构与功能

一、皮肤血管解剖学

皮肤血管是来自皮下的小动脉，这些小动脉供血给每个真皮乳头的单一小动脉相互交织成网，从而形成结构复杂的血管丛。中等管径的动脉，从皮下向皮肤表层穿过脂肪层的过程中，不断的分支，并在真皮网状层的深部形成血管丛（深丛）。此外，上述的中等管径动脉的分支又分出细支向上穿行，到皮肤的浅层相互交错构成毛细血管网（浅丛）来供血给真皮乳头。分布到皮肤浅层的血管在走行过程中变得越来越细，先形成动脉端的毛细血管，然后形成能允许体液及体液中的各种成分及气体自由通过与交换的毛细血管，最后形成静脉端的毛细血管。众多静脉端的毛细血管汇合形成极细微的小静脉。在动、静脉系统之间尚有直通的血管。深丛和浅丛之间尚有丰富的吻合支。这一精细又繁杂的微循环系统，它有保证皮肤正常代谢和皮肤的结构功能正常的作用。这一系统的任何一部分发生病变，都能造成患者出现相应的皮肤损害。

二、皮肤血管组织学

（一）动脉

动脉和真皮深部较大的微动脉均有 3 层结构：①内膜由一层内皮（内皮细胞组成）和一层弹性膜组成；②中膜由几层平滑肌细胞和弹性纤维组成，小动脉尚有外弹性膜；③外膜由成纤维细胞、Ⅲ型胶原和弹性纤维组成。真皮浅层较小的微动脉无内和外弹性膜，只有不连续的平滑肌。真皮乳头中的毛细血管袢的上行动脉段有一层内皮，管腔窄小，周围有不连续的周细胞。

（二）静脉

真皮乳头中的毛细血管袢的下行静脉段管腔较大内皮周围周细胞较多。由毛细血管后微静脉到皮下组织的静脉，管壁逐渐增厚。毛细血管后微静脉与毛细血管相似，管壁只有内皮细胞、周细胞、基板和薄层Ⅲ型胶原纤维。较大微静脉逐渐有较多的平滑肌和弹性纤维，但无弹性膜。大的微静脉和小静脉已有瓣膜，有些较大的小静脉有内弹性膜。

（三）毛细血管

皮肤的毛细血管多为连续型，由连续的内皮构成管壁，相邻的内皮细胞间有细胞连接。此型毛细血管，可能通过内皮细胞的吞饮小泡与周围组织的液体和水溶性小分子物质进行交换。而大分子物质的交换可能是通过内皮细胞间的缝隙进行的。

（四）血管球

血管球是真皮深层的一种特别形式的动脉 - 静脉的吻合。血管球是微动脉到微静脉间的血流旁路，主要参与体温的调节。它分布于手指、足趾、甲床、外耳等末梢部位。新生儿较少，儿童期速增。老年则萎缩或硬化。它有一条到几条输入动脉，由真皮中的动脉呈直角状发出，随即分成几条较小的弯曲状的分支，而后缩小呈短的漏斗形静脉，呈直角状汇入真皮内较大的静脉。吻合支的动脉段管腔很小，管壁很厚，内皮周围有 3~6 层有收缩性的血管球细胞，即平滑肌细胞。吻合支的静脉段的壁厚腔大，汇入真皮乳头下静脉。

（五）血管壁

管壁的成分只有内皮细胞、周细胞、基板和薄层Ⅲ型胶原。较大的微静脉逐渐有较大的平滑肌和弹性纤维，但无弹性膜，大的微静脉和小静脉已有瓣膜，有些较大的小静脉有弹性膜。

三、血管壁内皮细胞功能

内皮细胞主要功能是介导和调节血浆与组织间物质的交换。它通过血管介导受体（介导冲动至内皮细胞骨架）、内皮细胞受体（保证细胞代谢）和细胞转动受体（介导细胞间转动）这三组受体或特殊的结合点调节血管的通透性。内皮细胞在多方面调节血管内环境的稳定性，包括血凝、血小板的聚集，防止血小板、多形核白细胞、淋巴细胞和单核细胞的黏附，在局部控制血管平滑肌的张力，活化血管紧张素Ⅰ、灭活 5- 羟色胺、缓激肽、循环激素等。内皮细胞是机体中唯一直接与血液接触的细胞，而且在内皮细胞的表面具有各种激素和血管活性物质的受体（如 α 和 β 肾上腺素、毒蕈碱、血管紧张素、组胺和 5- 羟色胺受体），内皮细胞也接触循环抗体、抗原免疫复合物，调节其进出血管外组织，因此，它涉及免疫反应的启动阶段。

内皮细胞在生理条件下，能合成纤维粘连蛋白、Ⅳ型胶原和构成基底膜的酸性黏多糖。也能产生涉及凝血因子，如 Von Willebrand 因子、Von Willebrand 抗原Ⅱ、血浆蛋白溶酶原活化因子和控制其活性的因子、具有抗凝特性的肝素样分子和蛋白 C，调节血管舒缩的物质，如前列腺素、内皮细胞衍生的迟缓因子、内皮细胞衍生的收缩因子、内皮素、血管紧张素和组胺。内皮细胞又能合成成纤维细胞和内皮细胞生长因子、血小板衍生的生长因子和粒细胞及巨噬细胞克隆刺激因子。

内皮细胞参与血管炎症的一系列机制中。这些细胞能产生血管扩张的介质，包括前列腺素、一氧化氮、血小板活化因子。有几个因素导致血管通透性增加，包括由组胺引起的血管内皮收缩、细胞因子触发的内皮细胞刺激和回缩、内皮细胞活化。此外，白细胞和抗内皮细胞抗体（anti-endothelial cell antibody，AECA）介导，内皮细胞再生导致的血管损伤，会使得通透性增加。白细胞外渗是血管炎的重要特征。

内皮细胞在血管的炎症中发挥了核心作用。一些被称为整合素、选择素、免疫球蛋白以及其他的细胞黏附分子（cell adhesion molecules，CAM）共同调节血管的炎症过程。最重要的黏合剂途径取决于受体 - 配体相互作用，包括 E- 选择素和 P- 选择素以及各自的配体，其他还包括血管细胞黏附分子 -1（vascular cell adhesion molecule-1，VCAM-1）和 α4β1 或 α4β7 整合素，细胞间黏附分子 -1（intercellular adhesion molecule-1，ICAM-1）和 LFA-1（α1β2）或 MAC-1（αMβ2）整合素等。这些 CAM 与可溶性炎症介质如趋化因子或血小板活化因子（platelet-activating factor，PAF）等相互作用，介导炎症细胞滚动、活化、黏附和迁移，决定了白细胞 - 内皮细胞相互作用的多样性和特异性。

在可溶性细胞黏附因子启动的新血管形成中，内皮细胞是积极的参与者。内皮细胞和血管新生的介质形成一个复杂的互动网络，调节这一过程的持续性。同时机体产生的血管

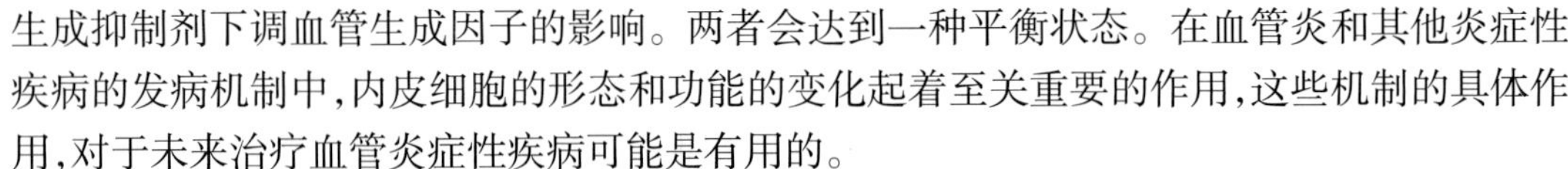

生成抑制剂下调血管生成因子的影响。两者会达到一种平衡状态。在血管炎和其他炎症性疾病的发病机制中,内皮细胞的形态和功能的变化起着至关重要的作用,这些机制的具体作用,对于未来治疗血管炎症性疾病可能是有用的。

四、血管壁内皮细胞在血管形成中的作用

血管生成是组织再生、发育、组织修复中的一个重要生理过程。在多种疾病(炎症性疾病和恶性肿瘤等)状态下,新血管的形成作用会增强。炎症与毛细血管的增加和新生有关。多种细胞因子、生长因子、趋化因子、细胞外基质成分、CAM 和其他介质都可以刺激血管新生。通过阻断这些炎症因子的作用或抑制血管生成相关的化合物,均可以抑制血管新生,这对于控制炎症可能是有用的。

血管生成有几个不同的步骤。首先,促血管生成的一些血管介质(表 1-1)激活内皮细胞,这与基质金属蛋白酶的产生最相关,这些酶降解基底膜和间质,从而使血管内皮细胞能够再生,其中胶原酶(MMP-1)和明胶酶(MMP-2 和 MMP-9)似乎与血管生成关系最为密切。除了基质金属蛋白酶,其他酶,如丝氨酸蛋白酶,包括组织纤溶酶原激活剂(tissue plasminogen activator,tPA)和尿激酶型纤溶酶原激活剂(urokinase plasminogen activator,uPA),也参与血管的新生,内皮细胞迁移形成了毛细血管芽。芽中段的内皮细胞进行有丝分裂,而芽尖端的部分进行移行但不增殖。其次,是芽内管腔的形成。最后,两个芽互相连接,从而形成毛细血管环并合成新的基底膜。内皮细胞连续迁移导致随后多代新生血管。

表 1-1 炎症中血管生成相关的一些介质

血管内皮生长因子和其他生长因子
细胞因子(肿瘤坏死因子 -α、IL-1、IL-6、IL-15、IL-18 等)
ELR+ C-X-C 趋化因子(IL-8、GRO、CTAP-Ⅲ、ENA-78)
Fractalkine(趋化因子 CX3C 亚家族的唯一成员,尚无中文译名)
细胞外基质成分
黏附分子(一些整合素、E- 选择素、血管内皮生长因子等)
血管生成素
前列腺素 E2
血小板活化因子

内皮细胞前体干细胞具有血管内皮生长因子(vascular endothelial growth factor,VEGF)受体,存在于造血干细胞中。这些前体细胞在某些情况下有可能发展成内皮细胞,它们对于血管生长是重要的,对未来治疗血管疾病也有意义。

通过内皮细胞上表达的同源受体的相互作用,一些血管生成因子直接影响内皮细胞增殖和迁移,而其他介质间接地刺激其他血管生成因子的产生。机体产生的诱导血管生成和抑制血管生成的因子可能参与血管炎的炎症产生过程。

血管内皮生长因子在慢性炎症相关血管生成中起重要作用。数次试验使用 VEGF 和 VEGF 受体的抑制剂作用于新生血管时,发现 VEGF 依赖的血管停止生成。VEGF 以及碱性

成纤维细胞生长因子(basic fibroblast growth factor,bFGF)、酸性成纤维细胞生长因子(acidic fibroblast growth factor,aFGF)、肝细胞生长因子(hepatocyte growth factor,HGF)/分散因子,结合到ECM的肝素及肝素硫酸基质中。这些生长因子在新生血管形成的时候被肝素酶和纤维蛋白溶酶等激活。缺氧可能是炎症组织的特点,刺激VEGF的生产。此外,调节血管内皮生长因子基因转录的缺氧诱导因子(hypoxia-inducible factor,HIF-1α,HIF-2α),也与血管生成相关。一些没有结合到肝素的生长因子也可能刺激新血管的形成,其中包括血小板衍生生长因子(platelet-derived growth factor,PDGF)、血小板衍化内皮细胞生长因子(PD-ECGF)、表皮生长因子(epidermal growth factor,EGF)、胰岛素样生长因子-Ⅰ(insulin-like growth factor,IGF-Ⅰ)、转化生长因子-β。在这些生长因子中,转化生长因子-β可能产生剂量依赖性刺激或抑制血管生成作用以及其他炎症产生的过程。

炎性细胞因子中,肿瘤坏死因子-α、IL-1、IL-6、IL-8、IL-15、IL-18、G-CSF、GM-CSF和抑瘤素M参与血管生成。IL-1和TGF-β对血管生成的影响是相似的。这些细胞因子在RA患者的血清和滑膜中大量产生。CXC趋化因子包含ELR(谷氨酰-亮氨酰-精氨酰)氨基酸基序,刺激血管生成。这些趋化因子,包括IL-8(CXCL8)、上皮中性粒细胞激活蛋白-78(ENA-78,CXCL5)、生长相关癌基因α(GROα,CXCL1)和结缔组织激活蛋白-Ⅲ(CTAP-Ⅲ,CXCL6)。相比之下,大多数其他CXC趋化因子缺乏ELR基序者抑制血管新生。基质细胞衍生因子Ⅰ(SDF-1,CXCL12)是一种C-X-C趋化因子,它缺乏ELR基序但仍是生成血管的。Fractalkine(CX3CL1)是一种C-X3-C的趋化因子,促进新生血管。这些趋化因子也参与招募白细胞到炎症部位,如关节炎滑膜部位。在趋化因子受体中,对于包含ELR的血管生成的C-X-C趋化因子,CXCR2可能是最重要的受体(在内皮细胞表面)。CXCR2是IL-8、ENA-78、GROα的主要的受体。

几种ECM成分,包括Ⅰ型胶原、纤维连接蛋白、层粘连蛋白、血小板、蛋白多糖等,在新生血管内皮细胞黏附和迁移中发挥作用。黏附分子在炎症相关的血管生成中发挥至关重要的作用。下列内皮细胞表达的黏附分子在血管生成中介导细胞黏附:β1、β3整合素、E-选择素、L-选择素配体CD34,与选择素相关的糖复合物,包括Lewisy/H、MUC18、VCAM-1、PECAM-1、endoglin。

其他血管生成介质包括环氧合酶(COX)/前列腺素系统的成员,有前列腺素E2、血管生成素、促血管生成素、血小板活化因子、组胺、P物质、促红细胞生成素、腺苷、纤维蛋白原、凝血酶。

抑制血管生成因子(表1-2)可直接抑制新生血管或间接干预血管生成作用。细胞因子中,IFN-α、IFN-γ、IL-4、IL-12、白血病抑制因子(LIF),通过阻断血管生成的细胞因子和趋化因子的分泌间接抑制血管新生。如上所述,CXC趋化因子缺乏ELR基序,可能是抑制血管生成的。在这些趋化因子中,血小板因子4(PF4,CXCL4)、IFN-γ诱导的单核因子(MIG,CXCL9)、IFN-γ诱导蛋白(IP-10,CXCL10)抑制血管新生。这种趋化因子受体可能参与趋化因子介导的血管稳态。基质金属蛋白酶组织抑制剂(TIMPs)和纤溶酶原激活物抑制剂(PAIs)在血管生成中有抑制ECM降解酶的作用。转移尿激酶PAI的基因会抑制血管生成。肝素结合因子,如血小板-1和PF4的趋化因子,阻止生长因子结合到肝素表面,从而也发挥抗血管生成的作用。

表 1-2 一些炎症中的血管生成抑制剂

抗炎药物	抗炎药物
抗肿瘤坏死因子生物制剂	血管抑素，内皮抑素
ELR- C-X-C 趋化因子（PF4、IP-10、MIG）	血管生成素 -2
VEGF 抑制剂	血小板 -1
MMP 抑制剂	TNP-470（fumagillin）及其他衍生物的抗生素
粘连阻断剂	

一些目前用于治疗风湿性疾病的抗炎、抗风湿药可用于抑制 EC 迁移和新生血管生成。这些药物包括，地塞米松、氯喹、柳氮磺吡啶、氨甲蝶呤、硫唑嘌呤、环磷酰胺、来氟米特、沙利度胺、米诺环素、抗肿瘤坏死因子药物，可能还有环孢素。通过抑制 VEGF 和 MMP，一些抗生素和其衍生物也可以抑制血管生成。除了米诺环素，TNP-470 是烟曲霉菌自然产生的，通过降低血清 VEGF 水平并抑制血管生成。克拉霉素也可能抑制新生血管的产生。

其他血管生成抑制剂包括：紫杉醇、阿片类药物、血管生成素 -2、血管抑素、血管内皮抑制素、维 A 酸类、肌钙蛋白Ⅰ、软骨调节素 -1、酸性富含半胱氨酸分泌蛋白（SPARC）等。这些药物特别是血管抑素和内皮抑素，在癌症治疗试验和临床关节炎研究中取得了可喜的成果。

新生血管的状态取决于血管生成介质和新生血管抑制剂之间的相互平衡。炎症组织存在众多的网络联系和反馈回路的监管网络。结合在细胞表面的可溶性的血管生成因子可以互相作用，比如血管内皮生长因子的部分作用是通过整合素依赖的途径发挥的。其他监管机制包括：特异的拮抗剂产生的相互平衡，如 MMPs 和 TIMPs，来自血管生成介质刺激产生抑制血管生成因子的介质（负反馈），来自拮抗剂产生抑制血管生成的介质，抑制血管生成分子之间的相互作用。为了抑制新生血管形成，使用人工合成的具有抗血管生成作用的化合物也是一直可以采用的方法。

五、内皮细胞在血管炎中的形态变化

血管壁内皮细胞在血管炎中形态学的变化，即白细胞或抗内皮细胞抗体（AECA）介导的血管损伤和再生所导致的内皮细胞收缩和回缩，从而引起血管扩张和通透性增加。血管扩张本身也间接地增强血管通透性。引起血管扩张的介质源于血浆中血细胞或内皮细胞本身。而白细胞或 AECA 介导内皮细胞产生前列腺素（PGI_2）、一氧化氮（NO）、血小板活化因子（PAF）有扩张血管的作用。凝血酶、组胺、白三烯、C4 增强这些内皮细胞源性血管扩张剂的合成。组胺、5- 羟色胺、C3a、C5a、缓激肽、白三烯、血小板活化因子、AECA 等炎症介质是血管通透性增加的关键因素。这些关键因素中的主要因素是组胺。血管内皮细胞形态学的基础变化是内皮细胞的收缩，这是组胺直接作用的结果。内皮细胞的回缩是内皮细胞被激活的表现，致使内皮细胞间距扩大，造成血管通透性增加。内皮细胞回缩的形态学变化机制是长期的受到细胞因子的作用和影响，即血管内皮细胞受到一些细胞因子长期刺激的结果，此点是与内皮细胞收缩机制是不同的。此外，白细胞 - 内皮细胞相互作用本身，也能导致内皮细胞损伤，从而增加血管通透性。在这个血管通透性的增加过程中，主要的炎症介质是活性氧中间体（ROI）和炎性白细胞产生的基质金属蛋白酶（MMP）。白细胞介导的血管损伤取决

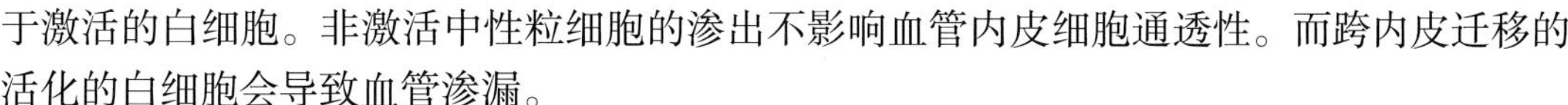

于激活的白细胞。非激活中性粒细胞的渗出不影响血管内皮细胞通透性。而跨内皮迁移的活化的白细胞会导致血管渗漏。

六、白细胞 - 内皮细胞的黏附分子在血管炎中的作用

外周血白细胞黏附到内皮细胞是白细胞渗入到炎症部位的关键，内皮细胞对周围细胞外基质（extracellular matrix，ECM）的黏附，与 EC 活化、收缩、回缩、细胞增殖、迁移、新生血管同样重要。EC 黏附白细胞或 ECM 成分是由黏附因子受体介导的。细胞间黏附分子被分为一些不同的超家族，包括整合素、选择素、免疫球蛋白超家族。在大多数情况下，整合素主要参与内皮细胞对 ECM 的黏附，而选择素及一些免疫球蛋白超家族成员参与内皮细胞与其他类型细胞的黏附。选择素家族包括 E- 选择素、P- 选择素、L- 选择素。所有选择素含有与凝集素有关的细胞外的 N 末端结构域，这是一个表皮生长因子（epidermal growth factor，EGF）样结构、与补体调节蛋白有关的基团。E- 选择素和 P- 选择素由内皮细胞表达，而 L- 选择素主要由白细胞表达。

E- 选择素在静止培养的内皮细胞上不表达，然而，用 IL-1 或 TNF-α 刺激，不到 1 小时，就可以发现 E- 选择素在内皮细胞上表达。用细胞因子刺激 4~6 小时后，可见到 E- 选择素表达高峰。因此，E- 选择素的表达，是细胞因子刺激内皮细胞激活的标记。此外，细胞因子激活的内皮细胞表达 CAM，从而释放出可溶性 E- 选择素到内皮细胞的表面。E- 选择素介导中性粒细胞、一些嗜酸性粒细胞、单核细胞、记忆性 T 细胞趋化，使其黏附内皮细胞。E- 选择素配体包括 E- 选择素配体 1（ESL-1）、P- 选择素配体 1（PSGL-1）等。

大量证据表明 E- 选择素在调节体内白细胞 - 内皮细胞炎症黏附和相互作用中起着重要作用。在淋巴细胞丰富的炎症区域，可观察到丰富的 E- 选择素在内皮细胞上表达。在 RA 患者的滑膜组织中发现了丰富的 E- 选择素表达，并在其血清和关节液中检测出高浓度的可溶性 E- 选择素。

P- 选择素在内皮细胞 Weibel-Palade 体的膜上呈组成性表达，而组胺或凝血酶会迅速上调其表达的水平。体外发现，P- 选择素参与中性粒细胞和单核细胞黏附到内皮细胞。PSGL-1 是一种已知的 P- 选择素的配体。

内皮细胞表达 P- 选择素是内皮细胞受刺激而不是激活。P- 选择素表达的上调在几秒钟内发生，表明此种 CAM 参与的黏附作用在最早期发生。P- 选择素在内皮细胞快速反应中（如组胺刺激内皮细胞后发生的快速反应）发挥一定的作用。P- 选择素也可以从细胞表面脱落并以可溶性的形式出现在血清和滑膜液中。P- 选择素和 PAF 一起诱导中性粒细胞 β2 整合素的表达，导致炎症中最强的中性粒细胞黏附。中性粒细胞 PSGL-1 表达的刺激也增强了 β2 整合素依赖的白细胞黏附。在中性粒细胞相关的急性肺损伤的模型中，可以观察到炎症诱导后，P- 选择素的表达迅速上调。此外，在上述模型中，P- 选择素抗体对血管损伤具有保护作用。抗 PSGL-1 抗体阻断 T 细胞迁移到皮肤的炎症部位。P- 选择素在 RA 的滑膜内皮细胞上表达，在 RA 滑膜液中可以检测到丰富的可溶性 P- 选择素。

L- 选择素不存在于内皮细胞，但存在于多种类型的白细胞中，包括淋巴细胞和中性粒细胞。通过结合配体，L- 选择素介导生理性淋巴细胞归巢，这些配体包括 MadCAM-1、CD34、GlyCAM-1。越来越多的证据表明，L- 选择素可能参与中性粒细胞 - 内皮细胞相互作用。在 E- 和 P- 选择素缺乏的实验情况下，L- 选择素完全能够介导白细胞的滚动。然而，中性粒细

胞被细胞因子激活后，则L-选择素在白细胞的表达会下调。因此，L-选择素对炎症的确切作用尚待进一步研究。

整合素是αβ异二聚体，由于有共同的β亚基分为同一家族。每个β与一个或多个α亚基相关。β1和β3整合素在内皮细胞上表达。整合素α1β1、α9β1和αvβ3，介导内皮细胞黏附到ECM成分，包括不同类型的胶原蛋白、层粘连蛋白、纤维粘连蛋白、纤维蛋白原等。α1β1和α2β1异二聚体介导内皮细胞黏附到不同类型的胶原蛋白以及层粘连蛋白。整合素包含的β3亚基，在内皮细胞黏附到纤维连接蛋白、玻连蛋白、血小板、von Willebrand因子和纤维蛋白原中发挥作用。微血管和大血管内皮细胞可能表达不同的整合素亚型，提示内皮细胞在一定条件下可能会改变它们的CAM血管生成过程中的整合素表达模式。大多数β1整合素以及αvβ3，主要参与体内多种EC迁移和血管生成过程，对于新血管的存活和成熟是必需的。

整合素不仅涉及EC对ECM的黏附，而且也能介导与不同细胞之间的接触。在介导细胞之间相互作用时，整合素结合到属于免疫球蛋白超家族的CAM，其中两个最重要的受体-配体组合是，α4β1整合素识别结合血管细胞黏附分子-1（vascular cell adhesion molecule-1，VCAM-1），β2整合素识别结合细胞间黏附分子1（ICAM-1）。在炎症过程中，白细胞-内皮细胞的相互作用与这些整合素介导的黏附作用有关。

IL-1、TNF-α和IFN-γ可诱导内皮细胞表达ICAM-1。在内皮细胞表达E-选择素或VCAM-1峰值24小时之后，可以观察到内皮细胞ICAM-1的最大表达。ICAM-1/β2整合素的黏附途径在血管炎症的发生发展中起重要作用，白细胞黏附缺陷病（LAD）综合征患者携带编码β2整合素的突变基因，对炎症反应有明显的抑制作用。ICAM-1在炎症部位的内皮细胞中高度表达，抗ICAM-1抗体在动物实验中能明显抑制肾小球肾炎或者关节炎的炎症反应强度。

在炎症中，还有其他的CAM介导内皮细胞黏附到其他细胞，包括LFA-3、血小板内皮细胞黏附分子-1（platelet endothelial cell adhesion molecule-1，PECAM-1，CD31）、CD44、血管黏附蛋白（VAP-1和VAP-2）、endoglin、VE-钙黏素、交界黏附分子（JAMs）、CD99，有时还有ICAM-3。LFA-3和其受体CD2是免疫球蛋白超家族的成员。LFA-3在内皮细胞上表达，在多种炎症反应中，CD2/LFA-3黏附途径参与T细胞黏附到内皮细胞的过程。PECAM-1是另一种免疫球蛋白超家族的CAM，通过结合PECAM-1从而介导同质性黏附，通过识别αVβ3整合素从而介导异质性黏附。PECAM-1是激活内皮细胞的一种标记，它在有炎症的滑膜大量表达。CD44是透明质酸受体，CD44出现在炎症部位的活化的内皮细胞中。

白细胞黏附到内皮细胞包括多个阶段：早期（1~2小时内）为弱的黏附称为滚动，主要由选择素和其配体介导。随后白细胞表面的趋化因子受体与内皮细胞表面的蛋白多糖之间相互作用激活了白细胞的功能。最后细胞之间牢固黏附涉及α4β1整合素/VCAM-1、LFA-1/ICAM-1、JAM/整合素的相互作用，这一步常伴随着多种趋化因子的分泌。

白细胞-内皮细胞相互作用的调控依赖于许多因素。物理因素，如剪应力改变，刺激中性粒细胞滚动和黏附到内皮细胞。白细胞的活化的状态也很重要。例如，静止的中性粒细胞容易黏附到E-选择素和VCAM-1，但不是ICAM-1，而激活的中性粒细胞则黏附到ICAM-1。外源性炎性细胞因子可以调节内皮细胞CAM的表达并刺激白细胞-内皮细胞的黏附。

内皮细胞本身也产生炎症介质，包括IL-1、IL-6、IL-8、粒细胞集落刺激因子（G-CSF）、粒细胞/单核细胞集落刺激因子(granulocyte/monocyte colony stimulating factor,GM-CSF)、单核细胞趋化蛋白-L(MCP-1)、GROα趋化因子。其他可溶性介质也可以调节CAM的表达和细胞间黏附,例如,血小板活化因子参与P-选择素依赖的滚动。一些CAM也可以相互影响,造成细胞间的黏附加强,例如,E-选择素和P-选择素刺激中性粒细胞β2整合素的黏附。选择素和整合素之间的作用是从滚动到强力黏附过渡的关键。最后,细胞间接触本身可能会导致增加细胞因子的释放和CAM表达。这些机制可以增强上述的步骤和事件,它们对于白细胞的渗出和炎症过程可能发挥重要的调控作用。

七、血管炎中内皮细胞活化、黏附和血管生成

上述大多数复杂的机制参与了自身免疫性血管炎血管损伤的发病机制。据推测,对于血管内皮细胞的免疫损伤,循环的AECA可能发挥核心作用。70%的SLE患者、30%的硬皮病患者、28%的RA患者中,可以发现人类脐静脉内皮细胞的循环AECA IgG抗体。

已经证明,在白细胞-内皮细胞相互作用引起与其他自身免疫性综合征相关血管炎的过程中,CAM发挥了作用。在SLE血管炎患者外周血淋巴细胞中,α4β1和LFA-1整合素表达增加。而对于非血管炎的SLE患者,只有LFA-1会上调,但α4β1整合素不上调。ANCA可能在CAM表达的调节中发挥了重要作用,因为它可以诱导中性粒细胞中β2整合素的表达,导致血管炎中中性粒细胞持续活化。ICAM-1和VCAM-1与干燥综合征中血管炎的发展相关。VCAM-1参与了丙型肝炎引起的混合冷凝球蛋白血管炎的发病。在急性川崎病的冠状动脉瘤中,内皮细胞有一个改变的CAM表达谱。在ANCA相关性血管炎,循环的可溶性ICAM和E-选择素的产生会增加。与无血管炎的RA患者相比,在风湿病血管炎中,可以发现血清可溶性ICAM-1和ICAM-3的浓度增加。此外,疾病活动时可溶性ICAM-3水平显著增高。甲皱毛细血管镜检查评估指出,可溶性ICAM-1含量增加与风湿病血管炎的血管变化增强相关。

这些数据表明,CAM的表达和可溶性CAM的产生可能是血管炎患者血管炎症有用的标记。

参考文献

[1] 张学军,刘维达,何春涤. 现代皮肤病学基础[M]. 2版. 北京:人民卫生出版社,2010.

[2] AGARWAL S K,BRENNER M B. Role of adhesion molecules in synovial inflammation[J]. Curr Opin Rheumatol,2006,18(3):268-276.

[3] ALBELDA S M,BUCK C A. Integrins and other cell adhesion molecules[J]. FASEB J,1990,4(11):2868-2880.

[4] BRENNER B M,TROY J L,BALLERMANN B J. Endothelium-dependentvascular responses. Mediators and mechanisms[J]. J Clin Invest,1989,84(5):1373-1378.

[5] CASTEILLA L,PLANAT-BENARD V,COUSIN B,et al. Vascular and endothelial regeneration[J]. Curr Stem Cell Res Ther,2010,5(2):141-144.

[6] CLARKE L A,HONG Y,ELEFTHERIOU D,et al. Endothelial injury and repair in systemic vasculitis of the young[J]. Arthritis Rheum,2010,62(6):1770-1780.

[7] COLL-VINENT B,CEBRIAN M,CID M C,et al. Dynamic pattern of endothelial cell adhesion molecule expression in muscle and perineural vessels from patients with classic polyarteritis nodosa[J]. Arthritis

Rheum,1998,41(3):435-444.

[8] FISCHETTI F,TEDESCO F. Cross-talk between the complement system and endothelial cells in physiologic conditions and in vascular diseases [J]. Autoimmunity,2006,39(5):417-428.

[9] HEO KS,FUJIWARA K,ABE J. Disturbed-flow-mediated vascular reactive oxygen species induce endothelial dysfunction [J]. Circ J,2012,75(12):2722-2730.

[10] HEWING B,STANGL V,STANGL K,et al. Circulating angiogenic factors in patients with thrombo-angiitis obliterans [J]. PLoS ONE,2012,7(4):e34717.

[11] KARASAWA R,YUDOH K,OZAKI S,et al. Anti-endothelial cell antibodies (AECA) in patients w-ith systemic vasculitis:our research using proteomics [J]. Expert Opin Biol Ther,2011,11(1):77-87.

[12] KASAMA T,WAKABAYASHI K,SATO M,et al. Relevance of the CX3CL 1/fractalkine-CX3CR1 p-athway in vasculitis and vasculopathy [J]. Transl Res,2010,155(1):20-26.

[13] KISELYOV A,BALAKIN K V,TKACHENKO S E. VEGF/VEGFR signalling as a target for inhibiting angiogenesis [J]. Expert Opin Investig Drugs,2007,16(1):83-107.

[14] KOCH A E. The role of angiogenesis in rheumatoid arthritis:recent developments [J]. Ann Rheum Dis,2000,59(Suppl 1):i65-71.

[15] LAINER-CARR D,BRAHN E. Angiogenesis inhibition as a therapeutic approach for inflammatory synovitis [J]. Nat Clin Practice Rheumatol,2007,3(8):434-442.

[16] POBER JS,COTRAN RS. Cytokines and endothelial cell biology [J]. Physiol Rev,1990,70(2):427-451.

[17] SZEKANECZ Z,BESENYEI T,PARAGH G,et al. Angiogenesis in rheumatoid arthritis [J]. Autoimmunity,2009,42(7):563-573.

[18] SZEKANECZ Z,KOCH A E. Chemokines and angiogenesis [J]. Curr Opin Rheumatol,2001,13(3):202-208.

[19] SZEKANECZ Z,KOCH A E. Endothelial cells in inflammation and angiogenesis [J]. Curr Drug Targets Inflamm Allergy,2005,4(3):319-323.

[20] SZEKANECZ Z,KOCH A E. Vasculogenesis in rheumatoid arthritis [J]. Arthritis Res Ther,2010,12(2):110.

[21] WITKOWSKA A M,KURYLISZYN-MOSKAL A,BORAWSKA M H,et al. A study on soluble intercellular adhesion molecule-1 and selenium in patients with rheumatoid arthritis complicated by vasculitis [J]. Clin Rheumatol,2003,22(6):414-419.

[22] ZHANG C. The role of inflammatory cytokines in endothelial dysfunction[J]. Basic Res Cardiol,2008,103(5):398-406.

[23] BALL G V,FESSLER B J,BRIDGES S L. Oxford textbook of Vasculitis [M]. 3rd ed. Oxford university press,2008.

第二节 补体在血管炎中的作用

一、补体成分

补体(complement,C)是机体免疫系统一个重要的组成部分,是防御过程中不可缺少的。补体是由一组存在于血液及其他体液中的蛋白质分子所组成,构成补体系统的 30 余种成分按其生物学功能分为3类:①存在于体液中参与补体激活级联反应的各种固有成分;②以可溶性或膜结合形式存在的各种补体调节蛋白;③介导补体活性片段或调节蛋白生物效应的各种受体。补体约占血清蛋白质总量的10%,其中以C3为最高。补体成分多为β球蛋白,少数为α或γ球蛋白。正常情况下处于非活化状态,一旦被激活,其活化产物可介导多种生物学作用,特别是作为炎症反应的重要介质发挥作用。根据补体理化性质分为以下组分:①经典激活途径的成分(C1q、C1r、C1s、C4、C2);②共同的固有成分(C3);③替代激活途径成分(B因子、D因子);④共同的末端反应成分(C5、C6、C7、C8、C9);⑤血浆可溶性调节蛋白[备解素(P)]、C1抑制物、因子I、C4结合蛋白(C4bp)、因子H、S蛋白(Sp/Vn)、Sp40/40;⑥结合调节蛋白(促衰变因子、膜辅助因子蛋白、同种限制因子、膜反应性溶解抑制因子。

二、补体激活途径

(一)经典途径

由十一个蛋白质成分组成,按其功能分为三个单位,即识别单位(recognition unit)C1(C1是有三个亚单位C1q、C1r及C1s所组成),激活单位(activation unit)C2、C4、C3、及膜攻击单位(membrane attack unit)C5~C9。经典途径的活化是从C1开始,激活此途径的主要因素是IgG1、IgG2、IgG3、或IgM类抗体与相应抗原结合所形成的免疫复合物。C1为一个多分子的复合物。当C1q结合于IgG或IgM Fc段后,就相继激活了具有酶活性的C1r及C$\bar{1}$s。C$\bar{1}$s具有酯酶活性,一旦激活,就开始激活阶段的级联反应。首先C4被裂解为C4a及C4b,主要部分C4b能迅速地结合到抗原抗体复合物或靶细胞的细胞膜上。C$\bar{1}$与C4的相互结合进一步促进了C$\bar{1}$的活性,在Mg^{2+}存在下可裂解C2成C2a及C2b,其主要成分C2b与C4b结合成C4b2b复合物(简写C42),它具有酶的活性,能将C3裂解为C3a及C3b。因此C42又称C3转换酶。C3a是一种过敏毒素,是炎症反应的重要介质。而C3b与C4a2b结合成为C4b2b3b(C123),它能裂解C5成为C5a及C5b,称为C5转换酶,也是一个重要的炎症介质。C5b结合到细胞膜上,成为膜攻击单位C5~C9的核心。C5首先结合C6、C7、成为C567,它能通过疏水键牢固地结合到细胞膜的磷脂部分。而C567能进一步结合C8、C9,形成C5~C9膜攻击复合体(membrane attack complex,MAC),它能穿过细胞膜,形成一个通透的管道,可使水与电解质自由的通过。由于细胞内有高的胶体渗透压,因此能吸收Na^+及水,导致细胞肿胀,最终细胞膜破裂,细胞溶解破坏。在针对病原体等的补体活化是最佳的宿主防御功能,但是,过度或不适当的激活,补体介导的炎症反应会导致组织的损伤。

(二)替代途径

在此途径中的补体不需要免疫复合物即可活化,许多物质如细菌的内毒素、真菌、酵母及其他细胞(病毒感染的细胞)、寄生虫还包括抗体均能直接激活。替代途径有C3、B因子、D因子及备解素的参与,而C1、C4、C2不参与。此途径的激活需要C3裂解产物C3b的存在,他可在经典途径激活过程中产生,也可有血液或体液中蛋白水解酶裂解C3所致。C3b有Mg^{2+}的存在时能可逆地与B因子结合成为C3bB,上述的结合使B因子容易被D因子所裂解,成为C3bBb,它是替代途径中的C3转化酶,能裂解C3成为C3a及C3b。C3bBb中Bb能快速从该复合物中衰变而使酶的活性丧失,因此,机体对C3转换酶的自动调节可因P因子与C3bBb的结合而受到部分的阻止。由于C3bBb能不断裂解C3产生C3b,而C3b又与B因子结合产生C3bBb,造成了替代途径激活过程中的正反馈循环,它使C3不断地被裂解,补体激活的效应不断地扩大。C3bBb 在有额外的 C3b 存在时，可裂解 C5 成为 C5a 及 C5b，C5b 则可集合 C6~C9 成为膜攻击复合体，最后致使细胞溶解和凋亡。

（三）凝集素途径

病原体的确认是由甘露聚糖结合凝集素（mannanbinding lectin，MBL）和血清纤维胶原素 L 和 H 完成的。所有三种蛋白质都能识别凝集素，由胶原蛋白和球状凝集素组成。它们是类似三聚物亚基的低聚物，在该胶原区域形成一个三重螺旋结构。MBL 识别域是 C 型凝集素，它也属于一种纤维蛋白原，可以特异性结合甘露糖、葡萄糖、岩藻糖、N- 乙酰甘露糖胺、N- 乙酰氨基葡萄糖。它们的外源凝集素的特殊性赋予了这些蛋白质结合到多种革兰氏阳性和革兰氏阴性菌的能力。所有三种蛋白质在血液循环中与凝集素相关丝氨酸蛋白酶（mannan binding lectin associated serine protease，MASP）-1、-2、-3 形成二聚体的复合物，通过尚未明确的机制与细菌细胞表面的凝集素结合，激活了 MASP。激活的 MASP-2 然后按顺序激活 C4 和 C2 并形成 C4b2a 和 C3 转化酶。MASP-1 和 -3 的功能目前还不清楚。

三、补体激活产物的生物学作用

（一）介导细胞溶解及杀菌的作用

由于膜攻击单位在细胞膜上形成通透性的管道，使细胞肿胀破裂所致，在感染的早期抗体尚未生成，不能激活补体的经典途径，此时细胞壁上脂多糖对补体替代途径激活所产生的溶解细胞和杀菌发挥重要作用。

（二）免疫黏附及调理作用

中性粒细胞、红细胞、血小板、单核 - 吞噬细胞及 B 细胞等表面具有 C3b 受体，当免疫复合物或靶细胞结合了 C3b，该免疫复合物或靶细胞，则容易被黏附到这些细胞的表面，形成较大的聚合物，此即免疫黏附。同时也促进了吞噬细胞等对免疫复合物或靶细胞的吞噬和清除，此即调理作用。C3b、C4b 均为重要的调理素。

（三）过敏毒素的作用

补体被激活的过程中产生多种具有炎症介质作用的活性片段，主要是 C3a、C4a、C5a，称为过敏毒素。它们作为配体与炎症细胞表面相应受体结合，导致炎症活性介质释放（使肥大细胞和嗜碱性细胞释放组胺、5- 羟色胺等）导致血管扩张，毛细血管通透性增加，致使免疫复合物容易在局部沉积、并使抗体、补体等不断从毛细血管渗出，在感染的局部发挥抗感染的作用，但同时也能引起不同程度的组织损伤。C3a、C5a 及 C567 具有趋化作用，是使白细胞和单核细胞聚集的重要介质。C5a 还可促使溶酶体颗粒与细胞融合导致溶酶体酶释出细胞外，引起炎症反应，造成组织的损伤。

（四）对免疫复合物的清除和无害化

当有过量的补体存在时，补体可嵌入到抗原抗体的网络结构中，致使免疫复合物发生溶解。

四、补体诱导的内皮细胞损伤

针对血管内皮细胞的补体激活导致内皮细胞的结构和功能的变化。内皮细胞的损伤主要由 C5a 和 MAC 介导引起。C5a 有直接和间接的影响，后者主要通过中性粒细胞介导。C5a 激活中性粒细胞产生活性氧中间体和释放弹性蛋白酶以及组织蛋白酶 G，从而破坏细胞间的连接和损害血管内皮细胞的屏障功能。弹性蛋白酶裂解内皮细胞表面的蛋白多糖，造成硫酸肝素的释放并导致内皮细胞抗凝、抗炎和屏障功能的丧失。C5a 的作用是通过血管内皮细胞表达的受体（C5aR）所介导。C5aR 通过其配体结合后产生多重效果，包括内皮细胞收缩和通透性增加，同时导致 P- 选择素的短暂表达，P- 选择素能加强中性粒细胞的黏附，并促进其渗透到组织中，同时激活蛋白酶裂解核心蛋白多糖，导致硫酸肝素释放。C5a 还激活由内皮细胞分泌的丝氨酸和半胱氨酸蛋白酶。C5a 在体外刺激内皮细胞可诱导一些基因的表达，这些基因编码细胞黏附分子，包括 E- 选择素、ICAM-1、V-CAM 和细胞因子及其受体，如 IL-6 和 IL-18R。急性炎症反应是对化脓性细菌感染的宿主防御的主要手段。补体可以引起急性炎症的各个方面，感染以及自身免疫性的炎症性疾病都可以激活补体。

补体被激活的 3 个产物 C3a、C5a 和 MAC，引起炎症中特征性的血管变化。2 个小分子肽 C3a 和 C5a，称为过敏毒素，与各自的受体相互作用，使血管活性胺（如组胺）释放；这两种受体都有 7 个跨膜结构域、G 蛋白偶联、视紫质家族受体的典型结构，在不同的细胞包括单核细胞中表达。通过过敏毒素，这些受体的参与触发了更多的炎症反应，包括吞噬细胞的活化和趋化反应。

一定数量的 MAC 插入到内皮细胞膜也会引起多重效应。其中最重大的结构性影响是细胞间的连接中断，导致细胞间出现缺口，从而使血管内皮细胞的屏障功能丧失。MAC 插入的另一个重要后果是 IL-1α 的诱导表达，它可通过自分泌方式调节多种细胞因子如 E- 选择素、纤溶酶原激活物抑制剂 -1 和组织因子的表达。其他更多的细胞因子和生长因子，包括单核细胞趋化蛋白 -1、碱性成纤维细胞生长因子、血小板衍生的生长因子，也可在 MAC 插入到内皮细胞膜后诱导分泌。血管内皮细胞膜的 MAC，还能启动血管性血友病因子的分泌，并促进质膜微囊释放，从而暴露了凝血酶原装配的催化表面。此外，MAC 引起膜磷脂的重排，导致双层磷脂酰丝氨酸外部小叶结构增加，这可通过增加组织因子活性来促进血浆凝血。补体激活产物的多效性导致了与炎症、增生、血栓反应相关的血管内皮细胞的结构损伤，这些在血管炎中较为常见。

五、补体调节

体内有几种机制，确保补体激活产物的产生和清除达到平衡。补体转化酶半衰期短，因此活化的产物形成受限。此外，3 个血清蛋白——C4b 结合蛋白（C4bp）、因子 H 和因子 I 有调节转化酶的功能。C4bp 有分解经典和外源凝集素途径转化酶的功能并抑制其组装。因子 I(一种丝氨酸蛋白酶)是 C4b 裂解 / 灭活的辅助因子。因子 H 在替代途径中具有类似功能，它能解离 C3bBb 转化酶、抑制其形成并作为 C3b 裂解因子 I 的辅助因子。如上所述，通过因子 I 对 C3b 的裂解所产生的碎片（iC3b，C3dg）具有独特的生物活性，与 C3b 不同，不能形成 C3 转化酶。在经典和外源凝集素途径中酶的起始水平由 C1 抑制剂（C1 INH）控制，这是一种能抑制激活的 CIr、CIs、MASPs 的丝氨酸蛋白酶抑制剂。

四种细胞相关蛋白，包括衰变加速因子（DAF，CD55）、膜辅助因子蛋白（MCP，CD46）、CR1、CD59，他们在宿主组织免受补体活化相关的、潜在性破坏的过程中发挥了重要作用。DAF、MCP 和 CD59 广泛分布于人体组织，而 CR1 的分布主要限于血细胞、滤泡树突状细胞和肾小球足突细胞。DAF 抑制其形成并分解已经装配的 C3 转化酶，MCP 作为 C4b 和 C3b 裂解的因子 I 辅助因子。而 CR1 具有所有这四个蛋白的功能。CD59 抑制 C9 形成 MAC 并防止C9聚合。DAF和CD59是糖基磷脂酰肌醇（GPI）连结的膜蛋白。GPI作为许多细胞表面蛋白质的一种膜锚，由被称为GPIN-乙酰氨基葡萄糖转移酶的一种复合酶来启动它的合成。DAF、MCP和CD59表现出种属特异性，可以有效地保护组织远离自身补体且不被其他物种的补体激活导致损害。但是，这种“同源限制”不是绝对的，而是常常在不同物种间重叠存在。

调节蛋白保护自我组织免遭补体活化损伤方面的重要性，通过与它们的基因突变相关的临床症状得到证实。杂合子C1 INH缺乏症与遗传性血管神经性水肿相关，而因子I缺乏症与感染、血管炎、肾小球肾炎的易感性相关。因子H、MCP或因子I基因突变易患膜增生性肾炎，以及非典型溶血尿毒综合征，这是一种以溶血性贫血、血小板减少和急性肾衰竭为特点的血栓性微血管病。最后，体细胞突变和随后的作为GPI-N-乙酰氨基葡萄糖转移酶的一个组成部分的pig-A基因的克隆扩增，导致了DAF和CD59的细胞膜以及其他GPI相关蛋白的缺乏。这种缺陷与阵发性睡眠性血红蛋白尿相关，特点是溶血、静脉血栓、血细胞减少。

虽然机体中有多重机制保护宿主的组织免受过度激活补体的损伤，但有些情况，它们仍然无法保护组织成为激活补体的攻击目标，血管内皮细胞与血液中的补体不断的接触，所以特别容易受到补体攻击。

第三节 诱发血管炎的其他炎症介质

一、组胺（histamine）

免疫活性细胞及其他一些细胞，如肥大细胞、中性粒细胞等均能产生炎症介质。在人体内大部分的组胺储存在肥大细胞颗粒内，一旦受到刺激即释出，它是一种活性胺，能使支气管和胃肠道的平滑肌收缩、毛细血管通透性增加及黏液分泌增加，大量的组胺可导致全身毛细血管广泛扩张及通透性增加。

二、5-羟色胺（5-hydroxytryptamine，5-HT）

即血清素（serotonin），有增加血管通透性作用。人类5-HT存在于血小板及小肠嗜铬细胞中。

三、激肽（kinin）

它存在血浆中，最重要的是缓激肽，它使毛细血管扩张、通透性增加，激肽系统与血浆中的凝血系统、纤维蛋白溶解系统及补体系统一起在炎症中发挥重要作用。

四、溶酶体酶（lysosome enzyme）

体内多种细胞的胞浆中均含有溶酶体，在吞噬细胞和中性粒细胞中最丰富。溶酶体中含有多种蛋白水解酶，如中性酸性蛋白酶、溶菌酶、弹性硬蛋白酶等，虽然它们能分解、吞噬

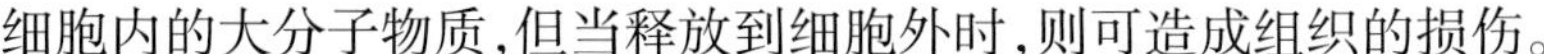

细胞内的大分子物质，但当释放到细胞外时，则可造成组织的损伤。

五、细胞因子（cytokine，CK）

（一）CK的产生和种类

CK是由不同的细胞所产生的可溶性小分子量的蛋白或糖蛋白，是体内细胞间相互调控的介质，也是在正常生理过程和病理条件下发挥多种功能的生物信号。一种细胞因子可由多种细胞产生，如IL-1可由单核/巨噬细胞、B细胞、NK细胞、内皮细胞、成纤维细胞、表皮细胞等产生；而一种细胞可产生多种细胞因子，如被激活的T细胞可产生IL-1~IL-6、IL-9、IL-10、IL-13、IFN-γ、TGF-β、GM-CSF等。而细胞因子的种类繁多，所组成的网络极其复杂。皮肤内的细胞因子已知有5类：①白细胞介素：IL-1~IL14；②造血生长因子（hematopoietic growth factor，HGF）：促红细胞生长素、集落刺激因子（CSF）、多重集落刺激因子、粒细胞-巨噬细胞集落刺激因子、粒细胞集落刺激因子及巨噬细胞集落刺激因子；③干扰素（interferon，IFN）：IFN-α、IFN-β、IFN-γ；④生长因子（growth factor，GF）：表皮生长因子、转化生长因子、成纤维细胞生长因子、神经生长因子、血小板衍生的白细胞介素；⑤肿瘤坏死因子（tumor necrosis factor，TNF）：TNF-α、TNF-β。

（二）CK的生物学作用

1. 白细胞介素（interleukin，IL） 白细胞介素是在白细胞间起作用的一类蛋白质或多肽因子，大多数的IL有广泛的生物学活性。IL-1、IL-6、IL-8为多功能的非特异性介质，它们调节炎症细胞和非炎症细胞的增殖、分化和迁移。IL-8是一种很强的化学趋化物质，主要吸引中性粒细胞并介导其功能。IL-2、IL-4、IL-5、IL-7、IL-9、IL-10等主要由淋巴细胞产生，可激活T细胞和B细胞、分化和增殖。IL-11是淋巴细胞生长因子和造血生长因子。IL-12刺激T细胞和NK细胞的毒性作用并产生细胞因子，还可促进Th1细胞的发育，启动Th1型反应。

IL是在机体受到感染时，细菌的内毒素刺激单核-吞噬细胞所产生，IL是一种内源性的致热源，能提高机体的防御能力，还能使肝脏增加C反应蛋白（C reactive protein，CRP）的合成及分泌，并结合到微生物的表面，并激活补体的经典途径，从而促进单核-吞噬细胞对微生物的吞噬作用。在抗原递呈过程中，巨噬细胞产生的IL-1能刺激Th母细胞活化，进而合成和分泌IL-2（又称T细胞生长因子，TCGF）。IL-2不仅是刺激T细胞生长的重要因子，也是重要的免疫增强因子。IL-3是影响细胞早期分化的因子，能促进骨髓中多能干细胞的定向分化与增殖，对中性粒细胞、肥大细胞、嗜酸性细胞的分化成熟有促进和调节作用，IL-3甚至能促使成熟的巨噬细胞及肥大细胞发生有丝分裂，在免疫应答及炎症反应的局部发挥有效的作用。IL-4能促进B细胞的增殖分化（又称B细胞生长因子，BCGF），IL-4还可促进$CD4^+$和$CD8^+$T细胞的生长。IL-5能促进受抗原刺激的B细胞分化与生长（又称B细胞生长因子Ⅱ，BCGFⅡ），IL-5还能诱导嗜酸性粒细胞分化并促进B细胞合成IgA，在机体免疫调控中有重要作用。IL-6具有诱导B细胞增殖、分化和产生抗体诱导T细胞表达IL-2受体的作用，也能调节单核-吞噬细胞的免疫活性。

2. 造血生长因子（hematopoietic growth factor，HGF） 除了促红细胞生成素外主要是集落刺激因子，它们调节骨髓干细胞的生长和分化，IL-3刺激多种细胞形成，G-CSF和M-CSF分别引起粒细胞和巨噬细胞集落和形成，它们也调节成熟血细胞和中性粒细胞浸润、嗜酸性粒细胞和巨噬细胞的活性，并增强巨噬细胞杀伤肿瘤的作用，它还激活肥大细胞并刺激其增殖。

3. 干扰素(interferon,IFN) IFN 是细胞对病毒、细菌、抗原、有丝分裂原和 RNA 刺激后所产生的细胞因子。IFN 有 IFN-α、IFN-β 和 IFN-γ。它们具有抗病毒、抗增殖、控制细胞生长和分化以及细胞表面的变化,调节体液免疫和细胞免疫等功能。对某些肿瘤细胞有直接的细胞毒作用,也能抑制一些生长因子的有丝分裂。IFN-γ 能通过激活单核细胞、淋巴细胞和 NK 细胞来调节免疫反应,调节淋巴因子的生成,诱导细胞表面受体的表达。

4. 生长因子(growth factor,GF) 此因子能抑制正常细胞和肿瘤细胞的生长及基质蛋白的形成,也是细胞表面分子变化即免疫调节的重要介质。其中转化生长因子(TGF-β)是由两个 2.5kD 分子量的亚基通过两个二硫键连接的二聚体。只有二聚体的 TGF-β 才具有生物活性。几乎所有的肿瘤细胞均能分泌 TGF-β,体内多种细胞[如抗原激活的 T 细胞、脂多糖(LPS)激活的单核细胞、B- 细胞、血小板以及分化活跃的细胞等亦能分泌 TGF-β]。很多细胞表面具有 TGF-β 受体。TGF-β 主要作用能抑制免疫活性细胞增殖;抑制 CSF 诱导的造血细胞前体和集落形成;抑制淋巴细胞分化;抑制细胞表型的表达;抑制巨噬细胞的激活、NK 的活性和 NK 细胞对 IFN-α 的反应性;抑制某些细胞因子 IFN-α、TNF-α 的产生。TGF-β 可能是关闭免疫应答的信号。

5. 肿瘤坏死因子(tumor necrosis factor,TNF) 它是能杀死或能直接造成肿瘤细胞死亡的细胞因子。它有两种 TNF-α 和 TNF-β,这两种 TNF 的受体相同,几乎存在于所有的细胞表面,它们的生物活性极其相似。它们的作用表现在介导白细胞(首先是中性粒细胞、其次是单核细胞和淋巴细胞)黏附于血管内皮细胞,导致白细胞聚集在炎症部位,激活炎性白细胞,特别是中性粒细胞,杀死微生物,刺激单核细胞及其他细胞产生细胞因子,包括 IL-1、IL-6、TNF 本身及 IL-8 家族的低分子炎性细胞因子;激活 T 细胞和刺激 B 细胞产生抗体;诱导血管内皮细胞和成纤维细胞合成集落刺激因子(CSF);类似 IFN 的抗病毒作用,TNF 能杀死或抑制某些肿瘤细胞;但大量的 TNF 进入血流可引起全身反应,它作为内源性致热源引起发热。过多的 TNF 可引起循环系统改变和代谢紊乱。

6. 趋化因子(chemokine) 是能引起白细胞趋化的一些细胞因子,它们结构有特异性和相似性,可激活白细胞发挥作为炎症介质的潜能,它们都有 4 个保守的半胱氨酸残基从而形成特征性的二硫键,且具有一个较短的氨基端序列和一个较长的羧基端序列。趋化因子有 4 种:C-X-C 型、C-C 型、C 型、和 CX3C 型。C-X-C 型(又称 α 型趋化因子)趋化因子主要对中性粒细胞有趋化性,对 T 淋巴细胞也有趋化性,而对单核细胞、嗜酸性粒细胞、嗜碱性粒细胞很少有趋化性;C-C 型趋化因子(又称 β 型趋化因子)它们对中性粒细胞无趋化作用,但对单核细胞、T 淋巴细胞及其亚群、嗜碱性粒细胞、嗜酸性粒细胞和 B 细胞有趋化性;C 型趋化因子对淋巴细胞有趋化性,称为淋巴趋化素,对单核细胞及中性粒细胞无趋化作用。CX3C 型是新发现的趋化因子,它主要对 T 淋巴细胞有趋化性。

六、白三烯(leukotriene,LT)

LT 过去称为过敏反应慢反应物质(slow reaction substance of anaphylaxis,SRS-A)是由 3 个白三烯成分所组成的复合物。白三烯 B4 具有强大的中性粒细胞和单核 - 吞噬细胞的趋化作用。它在免疫应答过程中,由肥大细胞、嗜碱性细胞和巨噬细胞所产生。当这些细胞被激活时,磷脂膜上的花生四烯酸经脂氧合酶途径代谢生成,对平滑肌、特别对肺组织平滑肌具有缓慢而持久的收缩作用。LT 开始对人类支气管平滑肌的收缩作用比组胺发生慢,但持续时间长而强烈。

七、前列腺素(prostaglandin,PG)

PG是一组由细胞膜磷脂中的花生四烯酸经环氧合酶途径产生的代谢产物。PG广泛存在于人体组织、体液中及皮肤中。天然存在的PG至少有4类,即PGE、PGF、PGA及PGB。每类PG又按照侧链中所含双链的数目而有别,如PGE侧链中有一个双链的为PGE1,有两个双链者为PGE2。PG具有炎症介质的作用,能使毛细血管扩张,又能增强血管的通透性,从而促进炎症表现红斑和水肿,也能调节细胞对炎症介质释放的作用。以上的炎症介质有的是原先储存在细胞内的,一旦受到刺激或被激活而释放出来,如组胺、5-羟色胺等初级的炎症介质。也有的是细胞被刺激或被激活后在细胞内新合成的,如白三烯、前列腺素等二级的炎症介质。二级的炎症介质主要是细胞膜磷脂的衍生物。它们在磷脂酶A2的作用下,释放出花生四烯酸(arachidonic acid,AA),AA经过环氧合酶(前列腺素合成酶)及脂氧合酶的作用下,产生如上所述的一系列的炎症介质的代谢产物。

第四节 补体导致血管损伤的动物模型

一、Arthus反应

用动物模型研究补体激活对体内血管的破坏性影响。最早的模型是Arthus反应,此反应发生在血管壁,由于用皮内注射的抗原,在血液中产生抗体大量过剩,形成不溶性免疫复合物,随后活化补体和中性粒细胞,强烈的急性炎症反应使血管壁破坏,导致组织水肿、出血和坏死。Arthus反应与免疫复合物血管炎有关,是白细胞碎裂性血管炎的一个实例,同时也可以代表部分SLE相关血管炎的体内发病过程。通过进一步实验验证多种补体成分是否参与Arthus反应的发病过程,一些实验结果显示C3或C4部分缺陷的小鼠仍然可以有Arthus反应发生,而缺乏IgG受体(FcγR)的动物Arthus反应严重削弱。也有动物实验表明,补体确实是Arthus反应的发展所必需的,缺乏C5aR的动物将无法形成Arthus反应。现在认为补体和FcγRs都是一个全面发展的Arthus反应的必要条件。

二、异种器官移植模型

异种器官移植也已被广泛用于研究补体参与急性血管损伤的实例。器官移植到另一个物种后,接受者可能发生超急性排斥反应,这种严重的反应在几分钟到几个小时之内破坏移植物,其组织学特点是局部缺血、内皮细胞肿胀、间质出血、水肿、血管内凝血。因为它代表了更广泛的血管疾病的可能性,所以了解如何出现超急性排斥反应引起了人们的关注。有相当多的证据表明,排斥反应由天然IgM抗体引起,激活经典补体途径,攻击的主要目标是血管内皮细胞。

三、缺血/再灌注(I/R)损伤的动物模型

近年来,缺血/再灌注(I/R)损伤的动物模型已被广泛应用于研究与之相关的血管损伤

中的补体作用。I/R 损伤是一种血管内皮细胞水平的急性炎症反应，在缺血性事件恢复血流后发生。I/R 损伤与许多疾病相关，包括心肌梗死、卒中、肠缺血、心血管外科和创伤。许多实验动物模型的证据已表明，在心肌、骨骼肌、脑、肾和肠组织的 I/R 损伤的发病机制中，补体激活起主要作用。经典途径的激活由天然抗体启动，这些针对内皮细胞反应的天然抗体是氧化应激产生的。补体蛋白缺陷的动物研究已经证明，凝集素途径在 I/R 损伤的补体激活中也起着主导作用，而替代途径对于全面发展的病变是必要的。

参考文献

[1] SYLVESTRE D, CLYNES R, MA M, et al. Immunoglobulin G-mediated inflammatory responses develop normally in complement-deficient mice [J]. J Exp Med, 1996, 184(6): 2385-2392.

[2] LEVENTHAL J R, DALMASSO A P, CROMWELL J W, et al. Prolongation ofcardiac xenograft survival by depletion of complement [J]. Transplantation, 1993, 55(4): 857-866.

第五节 自身抗体在血管炎中的作用

一、中性粒细胞特异性抗体术语的进展

20 世纪 60 年代，用间接免疫荧光（IIF）对白细胞减少症患者细胞的抗体研究中，首次发现了中性粒细胞特异性抗体（NSA），后来在溃疡性结肠炎患者中也发现了 NSA。NSA 开始曾被命名为白细胞特异性抗体，因其与中性粒细胞和单核细胞的细胞核发生反应，此后则被称为粒细胞特异性抗核抗体。20 世纪 80 年代，在小血管血管炎（small vascular vasculitis, SVV）患者的血清中发现了中性粒细胞的细胞浆颗粒的抗体，并命名为抗细胞胞浆抗体，于 1989 年改称为抗中性粒细胞胞质抗体（antineutrophil cytoplasmic antibody, ANCA）。同时将分布在细胞浆颗粒中的 ANCA 称为“cANCA”，将分布在细胞核周围或者覆盖整个中性粒细胞细胞核的核周 ANCA 称为“pANCA”。对于不符合 cANCA 和 pANCA 的模式者，称为非典型 ANCA。非典型的 ANCA 在非血管炎中尤为常见，而且大多都放在未指定的 NSA 类别。许多研究表明，此种 NSA 通常产生于以中性粒细胞浸润为主的各种形式的慢性炎症中，如溃疡性结肠炎、原发性硬化性胆管炎、慢性活动性肝炎、类风湿关节炎、Sweet 综合征，以及某些慢性感染。目前，在非血管炎中，对 NSA 识别的自身抗原仍然知之甚少；在没有测出确切的中性粒细胞靶抗原的情况下，仅用 IIF 显示 NSA 阳性，对于慢性肠道炎症性疾病等的诊断或预后是不确切的。溃疡性结肠炎患者中性粒细胞的自身抗体可以针对 50kD 髓细胞特异性核包膜蛋白、组蛋白 H1、非组蛋白染色体蛋白质 HMG1 和 HMG2，以及乳铁蛋白。已经发现早期 RA 患者的 NSA 的表现形式可以预测肠道糜烂的病程。

另一种 NSA 亚类的 ANCA，因为它们与骨髓细胞嗜甲苯胺蓝的主要颗粒成分发生反应，增加了对于坏死性 SVV 的临床诊断率。这些情况目前称为 ANCA 相关的 SVV，由于在活跃的血管炎病变中缺乏肾小球中的免疫球蛋白沉积，则呈现出寡免疫 SVV 的病理特点。

二、抗内皮细胞抗体（anti endothelial cell antibody，AECA）

对于许多慢性局部或泛发炎症性疾病，寻找和炎症有关的自身抗体很重要，抗体能反映疾病的发病机制、组织损伤或病因的线索。对于尚未发现病因的血管炎，即所谓的原发性血管炎，情况也是一样的。

最初研究抗体时，只专注血管内皮细胞抗体。其实，很早以前对大、小血管炎的研究中就已经发现了 AECA。在各种不同的炎症中常常出现的 AECA 阳性(或者类似 AECA 阳性)，因此降低了 AECA 在疾病鉴别诊断中价值。由于自身抗原可以产生多种相对应的自身抗体，经研究已发现炎症细胞、血管内皮细胞、血管基底膜、相邻细胞外基质的多种成分对应的抗体（表 3-1）。

AECA 已被发现于类风湿血管炎、系统性硬化症（SSc）、系统性红斑狼疮（SLE）、混合性结缔组织病（MCTD）等自身免疫性疾病中，AECA 与 SLE 和 MCTD 血管损伤相关。此外，AECA 的产物与这些疾病的临床活动的一些标志物相关。循环 AECA 可能是血管损伤的标志。相比无血管炎的类风湿关节炎（RA）患者，类风湿血管炎患者血清中更容易发现 AECA。在其他类型的血管炎中也发现有 AECA 抗体。因此，AECA 可能导致相关的血管内皮细胞发生损伤。在发生损伤后或正在生成的血管 AECA 可能与渗漏有关。内皮细胞分化中可见到细胞间连接的分离和不完整的基底膜。内皮细胞的再生也可能形成新的血管，再生毛细血管则会出现通透性增加，上述情况往往出现在坏死组织或梗死区域附近。

此外，已经在多种类型的血管炎中发现了 AECA，它们的滴度随疾病活动度而增加。AECA 被认为是独立于 ANCA 介导小血管病的发生。一些学者发现，当 SVV 患者血清中存在 AECA 时，内皮细胞损伤标志物的水平上升了。ANCA 阴性的韦格纳肉芽肿病（Wegner granulomatosis，WG）患者和 AECA 阳性 /ANCA 阴性患者没有 ANCA 的产生，AECA 水平的上升表明患者面临疾病复发的风险。纵向研究已经表明，AECA 和 ANCA 水平独立波动且不发生交叉反应。

虽然一些 WG 患者中，发现内皮细胞的 125kD 蛋白选择性地结合 AECA，但在 WG 中，目前尚不清楚 AECA 识别内皮细胞表面抗原的确切性质。与其他类型的 SVV 患者相比，MPA 患者体内可检测到 AECA 结合于几种不同的内皮细胞抗原。SVV 患者对比那些大中血管疾病患者，AECA 水平普遍要高得多。研究发现 WG 的患者体内无细胞毒性的 AECA 与患者体内有些部位内皮细胞的反应特别强烈，这些部位刚好是 WG 最常受累的部位如鼻子、肺、肾等部位。

川崎病（KD）中发现的 AECA 以 IgM 亚型为主。它们有补体固定特性，对细胞因子刺激的血管内皮细胞具有细胞毒性。在 KD 中，多种抗原被 AECA 识别为目标，但原肌球蛋白（tropomyosin）和 T 丝束蛋白（T plastin）似乎是主要目标。在 KD 中 IgG 的 ANCA 常为阴性。

过敏性紫癜患者的 AECA 可以刺激血管内皮细胞产生特异性 IL-8，使活动性疾病患者的血清中 IL-8 水平的提高。

三、抗中性粒细胞胞质抗体（antineutrophil cytoplasmic antibody，ANCA）

（一）概述

ANCA 是第一个被证实与小血管炎相关的自身抗体，是一类以中性粒细胞和单核细胞胞质多种抗原成分为靶抗原的自身抗体。可能在血管炎发病机制中起重要作用,而且 ANCA 和血管炎患者的临床表型相关,其他自身抗体在 SVV 患者血清中也是常见的(表 1-3)。

表 1-3 小血管血管炎(SVV)发病机制中的自身抗体

抗内皮细胞抗体	抗层粘连蛋白抗体
抗中性粒细胞胞质抗体	抗 α- 烯醇化酶抗体
抗肾小球基底膜(Ⅳ型胶原)抗体(抗 GBM)	抗心磷脂抗体(β2- 糖蛋白 1 抗体)
anti-entactin 抗体	

(二) 小血管血管炎 ANCA 的靶抗原

1. 蛋白酶 3(proteinase,PR3) 1988 年在哥本哈根召开的第一届 ANCA 国际研讨会上,针对 WG 相关 ANCA 的主要抗原被定为 29~30kD 丝氨酸蛋白酶,它存在于从中性粒细胞的 α- 片段和脱颗粒中性粒细胞上清液中分离出的嗜天青颗粒中。随后很快发现,这些 ANCA 与嗜天青颗粒的蛋白水解酶蛋白酶 3(PR3)发生反应,亦即 PR3 是 ANCA 的靶抗原。

抗体反应依赖于 PR3 分子的天然构象。大多数 PR3-ANCA 与那些 N- 末端激活肽裂解后的具有 PR3 酶活性的肽段反应。在一些 WG 和显微镜下多血管炎(MPA)患者中,特别是在其疾病活动阶段,发现了针对 PR3 前体 PR3-ANCA。

PR3 是一种包含 228 个氨基酸的线性多肽,1996 年已经发现了 PR3 的晶体结构。有研究显示,在 WG 中发现了与 PR3-ANCA 反应的线性表位,发生在三维结构的区域,可能与疾病发病机制中酶的非活动性前体相关。1990 年完成了 PR3 的 cDNA 克隆。该基因编码的 PR3 位于 19 号染色体,接近 EL 和天青杀素的基因点。PR3 基因主要表达于骨髓发生发展过程中的髓细胞成熟的早期阶段。

2. 髓过氧化物酶(myeloperoxidase,MPO) 20 世纪 80 年代后期,一些研究者发现 SVV 的血清中存在针对 MPO 的 ANCA。经研究证实 MPO-ANCA 存在于坏死性 SVV 患者,特别是当疾病表现在肾脏和肺部时更为明显。已经证明,该抗原抗体反应与 140kD 二聚体 MPO 分子的天然构象相关。过氧化物酶编码基因已被定位于 17 号染色体。使用直接的酶联免疫测定(EIA)技术检测 MPO-ANCA,发现重组的 MPO 与天然的 MPO 一样,可以检测到阳性反应。当捕获酶联免疫测定技术(capture ELISA)用于 MPO-ANCA 检测时,重组 MPO 比天然 MPO 做底物阳性率高。

由于重链的 Met409 位置的有光敏感性,即见光会发生裂解反应,MPO 分子很不稳定;对于如何保存 MPO 分子作为 MPO-ANCA 检测的抗原,达到临床检测结果的可靠性,此属性具有重要意义。人类 MPO-ANCA 识别的表位的数量一直难以估计,部分原因也是由于 MPO 不稳定。一些 MPO-ANCA 通过 IIF 技术产生 PR3-ANCA(cANCA)模式,目前原因不明。

3. 弹性蛋白酶(elastase,EL) 已发现原发性 SVV 患者,ANCA 还与其他主要嗜天青颗粒丝氨酸蛋白酶 -EL 反应,尽管它们可能是罕见的,在药物诱发的血管炎患者中它们更为常见。它们可以与 PR3、MPO、乳铁蛋白等抗原的 ANCA 一起出现在多种血管炎病变中。

4. 乳铁蛋白(lactoferrin,LF) 很少在原发 SVV 中发现 LF-ANCA,其在系统性红斑狼疮、费尔蒂(Felty)综合征和 RA 血管炎中则更为常见。

5. 杀菌 / 通透性增加蛋白(bactericidal/permeability increasing protein,BPI) 一些 SVV

患者,IIF 发现 ANCA 阳性,但 PR3-ANCA 和 MPO-ANCA 阴性,有可能存在 BPI-ANCA。BPI-ANCA 通常引起中性粒细胞的细粒化并经常是较弱的胞质染色模式,最有可能的是因为分子被定位于嗜天青颗粒的内部。如果发现血管炎患者存在 BPI-ANCA,应怀疑潜在原因可能是感染,或者机体其他的因素使细菌成分泄漏到血液中,从而引起全身的免疫系统发生反应。

6. 天青杀素(azurocidin) 该 ANCA 结合到此种阳离子抗菌剂(antimicrobial),同时天青杀素可吸引单核细胞,它与 EL 和 PR3 同源且没有酶的活性,在 SVV 患者中罕见,在其他肾小球疾病中发现的抗天青杀素 -ANCA 也同样罕见。它们在乙醇固定的中性粒细胞中产生 pANCA 模式。

7. 溶菌酶(lysozyme) 在许多不同的炎症性疾病中,例如类风湿关节炎、系统性红斑狼疮、炎症性肠病、WG,溶菌酶可能是一种自身抗原,但似乎没有特别的临床特点与这种抗体相关。

8. 人溶酶体相关膜蛋白 2(H-lamp-2) 坏死性 SVV 的活跃阶段,ANCA 结合于人类溶酶体相关膜蛋白 2,名为 H-lamp-2。这些抗体的目标为人类中性粒细胞糖蛋白 GP170 和 GP80-110。

(三) 确定 ANCA 特异性的方法

1. 第一代 ANCA 测试方法(直接非竞争性 ELISA 或者 EIA 方法) 多中心临床研究发现了数种的方法可分离中性粒细胞中的 PR3 作为底物。不同的方法可以将分离保存完好的 PR3 用于 EIA 检测和量化 PR3-ANCA。标注了如何包埋 PR3、使用时最佳的缓冲液浓度等信息后,将纯化的 PR3 送往各个研究中心,由于这些研究中心的经验和专业知识水平不同,阳性结果一致率只有 20% 左右。随后该 ELISA 方法不断得到优化,最后研究用确诊的系统 SVV 的患者,例如 WG、MPA(microscopic polyvasculitis)、变应性肉芽肿性血管炎(allergic granulomatous angiitis,AGA)以及其他炎症疾病对照组和健康的血液标本证实:该 PR3 纯蛋白可以用于临床检测,由于该方法是直接将 PR3 包被在微孔板上进行检测,该方法也称为直接 EIA 检测。

研究发现对于相同的 SVV 血清,量化 MPO-ANCA 的 EIA 方法也会得到不一致的结果。因此,调查中心使用市售的 MPO 制剂来测试相同的血清,结果发现通过邮件发送的 MPO 不能使用,因为在不同的中心它给出了不同的结果,最可能是由于 MPO 在传输和后续处理过程中不稳定造成的。因此,中心将 MPO 包埋到微孔板,然后将其分发到所有的参与实验室,同时详细说明如何使用它以保证检测质量。在此之后,不同中心之间的可重复性取得明显成效。这种方法随后也通过了 SVV 患者和对照血清参与的临床验证,被证明是适合用于临床诊断。这也说明了检测 MPO-ANCA 时,实验室质控非常重要。如果以健康献血者血清作为对照,阳性预期值通常选择为平均值加 2~3 个标准差。如果用该预期值作为阳性标准会将一些非血管炎患者血清归类为 ANCA 阳性,这说明诊断特异性较低。多中心的研究发现,在炎症性疾病对照组,MPO-ANCA 有阳性结果,但阳性值普遍较低,因此,达到有临床应用价值的 EIA 需要选择较高的预期值。直接 EIA 是一种高效低成本的抗体检测方法,大多数中心都有该方法所需设备。

2. 第二代 ANCA 测试方法(量化的捕获 ELISA 技术) PR3-ANCA 和 MPO-ANCA 量化的捕获技术是新兴发展起来的定量技术,捕获 EIA 技术比直接 EIA 技术在测定 MPO-ANCA 的时候有很多优势,因为该方法能够识别抗原的空间立体结构,能够更好地区分阳性的和阴性的结果。在随访患者中可以判断抗体滴度的变化情况,观察 PR3-ANCA 和 MPO-ANCA 滴度和疾病活动度的关系。

3. 第三代 ANCA 测试方法（anchor ELISA） 和量化的捕获 ELISA 技术相似，该方法也能识别抗原的空间构象结构，能够进一步提高 PR3-ANCA 的敏感性，开始只有针对 PR3-ANCA 的锚定 ELISA 试剂盒，近期针对 MPO-ANCA 的该类试剂盒也能够得到了。

4. ANCA 的结果用于血管炎的诊断和预后 ANCA 测试的主要目的是初步或明确诊断原发性 SVV。ANCA 主要用于发现于 WG、MPA、变应性肉芽肿性血管炎以及以上几个疾病局部发病情况，例如坏死性肾小球肾炎，及其仅以声门下狭窄为表现 WG 的等。在其他的小血管炎和中等血管炎中很少发现 ANCA。

ANCA 也用于诊断和发现一些非血管炎的炎症性疾病，如使用可卡因导致皮肤损害者，慢性假单胞菌感染，慢性硬化性胆管炎，溃疡性结肠炎患者。

伴有或者不伴有小血管炎的 NGGN（renal-limited necrotizing crescentic glomerulonephritis）患者体内都应该有可检测到的 PR3-ANCA 或者 MPO-ANCA。但是实际上，在一些 NGGN 患者中，ANCA 检测的结果是阴性的，这大多数情况与检测方法不够敏感有关，如选择直接 ELISA 方法是阴性结果，但当用捕获 ELISA 技术有时可以得到阳性结果。

对于坏死性肉芽肿性血管炎合并肾脏损害的患者中，在欧洲和美国报道的病例中，PR3-ANCA 均为阳性反应。ANCA 在坏死性肉芽肿性血管炎中的表现形式有地域差异，中国的坏死性肉芽肿性血管炎患者主要产生 MPO-ANCA（60% 左右），而 PR3-ANCA 低于 40%。在早期和局限型坏死性肉芽肿性血管炎患者中，大部分也可以检测到 PR3-ANCA 或者 MPO-ANCA。少数局限型坏死性肉芽肿性血管炎患者发现 PR3-ANCA 或者 MPO-ANCA 阴性，可能在该类患者中存在其他少见 ANCA 的抗体（如乳铁蛋白和弹性蛋白酶抗体等）。应当强调的是，并非所有血清呈现 PR3-ANCA 的患者都患有 WG，亚急性细菌性心内膜炎、其他某些感染如肺结核等的患者都可检测到 PR3-ANCA。

在嗜酸细胞肉芽肿病伴多血管炎患者中，MPO-ANCA 的阳性率大约为 40%，MPO-ANCA 阳性的患者更容易合并肾脏病损害，MPO-ANCA 阴性的患者更容易有心脏损害，少数有严重哮喘，鼻息肉，嗜酸性粒细胞增多没有血管炎表现的患者中，检测到 MPO-ANCA 阳性，这种患者有可能发展为嗜酸细胞肉芽肿病伴多血管炎。

当患者有系统血管炎的表现主要是小血管或者中等血管受累时，临床特征不能分辨是过敏性紫癜、变应性血管炎、冷球蛋白血症相关血管炎或 MPA 时，ANCA 的检测非常重要，大部分 MPA 患者会出现 PR3-ANCA 或者 MPO-ANCA 阳性反应。一般来说，表现为 PR3-ANCA 阳性的 MPA 患者容易出现肺部的坏死性改变，而表现为 MPO-ANCA 阳性 MPA 患者容易有外周血中嗜酸性粒细胞增多。

5. 监测随访患者 ANCA 水平 关于是否需要不同时间点测量 ANCA 水平来监测疾病活动度，这个问题提出很长时间了，虽然一些研究显示 ANCA 的水平和疾病活动度相关，且其滴度上升预示疾病可能复发，但是这个结论到目前为止还存在争议，可能与各种研究选择的病例和检测方法的不同有关。

早期的调查表明，IIF ANCA 滴度随着疾病活动程度而波动，特别是 cANCA，高数值是疾病活动的特点。随后有研究用 ELISA 的方法证实，多数 SVV 患者在疾病复发之前或发病期间，显示出 ANCA 水平上升。最近的研究采用捕获 ELISA 技术发现，92% 的患者在疾病发作前，cANCA/PR3-ANCA 水平会增高。说明可信的和标准化的 ANCA 测定方法对监测患者的活动度应该是有用的。数项研究已经表明，在预测疾病的发作方面，测量 PR3-ANCA 的捕获 EIA 方法优于直接 EIA 方法。PR3-ANCA 阳性的血管炎患者的随访中，使用这种敏感技术的长期研究是必要的，它可以为预测 SVV 复发提供线索。

6. 临床何时应该选择进行 ANCA 检测　在临床中发现患者出现特征性或者不典型的 ANCA 相关血管炎的症状和表现时，需检测 ANCA。例如当患者出现慢性鼻炎症状，同时合并原发性系统性 SVV 常见的一个或两个早期非特异症状如疲劳、体重减轻、肌痛、关节痛等全身症状，就应该进行 ANCA 检测。早期发现 ANCA 阳性会使医师及时对患者器官受累和病变进行评估，坏死性 SVV 的组织学验证对于明确诊断仍然是必要的。诊断评估的最合理方法是血管炎专家建立一个多学科小组，可以帮助估计疾病的严重程度和类型，并利用实验室将血管炎相关 ANCA 从其他类型的 NSA 中区分开来。无特异性阳性 NSA 可能被医师误诊为 ANCA，只有当 IIF、直接 EIA 检测结果都是明确的阳性或者捕获 ELISA 检测结果阳性才可以得出这个诊断，否则最好不要报道。

7. ANCA 对药物诱发血管炎综合征的诊断价值　在药物诱发血管炎综合征患者的血清中常出现针对多种颗粒成分的 ANCA，原发性 SVV 患者出现多个特异 ANCA 的情况是很少见的。因此，MPO-ANCA、PR3-ANCA、EL-ANCA、乳铁蛋白 -ANCA 等同时出现应及时考虑药物诱发血管炎。药物诱发血管炎主要位于皮肤，很少累及肾脏。关节痛很明显，抗核抗体（ANA）往往会是阳性的，抗组蛋白抗体表现阳性，特别是核小体亚基（H2A-H2B）-DNA 出现阳性，AECA 和抗磷脂抗体往往也伴随着这种综合征呈现阳性反应，补体降低也可能会出现。ANCA 和抗心磷脂抗体的罕见阳性组合可以由噻嗪类药物引起，这表明药品导致的狼疮样综合征，可以诱发相同的自体免疫反应，停止可疑的药物通常会使这种状况的缓解。有些患者体内抗磷脂抗体的存在，对于这类患者至少在一段时间内应使用抗血栓治疗。

8. ANCA 的致病机制　根据不同的表现和预后，将典型的 ANCA 阳性血管炎分为多种亚型。ANCA 相关的 SVV 有坏死性肉芽肿性血管炎、显微镜下多血管炎（MPA）、变应性肉芽肿性血管炎，以及这些血管炎的少见情况，如局限在肾的坏死性肾小球肾炎。

据推测，PR3-ANCA 和 MPO-ANCA 在 ANCA 相关 SVV 的发病中发挥作用。小鼠 MPO 抗体引起类似人类疾病的系统性坏死性 SVV 的实验结果支持了这一假说。多年前就已经了解，结合到 PR3 或 MPO 的人类 ANCA 可以体外激活中性粒细胞，释放出毒性中间氧自由基和溶解酶。IgG ANCA 的过度活跃导致中性粒细胞紧密结合血管内皮细胞，并且脱颗粒和凋亡。当暴露于 WG 血清 IgG 片段的时候，中性粒细胞将上调黏附分子并分泌多种细胞因子和趋化因子。最近显示，SVV 患者血清中有低半乳糖 IgG 分子，它可以通过甘露聚糖结合凝集素途径激活补体级联反应，这一发现与早期认识到的 WG 相关 ANCA 中的补体固定特性是一致的。

中性粒细胞释放的 PR3 和 EL 可以直接结合到内皮细胞表面，造成 PR3 和 MPO 的内在化，并随后导致内皮细胞凋亡。进入内皮细胞后，两种酶降解重要的细胞内分子，如 NF-κB 并引起 JNK、ERK 和 p38 MAPK 信号通路的凋亡的变化。中性粒细胞在坏死性 SVV 的发展中是起作用的，单核细胞也可能有一定的作用。实验结果表明 PR3-ANCA 和 MPO-ANCA 也可以在中性粒细胞不存在的情况下，直接刺激血管内皮细胞，从而增加具有细胞毒性的细胞的黏附。

WG 是一个公认的复杂的遗传影响的疾病。MHC 区域的疾病相关的遗传标记包含扩展

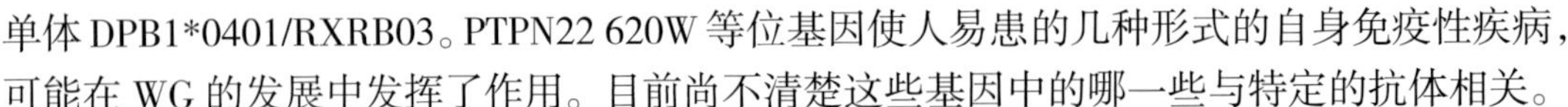

单体DPB1*0401/RXRB03。PTPN22 620W等位基因使人易患的几种形式的自身免疫性疾病，可能在WG的发展中发挥了作用。目前尚不清楚这些基因中的哪一些与特定的抗体相关。

ANCA在用TNF-α处理后，能激活中性粒细胞使之脱颗粒，产生毒性中间氧、一氧化氮（NO）和细胞因子；ANCA活化的中性粒细胞，能上调黏附分子并黏附到被TNF激活的内皮细胞上，导致白细胞聚集到炎症的部位；而ANCA又能促使内皮细胞表达黏附因子，产生IL-6、IL-8，从而趋化中性粒细胞，导致中性粒细胞脱颗粒，从而刺激单核细胞产生毒性中间氧和IL-8等炎症介质。ANCA又能使中性粒细胞表达MAC-1增多，使活化的中性粒细胞黏附到血管的内皮细胞上，所产生的毒性因子导致内皮细胞的损伤，形成血管炎症。

有学者推断，ANCA相关血管炎（AAV）是环境要素和遗传因素共同作用的结果。环境因素包括二氧化硅的接触（主要见于MPO-ANCA阳性的患者中）和金黄色葡萄球菌的感染（主要见于PR3-ANCA阳性的患者中）。遗传因素包括与PR3-ANCA阳性血管炎相关的HLA-DP、编码抗胰蛋白酶α1（SERPINAI）的基因和蛋白酶3（PRTN3）的基因和MPO-ANCA血管炎相关的HLA-DQ基因。

四、抗肾小球基底膜（GBM）抗体

目前，几乎所有抗肾小球基底膜疾病的患者，肺和肾脏都存在Ⅳ型胶原的α3非胶原域抗体（以前称为Goodpasture综合征）。这种类型血管炎也被列为一个原发性SVV，在年长者SVV中，抗GBM抗体常与针对MPO的ANCA一起出现。肺出血-肾炎综合征，ANCA阳性是最常见的，应着重强调的是，该综合征中，抗GBM和ANCA两者都需要检测。ANCA和抗GBM同时阳性的患者，症状和MPO-ANCA相关SVV类似，但复发更常见。抗GBM及ANCA共存可能会影响疾病的预后，包括生存率下降和容易发生终末期肾脏疾病。抗GBM抗体测定需要将分离的纯抗原包被在固体相上。有研究表明，在动物模型中，多个血管炎相关自身抗体的存在，例如ANCA合并抗GBM抗体，可加重血管炎疾病；这表明，这些抗体也有协同致病作用。

五、抗层粘连蛋白抗体和抗内功素抗体

在20%的ANCA相关性血管炎患者中发现了基底膜的层粘连蛋白抗体。还需要进一步研究以判断这种抗体的临床意义。GBM的巢蛋白（entactin）的抗体可以在孤立性肾小球肾炎患者体内存在，但它们对于诊断SVV可能不太重要。

六、抗α-烯醇化酶抗体

α-烯醇酶是许多不同类型细胞的细胞质成分，其中包括巨噬细胞和血管内皮细胞。α-烯醇酶在血管内皮细胞和巨噬细胞表面表达，在这些细胞上是纤溶酶原受体。在机体中出现这种分子抗体，有可能提示受累的组织发生病变。已在ANCA相关SVV中发现α-烯醇化酶抗体，在许多其他炎症性疾病中也是如此。白塞综合征中抗体主要属于IgM亚型并与内皮细胞α-烯醇反应。

七、抗磷脂抗体

在诊断原发性和继发性抗磷脂综合征的时候，结合于磷脂结合蛋白如β2-糖蛋白1或

凝血酶的自身抗体是标志，可以由多种方法检测，常用的抗心磷脂抗体检测方法是 EIA 法。比如测定 β2- 糖蛋白 1 蛋白时，磷脂形成底层，人类或牛 β2- 糖蛋白 1 是附加的抗原。EIA 技术可以显示自身抗体识别复合或者结合状态的 β2- 糖蛋白 1。β2- 糖蛋白 1 或凝血酶的抗体也可以用狼疮抑制剂(狼疮抗凝)法检测。

如果抗体连接到内皮细胞黏附的 β2- 糖蛋白 1，抗 β2- 糖蛋白 1 抗体与 AECA 相似，可以诱导内皮细胞活化。在原发性 SVV 的患者血清中很少发现抗磷脂抗体，但病例报道表明，如果出现该抗体，器官病变变得更加广泛，可能反映自身抗体之间的协同作用。抗甲状腺药物诱导血管炎患者的血清中经常发现 IgM 亚型的抗磷脂抗体，出现抗磷脂抗体和多种特异抗原 ANCA 表明药物引起血管炎的可能，从治疗的角度来看，药物引起的狼疮患者应该考虑使用抗血栓治疗，避免血栓形成及器官损伤。

八、抗 LAMP-2 抗体

作为 ANCA 的一个抗体亚型，它针对溶酶体相关膜蛋白 2(LAMP-2)，它存在于超过 90% 的 ANCA 阳性的寡免疫坏死性肾小球肾炎患者中。这些抗体与抗 PR3 和抗 MPO 抗体经常共存。抗 LAMP-2 抗体激活中性粒细胞，并在没有中性粒细胞的情况下损伤血管内皮细胞，发现人类的 LAMP-2 抗原和细菌黏附 FimH 的同源性为 100%，致病的证据来自对大鼠的观察，这些 FimH 免疫大鼠建立了寡免疫性坏死性肾小球肾炎。在 ANCA 阳性局灶性坏死性肾小球肾炎的临床表现出现以前，13 例患者中有 9 例(69%)发生了 FimH 表达的细菌感染(大肠埃希菌最常见)，这表明机体存在分子模拟现象。

九、结论

在原发性 SVV 中，机体针对细胞和组织结构的自身抗体是多样化的。在目前方法学和分子生物学的水平下，ANCA 将仍然作为最重要的血管炎相关的特异性抗体。一些数据提示，患者抗体谱系的特点发生可以被视为特定病理生理过程的反映，即形成不同 SVV 的临床类型，有利于更好的研究不同 SVV 病因、病理和治疗方案。不同的自身抗体可能导致不同炎症和特定的病理变化。ANCA 阳性 WG 中出现针对鼻、肺、肾血管内皮细胞的 AECA，这可以协助确定病变的分布特征，而针对那些表达在肺和肾小球基底膜的Ⅳ型胶原的抗 GBM，可以直接作用或与 ANCA 协同行动，在这些器官诱导炎症。同样，抗磷脂抗体、ANCA 和抗染色质抗体同时阳性通常是药物诱导的狼疮样综合征。因此，未来对于患者个体的抗体方面的研究是必要的，这样可以将 SVV 分类，进行个体化的治疗。

参考文献

[1] WIIK A，VAN DER WOUDE F J. The new ACPA/ANCA nomenclature [J]. Neth J Med，1990，36(3-4)：107-108.

[2] SAVIGE J，GILLIS D，BENSON E，et al. International consensus statement on testing and reporting of antineutrophil cytoplasmic antibodies(ANCA) [J]. Am J Clin Pathol，1999，111(4)：507-513.

[3] ELZOUKI AN，ERIKSSON S，LÖFBERG R，et al. The prevalence and clinical significance of alpha-lantitrypsin deficiency(PiZ)and ANCA specificities(proteinase 3，BPI) in patients with ulcerative colitis [J]. Inflamm Bowel Dis，1999，5(4)：246-252.

[4] XU J, YANG C H, CHEN X Y, et al. A subset of ulcerative colitis with positive proteinase-3 antineutrophil cytoplasmic antibody [J]. World J Gastroenterol, 2008, 14 (45): 7012-7015.

[5] FUJINAGA M, CGERNAIA M, HALENBECK R, et al. The crystal structure of PR3, a neutrophil serine proteinase antigen of Wegener's granulomatosis antibodies [J]. J Mol Biol, 1996, 261 (2): 267-278.

[6] GRIFFITH M E, COULTHART S, PEMBERTON A, et al. Anti-neutrophil cytoplasmic antibodies (ANCA) from patients with systemic vasculitis recognize restricted epitopes of proteinase 3 involving the catalytic site [J]. Clin Exp Immunol, 2001, 123 (1): 170-177.

[7] MALLE E, FURTMÜLLER P G, SATTLER W, et al. Myeloperoxidase: a target for new drug development? [J]. Bri J Pharmacol, 2007, 152 (6): 838-854.

[8] TAYLOR K, POHL J, KINKADE J M. Unique autolytic cleavage of human myeloperoxidase [J]. J Biol Chem, 1992, 267 (35): 21193-21199.

[9] PEARSON T, BREMMER M, COHEN J, et al. Vasculopathy related to cocaine adulterated with levamisole: a review of the literature [J]. Dermatol Online J, 2002, 18 (7): 1.

[10] HOLWEG A, SCHNARE M, GESSNER A. The bactericidal/permeability-increasing protein (BPI) in the innate defence of the lower airways [J]. Biochem Soc Trans, 2011, 39 (4): 1045-1050.

[11] NIFLI A P, NOTAS G, MAMOULAKI M, et al. Comparison of a multiplex, bead-based fluorescent assay and immunofluorescence method for the detection of ANA and ANCA autoantibodies in human serum [J]. J Immunol Methods, 2006, 311 (1-2): 189-197.

[12] CSERNOK E, HOLLE J, HELLMICH B, et al. Evaluation of capture ELISA for detection of antineutrophil cytoplasmic antibodies directed against proteinase 3 in Wegener's granulomatosis: first results from a multicenter study [J]. Rheumatology (Oxford), 2004, 43 (2): 174-180.

[13] HELLMICH B, CSERNOK E, FREDENHAGEN G, et al. A novel high sensitivity ELISA for detection of antineutrophil cytoplasm antibodies against proteinase-3 [J]. Clin Exp Rheumatol, 2007, 25 (Suppl 44): S1-S5.

[14] COHEN TERVAERT J W, DAMOISEAUX J. Antineutrophil cytoplasmic autoantibodies: how are they detected and what is their use for diagnosis, classification and follow-up? [J]. Clin Rev Allergy Immunol, 2012, 43 (3): 211-219.

[15] CHEN M, YU F, ZHANG Y, et al. Characteristics of Chinese patients with Wegener's granulomatosis with anti-myeloperoxidase autoantibodies [J]. Kidney Int, 2005, 68 (5): 2225-2229.

[16] DENNERT RM, VAN PAASSEN P, SCHALLA S, et al. Cardiac involvement in Churg-Strauss syndrome [J]. Arthritis Rheum, 2010, 62 (2): 627-634.

[17] CARTIN-CEBA R, GOLBIN J M, KEOGH K A, et al. Rituximab for remission induction and maintenance in refractory granulomatosis with polyangiitis (Wegener's): Ten-year experience at a single center [J]. Arthritis Rheum, 2012, 64 (11): 3770-3778.

[18] TOMASSON G, GRAYSON P C, MAHR A D, et al. Value of ANCA measurements during remission to predict a relapse of ANCA-associated vasculitis—a meta-analysis [J]. Rheumatology (Oxford), 2012, 51 (1): 100-109.

[19] BANSAL P J, TOBIN M C. Neonatal microscopic polyangiitis secondary to transfer of maternal myeloperoxidase-antineutrophil cytoplasmic antibody resulting in neonatal pulmonary hemorrhage and renal involvement [J]. Ann Allergy Asthma Immunol, 2004, 93 (4): 398-401.

[20] MULLER KOBOLD A C, VAN DER GELD Y M, LIMBURG P C, et al. Pathophysiology of ANCA-associated glomerulonephritis [J]. Nephrol Dial Transplant, 1999, 14 (6): 1366-1375.

[21] LITTLE M A, AL-ANI B, REN S, et al. Anti-proteinase 3 anti-neutrophil cytoplasm autoantibodies recapitulate

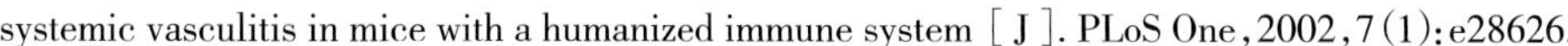

systemic vasculitis in mice with a humanized immune system [J]. PLoS One, 2002, 7(1): e28626.
[22] DE LIND VAN WIJNGAARDEN R A, VAN RIJN L, HAGEN E C, et al. Hypotheses on the etiology of antineutrophil cytoplasmic autoantibody associated vasculitis: the cause is hidden, but the result is known [J]. Clin J Am Soc Nephrol, 2008, 3: 237-252.
[23] LYONS P A, RAYNER T F, TRIVEDI S, et al. Genetically distinct subsets with in ANCA-associated vasculitis [J]. N Eng J Med, 2012, 367(3): 214-223.
[24] BALL G V, FESSLER B J, BRIDGES S L. Oxford textbook of Vasculitis [M]. 3rd ed. Oxford university press, 2008.

第六节　血管炎的发病机制

一、概述

血管炎的发病机制很复杂，各种形式的血管炎在肉眼和显微镜下的病理变化，为当前许多血管炎的病因和发病机制假设提供了基础。血管炎的病理表现和患者对抗炎和免疫抑制治疗有效表明，血管炎疾病的发病机制中，免疫机制发挥了积极的作用。除了免疫因素以外，还有感染的因素，肿瘤因素，遗传因素等多种因素的共同作用。以上这些因素在机体往往不是独立发挥作用的，往往是几种因素共同作用的结果。

二、血管炎的几种致病因素

（一）免疫复合物沉积在血管壁导致皮肤血管炎

1. 概述　多年来，白细胞破碎性血管炎的发病机制都认为是循环免疫复合物沉积在皮肤的小血管壁，激活补体后发生炎症反应导致血管炎症。所谓免疫复合物（immune complex，IC），即抗原进入机体后，在抗原轻微过剩的循环中形成某些可溶性抗原 - 抗体复合物。致病的 IC 分子量通常超过 500 000，只有其沉降系数大于 19S 的 IC，才会沉积在血管壁，虽然 IC 的一部分可被单核 - 吞噬细胞系统所清除，仍有部分可能“逃脱”，并在某些部位的微血管沉积，从而致病。

组成 IC 的抗原可以是微生物的某些蛋白成分、药物、变性的免疫球蛋白以及各种病毒。这些抗原均可与其相对应的抗体组成 IC。皮内注射组胺和肾上腺素到皮肤血管炎患者未受累皮肤，可以诱发血管炎的组织学表现。在注射组胺几个小时内，虽然白细胞破碎性血管炎患者正常外观的皮肤可以显示免疫反应的沉积，并且随着时间延长，免疫球蛋白和补体的沉积会增加，但 24 小时后两者都无法检测到了。对于各种原因引起的血管炎早期、成熟期和愈合期的皮肤活组织切片检查，采用直接免疫荧光法，能够发现存在免疫反应。92% 的患者的皮损活检可以发现纤维蛋白原、IgG、IgM、IgA、C4 呈阳性。免疫复合物和补体的沉积先于炎性浸润。

通过免疫荧光或免疫组织化学技术，对人类血管炎病变进行免疫球蛋白和补体的检测，这为疾病中免疫复合物介导提供了旁证。在皮肤血管炎中，最容易检测到这些蛋白质，但在系统性血管炎情况则不同。需要在循环系统和血管损伤部位同时进行相关抗原和特异性抗体的检测,才能确定免疫复合物的致病作用。对于大多数血管炎,检测局部抗原抗体的沉积是很困难的,因为诱发抗原种类很少被确定,很难从血管炎病变部位得到足够材料去分离和量化特异性抗体。在血管炎病变部位没有检测到免疫球蛋白,不能否认其致病作用;因为中性粒细胞可以在免疫复合物沉积后24~48小时内降解它们,必须在早期的皮损中才能发现抗原抗体复合物。

马抗胸腺细胞球蛋白治疗骨髓造血功能衰竭后,出现血清病,以及循环免疫复合物增加、血清补体下降,同时出现局限皮肤血管的免疫球蛋白和补体沉积导致皮肤小血管炎。人类血清病的研究已印证了动物实验中的免疫研究结果。目前的证据还显示,在某些形式的血管炎如HSP和与乙型肝炎、丙型肝炎感染相关的血管炎和冷球蛋白血症中,免疫复合物沉积是主要的致病机制,并且主要影响小型或中型血管。

2. 影响IC沉积的因素

(1) 液体静压(hydrostatic pressure):液体静压高的部位较液体静压低的部位易于沉积。

(2) 血管通透性:有重要影响的是血管活性胺的释放引起血管通透性增加,因此Ⅰ型免疫反应对Ⅲ型免疫反应有一定的作用。

(3) 与沉积部位的解剖学有关:如血管的分叉处、血液的湍流,从而容易沉积。

(4) IC的组成和浓度的影响:见表1-4。

表1-4 IC颗粒大小与抗原抗体相对浓度的关系

抗原抗体	大小	清除	激活补体	危害性
2:1	<19S	慢	—	—
3:2	≈19S	中等	+++	+
4:6	>19S	快	+++	—

3. IC沉积在血管壁的致病机制

(1) IC作用于一系列的体液和细胞因素:IC沉积在血管壁是由于IC作用于一系列的体液和细胞因素,导致直接和间接的组织损伤。IC又可以激活中性粒细胞并诱导肿瘤坏死因子-α(TNF-α)、穿孔素和Fas配体的产生。同时活化的中性粒细胞释放胶原酶和弹性蛋白酶以及氧自由基,导致血管的坏死。T细胞和血管内皮细胞相关的细胞因子,以及那些与内皮细胞反应的各种抗体,都参与了血管炎症形成的复杂过程。直接免疫荧光可以看到血管炎皮损局部有免疫球蛋白和补体沉积,循环免疫复合物也可以被检测到,但血清补体水平通常不一定下降。

(2) IC沉积后激活补体的作用:IC沉积在血管壁后通过经典途径激活补体,与抗体的性质和其相对的浓度有关。其中以IgG3、IgM为重要的抗体。必须有2个以上的IgG分子与一个抗原分子结合后,才能暴露其补体的结合点,使之与C1q结合。补体被激活后产生导致血管炎的因素,包括激活补体产生C3a、C5a和C567使中性粒细胞定向趋化IC的周围。激活补体后形成的C3b,其受体黏着中性粒细胞,并使其在IC沉积部位聚集。C3a、C5a既有使IC沉积的作用,也是引起局部充血、水肿的原因之一;又通过C3b黏附于某些细胞上的IC和补体,在继续进行补体激活的顺序反应的最后阶段,将导致中性粒细胞及血小板的破坏、释放的内容物引起局部的炎症和组织的损伤。激活的补体系统将通过凝血因子Ⅻ(hageman

factor）与激肽、凝血和纤溶系统相互作用，引起出血和凝血障碍；补体先天性缺陷易患免疫复合物疾病，意味着补体系统和自身免疫性疾病两者之间有重要的联系。经典和替代途径的激活导致 C3b 黏附到免疫复合物，由单核 - 吞噬细胞系统促进它们的清除，并改变它们的结构和生物活性。这种体内补体系统的抑制因子（如因子 I，因子 H）和 C3b 的结合，对于一个完整的经典补体途径是必需的，它能抑制复合物的沉淀。

免疫复合物的 C3b 组分结合到特定的受体，即补体受体 1（CR1），这种结合可以防止免疫复合物与其他结构比如血管内皮细胞的相互作用。高达 90%~95% 的人类 CR1 位于红细胞的表面上，同时它也可以位于多形核白细胞、巨噬细胞、B 淋巴细胞、某些 T 淋巴细胞、生发中心的树突状细胞和肾小球足状突细胞。结合到红血细胞 CR1 的免疫复合物随后被脾和肝的巨噬细胞从循环中除去。CR1 是一种有效的补体级联抑制剂，作为酶的辅助因子（因子 I）通过裂解来灭活 C3b。实验证据证实了补体的关键作用，在处理免疫复合物中，补体使它们保持溶解并可以被运送到组织巨噬细胞以便被消除。消除免疫复合物的正常进程失败可能会导致血管炎的发展和其他的免疫复合物疾病，其中几个可能的原因是：①免疫复合物内的各种抗体结合补体出现故障；②CR1 消耗或抑制；③组织巨噬细胞功能损害；④补体成分的消耗或不足。这是一个复杂的相互作用，发生于补体成分和激活产物以及激发炎症状态的血管内皮细胞之间。针对血管疾病和血管炎的补体和补体调节蛋白形成一种炎症模型，其中免疫复合物、病毒和细菌等因素使血管内皮细胞变为促凝和促炎症产生表面，并增强细胞表面分子的表达，这可能会导致高亲和力 C1q 结合、进一步促进炎性细胞因子的产生、缓激肽生成，并可能促使局部血液凝固，加重局部组织损伤。

（3）IC 对中性粒细胞的作用：IC 引起的疾病，在组织学上的突出变化之一就是中性粒细胞（PMNs）的局部浸润，体内如果缺乏 PMNs，即使血管壁上有 IC 沉积也不会发生血管炎。由于 PMNs 的趋化聚集，对 IC 有积极的吞噬作用，同时由于同时释放出毒性中间氧（OIs）。OIs 直接损伤靶细胞，当细胞受损后释放大量脂质过氧化物，引起血小板凝聚。OIs 损伤血管壁发生了炎症。加之细胞膜上的花生四烯酸级联，产生前列腺素（PGE_2、$PGE_2\alpha$、PGD_2）等血管活性物质，增加血管壁的通透性。同时受损的白细胞释放各种酸性和中性组织蛋白酶（cathepsins）、弹性硬蛋白酶（elastase）、胶原酶（collagenase）、内热质原、碱性蛋白及凝血激酶等作用于激肽系统产生血管活性物质，破坏了血管基底膜和其他结构，导致血管壁不同程度的坏死和血栓形成。

（4）IC 对血小板的作用：补体能直接通过 Fc 受体激活血小板或间接地使嗜碱性粒细胞脱颗粒所产生的血小板激活因子而活化，也可因补体激活后的溶细胞作用而损伤。此外，中性粒细胞和血小板本身所释放的物质也有一定激活血小板的作用。血小板除了在 IC 的局部沉积上起重要作用外，血小板释放出血管活性胺类、碱性蛋白、凝血因子对血管通透性增加和凝血变化也有相当的作用、加剧了局部的炎症、栓塞和出血。

（5）IC 可使嗜碱性粒细胞脱颗粒并释放血管活性胺类物质：血管活性胺类物质参与 IC 的局部沉积过程。近年来的一些研究，发现结合 IC 的嗜碱性细胞可以释放血小板活化因子，此因子为一种酶联磷脂，已人工合成，如果皮内注射 200pg 的血小板活化因子，20 分钟后则引起血管通透性增加，注入 800pg 时，32 小时后在注射的部位诱发损害，可见真皮血管有炎症细胞的浸润与碎裂，偶见细胞的破坏，现已证明除上述细胞外、血小板、中性粒细胞、巨噬细胞以及嗜酸细胞均可释放血小板活化因子，并反过来作用于这些细胞，引起炎症反应的加重。

(6) IC 疾病的举例:在过敏性紫癜(HSP)中,同时从皮肤、肾脏和小肠等取得的血管炎病灶中,发现了 IgA 沉积。在受影响的皮肤和肾小球中可以发现 IgA、C3 和纤维蛋白沉积。在 HSP 中,产生很多 IgA 生成相关的淋巴细胞,以及高水平的循环 IgA 相关免疫复合物。在病情活动 HSP 儿童的血清中含有 IgA 抗体,该抗体与内皮细胞结合,通过 MEK/ERK 信号通路,诱导 IL-8 的产生。机体是不能通过补体和单核 - 吞噬细胞系统清除 IgA 的免疫复合物的。IgA 的免疫复合物不激活补体经典途径,同时不能有效固定 C3,在 HSP 中,补体的激活是替代途径。IgA 复合物与红细胞不能很好结合,同时肝清除 IgA 复合物的效率低下,从而使其有更多机会沉积在肾脏和肺。膜攻击复合体 C5b-9 是 IgA 和 C3 沉积的一种成分,其沉积在皮肤的血管壁,C5b-9 复合物可以损坏皮肤的血管内皮细胞。

(二) 自身抗体导致血管炎的机制

1. 抗内皮细胞抗体(AECA)

(1) 概述:由于 AECA 存在于 WG、MPA、KD 以及 SLE 和川崎病(RA)相关血管炎中,可以推断它在血管炎的发病机制中有重要作用。尽管有很多相关研究,但是仍然不清楚 AECA 是血管炎的发病的原因还是血管炎相关炎症的结果。在一些没有血管炎症的人群中也发现有 AECA,例如,Papadopoulos 等(2006)发现,血压在正常值高端的健康受试者比血压正常的健康受试者,具有显著高水平的 IgG 和 IgM 的 AECA。在 19 例大动脉炎患者中有 18 例的血清中发现了高滴度的这些抗体。Salojin 和他的同事们还发现大、中型动脉血管炎患者 AECA 的水平提高。2006 年 Park 等人发现,相比对照组,IgM AECA 和 IgG AECA 在大动脉炎(TA)患者中能比较普遍的检测到,IgM AECA 滴度与 TA 的疾病活动度之间有很好的相关性,还有学者发现 21 例系统性坏死性血管炎中 86% 的患者检测到 AECA,并发现它们与疾病活动度相关。还有研究者报道了 27 例 WG 中有 19% 和 43 例显微镜下多血管炎中有 2% 的患者 AECA 阳性。2004 年 Holmen 等报道,坏死性肉芽肿性血管炎的病情活动度与 AECA 显著相关,AECA 在鼻、肾、肺血管内皮细胞有选择性结合的表面抗原。

2. 抗中性粒细胞胞质抗体(ANCA)

(1) 概述:许多论文阐述了 ANCA 在系统性血管炎中的作用。Jennette 和 Falk 首次介绍了坏死性肾小球肾炎和显微镜下多血管炎患者的 pANCA,确定了抗原为髓过氧化物酶(MPO),总结了他们关于 ANCA 在发病机制中的作用以及支持它们的致病性的证据。他们援引的部分临床证据包括:①血管炎和坏死性新月体性肾小球肾炎患者的血清中频繁检测到 ANCA;②这些疾病对免疫抑制药物治疗反应好;③寡免疫性;④由药物如丙硫氧嘧啶和肼屈嗪诱导的 ANCA 和血管炎,当可疑药物停止后,疾病就会缓解。因此,有相当多的证据支持 ANCA 在血管疾病的发病机制中的作用。

(2) 抗原特异性和诊断工具:细胞质抗原位于中性粒细胞和单核细胞的溶酶体的初级颗粒,Witko-Sarsat 和他的同事们发现了蛋白酶 3(PR3),这是位于质膜分泌囊泡的一个主要的靶抗原。通过间接免疫荧光(IIF),该 ANCA 被识别为具有细胞质的粗颗粒状染色的 cANCA,另外具有细胞核和核周区染色的核周 pANCA 以及非典型 ANCA。导致细胞质 IIF 的抗原通常是 PR3,检测为核周的往往是 MPO。其他中性粒细胞成分的抗体针对的抗原包括弹性蛋白酶、组织蛋白酶 G、溶菌酶、乳铁蛋白;ANCA 对血管炎有诊断意义主要是那些针对 PR3 和 MPO 的抗原。ANCA 的抗原表位已由 Erdbrugger 等分析,这些研究人员已经发现,

MPO-ANCA 不是针对单一抗原表位，而是 MPO 的数个区域，主要是在重链的羧基末端。

血管炎以外的疾病也发现了 ANCA 阳性结果。如在炎症性肠疾病、囊性纤维化病、风湿性疾病的患者，发现含有针对杀菌 / 通透性增加蛋白的 ANCA；18%~25% 的 WG、囊肿性纤维化和慢性活动性肝炎患者的血清中，发现了与天青杀素反应的 ANCA。采用商业抗体试剂盒，在 70% 的有溃疡性结肠炎患者中（54 个儿童和年轻人），以及 18% 克罗恩病（81 个儿童和年轻人）可以检测到 pANCA。印度的一项研究中（Pradhan），在 30% 肺结核患者（70 例）、7% 间质性肺病患者（30 例）、4% 正常对照组（100 例）可以检测到 ANCA。通过 ELISA 分析，47.6%ANCA 是抗 MPO、28.6% 是抗 PR3、19.1% 的抗乳铁传递蛋白。应当指出，在本研究中，抗核抗体和抗组蛋白的抗体的患病率也增加（分别为 24.3% 和 21.4%），这表明这些抗体和 ANCA 可能是药物诱导的。同样，Flores 研究表明，通过 ELISA 测试，45 例肺结核患者中有 44% 的患者是 ANCA 阳性，40% 是 PR3-ANCA 阳性。ANCA 结果与疾病阶段、并发症是不相关的。

（3）ANCA 的致病机制和相关的动物模型：血管炎中 MPO-ANCA 是致病的，实验室的证据表明 PR3-ANCA 可以将局部产生的炎症反应放大。临床证据表明，患病母亲通过胎盘，可以将体内致病性 MPO-ANCA 转给 33 周的胎儿，脐带血所含的 IgG MPO 水平与母亲的血清相同，从而最终导致新生儿肺出血和肾脏疾病，该新生儿使用大剂量糖皮质激素和换血治疗，症状消失。

第一个明确的可控的关于 MPO-ANCA 可引起血管炎和肾小球肾炎的证据是小鼠模型，即采用 MPO 基因敲除小鼠，然后对该小鼠进行 MPO 免疫。将这些小鼠的脾细胞分别注入缺乏 B 和 T 淋巴细胞的 Rag2 基因敲除（$Rag2^{-/-}$）小鼠，受体小鼠出现坏死性肾小球肾炎和系统性坏死性血管炎。此外，将纯化的抗 MPO IgG 注入 $Rag2^{-/-}$ 小鼠和野生小鼠，也可引起了坏死性肾小球肾炎。

另一种抗 -MPO 介导的肾小球肾炎和血管炎小鼠模型证实了 ANCA 的致病潜力。本研究利用 MPO 基因敲除小鼠（$Mpo^{-/-}$）表明，在其他类型的细胞中没有 MPO 的情况下，骨髓来源细胞是造成抗 MPO 疾病的目标。具有循环 MPO 阳性的中性粒细胞的嵌合 $Mpo^{-/-}$ 小鼠，会发展出寡免疫坏死性新月体性肾小球肾炎，而具有循环 MPO 阴性的中性粒细胞的嵌合 $Mpo^{+/+}$ 小鼠却没有。因此，骨髓来源细胞对于诱导抗 MPO 疾病是充分的和必要的。血管炎的 PR3-ANCA 致病性的实验证据尚未获得，这主要是因为人类 PR3 的 ANCA 抗原表位与小鼠同系物不同。对于 PR3/ 中性粒细胞弹性蛋白酶缺陷小鼠，这些 ANCA 识别小鼠中性粒细胞的表面上的 PR3 抗原，然后被作为研究局部炎症的模型。他们发现皮内注射 TNF-α 后，在被动转移 PR3-ANCA 的个体比转移对照免疫血清的个体，能产生更强的皮下脂膜炎。将 PR3 ANCA 注射入小鼠体内，脂多糖免疫的野生型小鼠和对照免疫血清治疗小鼠相比，肺部或肾脏不会产生更严重的炎症。

与 ANCA 表达相关的 B 淋巴细胞相关的机制目前知之甚少。B 细胞分化过程可能发生异常选择通路，导致 ANCA 自身抗体相关的 B 细胞和浆细胞异常增殖。在 WG 中，与类风湿关节炎、自身免疫性甲状腺疾病和其他自身免疫性疾病相似，在非淋巴组织的炎症部位有淋巴结滤泡生发中心样的结构。在 WG 中，肉芽肿内也有这样的滤泡结构，表明抗原特异 B 细胞的成熟；作为 B 细胞和 T 细胞特异性反应的自身抗原 PR3 也在肉芽肿中表达。WG 皮损表达的免疫球蛋白基因库显示，VH^{3+}B 细胞对于 PR3 和金黄色葡萄球菌 B 细胞超抗原

SPA 具有亲和力。因此，金黄色葡萄球菌 SPA 或其他抗原，可能在 WG 皮损中驱动 PR3- 特异 B 细胞的成熟，使得病变中的肉芽肿样组织与淋巴组织功能类似。

根据 Jennette 等 2006 年的回顾，许多实验室的研究已经表明，PR3-ANCA 和 MPO-ANCA 激活中性粒细胞释放急性炎症反应介质。这些毒性因子的释放导致细胞凋亡和坏死：体外研究中已经证明，ANCA IgG 增强了中性粒细胞的功能，并诱导细胞脱颗粒和过氧化物的释放。中性粒细胞的 ANCA 激活后释放的细胞因子包括 IL-1β 和 IL-8。另外，ANCA 诱导中性粒细胞牢固的黏附到内皮细胞，从而增加了跨内皮屏障的迁移。

（三）感染性病原体诱发血管炎

1. 病毒相关的血管炎　水痘 - 带状疱疹病毒、单纯疱疹病毒（HSV）和巨细胞病毒都可以引起人类的血管炎。在一些患者的血管壁内和紧密相邻的区域可以检测到病毒包涵体。HSV-1 感染人脐静脉内皮细胞导致了在细胞表面上的 C3b 和 Fc 受体的表达。Powers 等发现，在 24 例组织学阳性的巨细胞动脉炎（GCA）患者颞动脉活检标本中，有 21 例检测到 HSV DNA，而 15 例组织学阴性的 GCA 标本有 8 例检测到 HSV DNA，10 例肾动脉的正常对照样本有均没有发现 HSV DNA。

支原体感染也可以导致血管炎，一个有说服力的例子是，支原体直接感染免疫缺陷火鸡导致中枢神经系统动脉炎，在接种大剂量微生物后，在 24 小时之内导致动脉炎性病变，这说明了支原体或其产物对血管内皮细胞的直接毒性作用。许多异国寄生虫和微生物也会引起动物血管炎，但在人类较少发生。

人类反转录病毒 HTLV-1 已被证明在体外感染人类内皮细胞，这也许可以解释皮肤血管炎与 HTLV-1 诱导的 T 细胞白血病相关。

人类免疫缺陷病毒（HIV）可导致各种各样的血管炎，从大血管到中小血管均可累及，发病机制各异，HIV 相关血管炎的发病率低，但病情严重，严重影响预后。其发病机制为 HIV 感染 $CD4^{+}T$ 细胞，使机体免疫功能缺陷，引起其他病毒的感染，如巨细胞病毒、EB 病毒、水痘 - 带状疱疹病毒、单纯疱疹病毒等，而这些病毒均可引起各种血管炎。HIV 病毒大量复制可直接导致坏死性血管炎，如结节性多动脉炎、中枢神经系统血管炎，和许多变应性血管炎，如过敏性紫癜等。然而，需要识别艾滋病患者的其他原因如药物和机会性感染引起的血管炎。

细小病毒 B19 与巨细胞动脉炎和过敏性紫癜相关，但与这两种疾病的因果关系尚未建立。在一个病例报道中，一个 9 个月大的患长期发热性疾病的男孩被认为是 KD，并且，血清 HHV-6 的 IgG 和 IgM 抗体水平增加、在血单核细胞和淋巴结中有 HHV-6 DNA 表达，但是，Alvarez-Lafuente 等在 GCA 中没有发现任何 HHV-6 存在的证据。

乙肝病毒感染所诱发的血管炎，如对结节性多动脉炎（polyarteritis nodosa，PAN）的研究发现，采用抗病毒的药物拉米夫定（lamivudine）治疗，可使乙型肝炎病毒的 DNA（HBV-DNA）载量下降并缓解 PAN 的症状，提示 HBV 的感染与 PAN 的发病有相关性。HBV 有 8 个基因型（A、B、C、D、E、F、G、H），研究表明 D 基因型与血管炎的发病关系最密切，其发病机制一般认为是免疫复合物介导的。

在 20 世纪 70 年代，人们发现持续性乙肝病毒感染与某些 PAN 和冷球蛋白血症性血管炎是有联系的。几种皮肤和全身性的血管炎综合征与乙肝病毒感染相关。在血液循环中发现了乙型肝炎表面抗原（HBsAg）的抗体复合物，在肌性动脉病变部位、真皮血管、肾小球、神经滋养血管等，发现了乙肝表面抗原、免疫球蛋白和补体沉积。低补体血症可能伴随着乙肝病毒感染相关的血管炎，冷球蛋白包含了乙肝表面抗原和类似病毒的粒子。一种区别于磷酸盐缓冲盐水的缓冲液，可以解离抗原抗体的结合，一些研究人员运用这种缓冲液从血管沉积中洗脱所有的乙肝表面抗原和部分的免疫球蛋白，从而驳斥了对于预先存在的病变的非特异性结合的观点。因此，大量证据表明，乙肝相关性血管炎的免疫病理与实验性血清病相关。

丙肝病毒诱发的血管炎，如对冷球蛋白血症的研究发现，90% 混合型冷球蛋白血症（MC）患者中有丙肝病毒（HCV）的感染。在这些患者中的 IgG 或 RF-IgM 均为异常的免疫球蛋白，是由异常增生与克隆变异的 B 淋巴细胞产生，HCV 通过其亲淋巴细胞的特性，诱导 B 淋巴细胞变异增生而诱发冷球蛋白血症。其发病机制：由于 HCV 诱导 B 细胞变异增殖，而其机制是 HCV 包膜蛋白 E2，能与 B 淋巴细胞上表达的 CD81 分子结合，致使 CD81 与膜上相关的 CD19、CR2、MHCⅡ类分子等形成复合物，降低抗体产生所需的抗原阈，使 B 细胞的反应性增高，导致产生冷球蛋白优势细胞克隆形成，产生大量 RF-IgM。HCVE2 与 CD81 结合还能增加 B 淋巴细胞突变率，最主要的是 bcl-2 重组(t14，18)异位，bcl-2 是一种原癌基因，能抑制细胞凋亡，也能使 RF-IgM 产生增多。RF-IgM 可与多克隆 IgG Fc 段结合，形成抗原抗体复合物，沉积在小血管壁并激活补体导致弥漫性血管炎。

EB（Epstein-Barr）病毒诱发的血管炎，如 EB 病毒是川崎病（Kawasaki disease，KD）的发病原因之一，KD 是累及多系统的急性血管炎，在此病急性期患者的支气管上皮细胞中发现有细胞包涵体，此包涵体由蛋白质和核酸组成，无细菌、真菌、寄生虫的结构，KD 患者的冠状动脉壁发现有 IgA 浆细胞浸润，而此种 IgA 浆细胞的浸润也发生在上呼吸道的急性病毒的感染，提示 KD 与病毒感染的相关性。EB 病毒引发 KD 的可能的机制是 EB 病毒抗原作为超抗原激活免疫级联反应引起血管炎，免疫级联反应激活单核 - 吞噬细胞、中性粒细胞、T 辅助细胞等，使 IL-2、IL-6、TNF-α 等细胞因子分泌增多。级联反应也活化 P- 选择素、E- 选择素等黏附分子，使得单核细胞、中性粒细胞、血小板向血管壁迁移、从而损伤了血管壁引起血管炎。

2. 细菌诱发的血管炎　细菌超抗原（SAg）在血管炎、尤其是在 KD 中的作用，最近一直是研究的重点。SAg 可激活参与血管损伤的自身反应性 T 细胞，以及产生自身抗体如 ANCA 或 AECA 的 B 细胞。KD 急性期与表达 Vβ2 和 Vβ8.1 基因片段的 T 细胞（主要是 $CD4^{+}$）的多克隆扩展相关，这是支持超抗原的作用的证据。在另一项研究中，16 名 KD 患者中的 13 名可以从培养液中分离出毒素生产菌，而对照组中只有一名。13 份毒素阳性培养液中，11 名分离出分泌毒性休克综合征毒素（TSST）的金黄色葡萄球菌，另外 2 份是链球菌化脓性外毒素 B 和 C 的相关菌群。由于 TSST 优先刺激 Vβ2 耐受 T 细胞，这一发现已被用来进一步支持 KD 中细菌超抗原的作用。但是，至少有一项研究中的血清学证据不支持超抗原在 KD 中的重大贡献，所以它们在发病机制中的重要性也没有被普遍接受。

一些特殊的感染，比如麻风、梅毒等，在机体免疫力低下时，病原体在体内大量繁殖，也可破坏血管内皮细胞和血管壁的结构，导致血管病变。

由于坏死性肉芽肿性血管炎的发病症状与感染过程大致重叠，研究显示坏死性肉芽肿性血管炎患者存在较高比率的鼻腔携带金黄色葡萄球菌的现象，这表明，金黄色葡萄球菌可能是坏死性肉芽肿性血管炎复发的可能诱发因素，这可能涉及金黄色葡萄球菌中毒性休克综合征毒素 -1 的作用。

3. 寄生虫相关血管炎　有血管炎的病例与寄生虫感染相关的大量报道，包括弓形虫病、旋毛虫病、圆线虫病、肉孢子虫病、阿米巴病、利什曼病等。常常有不寻常的寄生虫感染与血管炎合并的报道。例如一个50岁的全身性血管炎的智利男子被发现有肝片吸虫感染，使用三氯苯达唑治疗，在几周内所有的症状消失了。

（四）药物诱发血管炎与ANCA

大多数血管炎的发病原因是未知的，但是，多年来有明确的证据表明它们可以由药物引起。虽然药物所致的血管炎最常见的是位于皮肤，但它可以是全身系统性的，而且危及生命。最早的严重的药物所致的血管炎（DIV）的病例报道是由于甲基苯丙胺的滥用，出现内脏和颅内病变，其组织学有时与经典PAN难以区分。药物相关的血管炎症可能是由于药理毒性或免疫机制导致。药理毒性可以由动物毒理学研究预测通常可以避免，但动物研究不能预测人类免疫介导的DIV。一个小的抗原共价键改变内源性蛋白，即半抗原的出现，可以解释药物相关的过敏性反应。更近期的研究已表明，非共价键的药物也可使药物特异性T细胞激活。在某些情况下，即使是第一次接触到的药物，药物引起的过敏可能发生在几个小时内，表明该反应可以由现有的预活化的T细胞介导，该T细胞对药物表现出交叉反应性。这意味着该药物可能会通过经典的抗原递呈机制直接激活免疫过敏反应。Choi等观察30例血管炎患者，在随访5年中，发现患者血清中有高滴度抗的MPO，其中10人服用肼屈嗪、3人服用丙基硫尿嘧啶，30例患者中的其他人曾经服用青霉胺、别嘌醇、柳氮磺吡啶，研究者建议对于MPO阳性血管炎患者，临床医师应注意询问用药史。

区分原发性和药物所致的血管炎可能有困难，详细询问用药史非常重要。一项研究对16例DIV和47例原发性血管炎患者的病理组织平均嗜酸性粒细胞计数，发现了两者之间显著的差异（嗜酸性粒细胞比例分别为5.20%与1.05%），这表明组织嗜酸性粒细胞增多可以是药源性疾病的一个提示。药物诱导组中13%的可能有系统受累，强调了认识DIV的重要性。

停用确定致病药物后，通常会使疾病恢复，但根据文献综述（Ten Holder 2002）在所有已报道的病例中，死亡的病例占10%，主要是由于患者多脏器受累。此外，初次用药与发病的时间（潜伏期）可从几小时到几年，潜伏期的时间很难确定，因此，对药物诱发血管炎确诊的难度更大。最常见的诱发药物是：丙硫氧嘧啶、肼屈嗪、细胞集落刺激因子、别嘌醇、头孢克洛、米诺环素、D-青霉胺、苯妥英钠、异维A酸。最近的另一项总结列出了100种与血管炎相关的药物，但每一个引起血管炎的循证医学证据相差很大，因此建议临床医师对疾病进行确诊时需要根据实际情况仔细询问药物使用情况。这些药物被细分为有如下的种类以下类别：

抗菌剂、疫苗、干扰素、抗甲状腺药物、抗惊厥药/抗心律失常药、利尿剂、其他心血管药物、抗凝血药/溶栓治疗、抗肿瘤药物/抗代谢药物、造血生长因子、非甾体抗炎药、白三烯抑制剂、精神药物、拟交感神经药等。

药品上市后的监测经常会发现不良反应，但是在上市前的对照研究中却没有发现，如一些新的用于治疗风湿性疾病药物，包括来氟米特、英夫利昔单抗、依那西普、阿达木单抗、利妥昔单抗，会影响炎症的免疫介质，并引起血管炎。血管炎最常见的发病部位是皮肤，所以一般风险是轻微的，虽然也有罕见的全身性疾病的报道。

哮喘药物和变应性肉芽肿性血管炎之间的关联是有争议的。即使没有使用可疑药物，哮喘也已被确认为变应性肉芽肿性血管炎发生的一个危险因素。自1998年出现白三烯受体拮抗剂(LTA)治疗哮喘的方案以来,已经有许多变应性肉芽肿性血管炎的报道。据推测,服用 LTA 改善哮喘,在糖皮质激素减量或停药时,使本来隐蔽的变应性肉芽肿性血管炎表现出来。LTA 治疗哮喘是否会诱导变应性肉芽肿性血管炎仍然是一个悬而未决的问题,变应性肉芽肿性血管炎比较罕见的,所以流行病学数据很难提供一个明确的答案,临床医师使用这些药物的时候要充分考虑。

抗甲状腺药物(卡比马唑、甲巯咪唑、丙硫氧嘧啶)和血管炎的关联虽然不常见,但现在已被证实其和血管炎发病有联系,1993 年 Dolruan 等报道了抗中性粒细胞胞质抗体与丙硫氧嘧啶(PTU)相关性血管炎的关联。在随后的研究中,给予 PTU 治疗的 56 例 Graves 病,其中 21 例出现抗髓过氧化物酶抗体(MPO-ANCA),12 例没有症状但其中 9 例抱怨肌肉痛或关节痛,延长 PTU 治疗会导致 MPO-ANCA 阳性患者的比例增加。几项研究已经指出,PTU 治疗后出现 MPO-ANCA,但没有发展成为血管炎。Bonaci-Nikolic 和他的同事们对比了一些患者的临床和实验室特征,其中包括 56 例原发性系统性血管炎(ISV)的患者和 16 例使用 PTU 或甲巯咪唑后出现 ANCA 阳性的患者,前者的 75% 以及抗甲状腺药物治疗的患者的 18% 出现肾脏疾病;62.5% 服用甲状腺药物的患者以及 25%ISV 患者出现皮肤的病变,MPO-ANCA、ANA、抗心磷脂抗体、冷球蛋白和低血清 C4 多见于抗甲状腺药物治疗的患者。这 16 例患者中的 4 例出现药物引起的 ANCA 血管炎表现、12 例出现狼疮样表现。

在中国进行了类似的调查,216 例甲状腺功能亢进症的血清中,22.6% PTU 治疗的患者以及 2.9% 未经治疗的患者发现了 ANCA,在 216 个样本中,间接免疫荧光显示 33 人的 ANCA 和抗中性粒细胞抗体呈阳性。通过对 22 例 ANCA 阳性血清的 ELISA 试验,发现了针对乳铁蛋白、弹性蛋白酶、MPO 的抗体,还有 3 例的抗体针对 PR3,由此看来,PTU 引起的 ANCA 可能是由于 B 细胞的多克隆激活。

Vanek 和 Samuels 报道,自 1992 年以来的抗甲状腺药物相关的 ANCA 阳性小血管炎,平均接受药物治疗时间为 35 个月,肾脏、皮肤、肌肉骨骼系统最常受累,报道同时描述了一个中枢神经系统血管炎患者,PTU 停药后症状消失。ANCA 也被发现在使用 PTU 治疗儿童 Graves 病的情况下,治疗前后 MPO-ANCA 的出现率分别为 6.7% 和 64%,但没有孩子出现血管炎的临床表现。服用其他药物如肼屈嗪、别嘌醇、青霉胺、柳氮磺吡啶、米诺环素,以及质子泵抑制剂、头孢噻肟钠等 ANCA 阳性 DIV 的病例也有少量报道。DIV 的特点是 MPO-ANCA、IgM 型抗心磷脂抗体和抗组蛋白抗体阳性。

显而易见,几乎任何药物都可能会导致血管炎,防腐剂和药物添加剂也可能引起血管炎综合征,因此,细致的用药史对于评价血管炎的患者的病情是很重要的。

(五) 肿瘤细胞介导的血管损伤

血管炎有关的主要肿瘤是淋巴瘤和骨髓增生性恶性肿瘤。恶性肿瘤相关性血管炎的发病机制目前还不十分清楚,可能是多因素引起:①肿瘤细胞(如毛细胞白血病中的毛细胞)对血管壁的直接影响;②由肿瘤释放或肿瘤诱导释放的细胞因子,促进血管结构的破坏;③肿瘤相关抗原 / 抗体的免疫复合物的形成。据推测,肿瘤抗原激活了细胞免疫或参与了免疫复合物形成。毛细胞白血病的血管炎是最好的研究对象,42 人患有这种疾病,其中 17 人多动脉炎、21 人白细胞破碎性血管炎、4 人有毛细胞损伤血管壁,对 4 位患者进行测试,有 3 位发现免疫复合物,12 位患者进行检查,发现有 3 位患者 HBsAg 阳性。

血管炎最常发生于脾切除术后。不明病毒感染也可能通过免疫复合物沉积补体激活或对内皮细胞的直接感染损伤血管。毛细胞白血病、蕈样肉芽肿、HTLV-1 相关性 T 细胞白血病、淋巴瘤样肉芽肿瘤前综合征中，直接侵犯血管壁的情况也有报道。有一位外周血管炎并发手指坏疽的患者体内查出慢性髓细胞性白血病的嗜酸性小体。

（六）遗传的影响

补体成分的遗传缺陷与免疫复合物相关疾病频繁相关，暗示补体遗传性缺陷与有些自身免疫性疾病有关。人类基因组计划的完成，以及那些标记特定单体型的单核苷酸多态性（SNP）数据库的迅速扩大，对遗传在血管炎中的作用有了越来越多的依据。例如，2005 年 Oztas 等报道，血清 IL-18（以及 TNF）水平在白塞综合征中增加。随后，2006 年 Lee 等寻求白塞综合征易感性和在 IL-18 基因的启动子区域的多态性之间的关联。

由于在免疫复合物处理中 Fc 受体的生理作用，编码这些蛋白质的基因得到了广泛的分析，血管炎的发病机制中多态性很重要。据推测，在 WG 的疾病表现中，Fcγ 受体等位基因是遗传危险因素，研究人员探索了 FcγRⅢb 多态性的重要性，它是 ANCA 相关性系统性血管炎 / 肾炎发展的一个危险因素。研究包括 101 例 ANCA 阳性血管炎和 100 例匹配的对照组，101 例中 84 例是肾炎，71 例 ANCA 是 PR3 阳性，30 例是 MPO 特异性的。等位基因特异性聚合酶链反应确定受体基因分型，患者和对照组之间的基因型分布或等位基因频率没有整体的重大差异，肾炎患者和对照组之间也没有。血管炎患者的 NA1 等位基因有纯合性增加的趋势，对于 MPO-ANCA 阳性患者尤其显著。研究者认为，FcγRⅢb 受体基因多态性不是诱发 ANCA 阳性血管炎或肾炎发展的主要因素。在这方面，已研究的另一种多态性是 FcγRⅡa 的氨基酸残基 131 的 SNP，它编码精氨酸（R131 等位基因）或组氨酸（H131 等位基因），这些等位基因结合人类 IgG_2 和 IgG_3 的能力不同。对比 FcγRⅡa-R131 等位基因，FcγRⅡa-H131 等位基因纯合子的中性粒细胞更有效地结合 IgG3，并且是唯一结合 IgG3 的人类 FcγR。另一个类似的变体位于 FcγRⅢa 的氨基酸 158，编码缬氨酸（V158 等位基因）或苯丙氨酸（F158 等位基因）。在一项 91 例 WG 患者和 154 例对照组的研究中，患者携带 FcγRⅡa 的 R131 等位基因和 FcγRⅢa 的 F158 等位基因的纯合子都容易疾病复发。

Tse 等对 107 例 ANCA 阳性血管炎的白人患者（其中 89 例有肾病）以及 100 例种族匹配的对照组进行基因分型。ANCA 阳性系统性血管炎患者中，75 例有特异性蛋白酶 3、32 例有特异性的髓过氧化物酶。患者组与对照组相比，FcγRⅡa 的异型没有显著性差异，患者的 FcγRⅡa-H131 基因型没有在 ANCA 阳性患者显著增加，也没有发现 FcγRⅡa 基因型和肾炎之间的关联。其他研究人员也发现 FcγRⅡa 基因型和白细胞破碎血管炎的易感性之间没有关联。另一个血管炎相关的基因编码蛋白酶的抑制剂 α1- 抗胰蛋白酶（α1-AT），α1-AT 被认为是 PR3 的主要生理抑制剂及其水解酶。α1-AT 的血药浓度由 Pi 基因的多态性决定。1978 年描述了一个 PiZZ 组类型的 α1-AT 缺乏症伴发皮肤血管炎的 2 岁的孩子。随后，几项研究提出了 α1-AT 缺乏症和抗 -PR3 阳性系统性血管炎之间的可能相互关系，ANCA 阳性系统性血管炎患者可能具有遗传性蛋白酶 / 抗蛋白酶失衡。

Mazodier 等报道了 8 例系统性坏死性血管炎和严重 α1-AT 缺乏的患者（6 例显微镜下多血管炎，1 例 WG，1 例 HSP）。在一项关于 ANCA 阳性血管炎和 α1-AT 等位基因之间的潜在关联的研究中，有 198 名 ANCA 阳性血管炎患者和 2 310 名对照组，cANCA 患者显示出 Z 等位基因的频率增加（与对照组的对比为 0.055 比 0.018），相对危险性约为 3。在 18 个 PiZ- 阳性和 81 个 PiZ- 阴性的 PR3-ANCA 患者的分析报道中，PiZ- 阳性患者疾病更泛发和较高的死亡率。α1-AT在视网膜血管炎的发病机制中发挥了作用。

Audrain等测试了191例纯合子(PiZZ)α1-抗胰蛋白酶缺陷患者,并将他们与272例PiMM匹配的对照组分析,发现在PiZZ组,针对PMNα颗粒和人类白细胞弹性蛋白酶的抗体增加,但针对PR3、MPO、乳铁蛋白或杀菌/通透性增加蛋白的抗体的发生率没有增加。PiZZ组患者中可能会发现不针对MPO和PR3的ANCA,但没有发展为全身性血管炎。因此,这些作者推测,α1-抗胰蛋白酶缺乏症不足以诱导ANCA阳性血管炎,但可以放大免疫反应。医师应考虑系统性血管炎、肺气肿或肝硬化患者的α1-AT缺乏症,α1-AT缺乏症和血管炎的共存可能影响治疗效果。例如,一个49岁的男子患α1-AT缺乏症伴发难治性皮肤血管炎,对α1-蛋白酶抑制剂的治疗反应好。此外,降低血浆α1-AT(如血浆置换)的治疗对系统性血管炎可能是有害的。

编码细胞内酪氨酸磷酸酶(PTPN22)的基因的SNP对于类风湿关节炎易感性是重要的,对于其他疾病,包括1型糖尿病、系统性红斑狼疮、桥本甲状腺炎,也是如此。Jagiello等研究了199例WG和399例健康人的PTPN22 SNP发现,与健康对照组相比,ANCA阳性的WG患者、尤其是那些有系统受累的WG患者,PTPN22 620W等位基因的频率显著增加。

参考文献

[1] PAPADOPOULOS D P,MAKRIS T K,KRESPI P,et al. Antiendothelial cell antibody levels in healthy normotensives with high normal blood pressure [J]. Clin Exp Hypertens,2006,28(8):663-667.

[2] PAPADOPOULOS D P,MAKRIS T K,PAPAZACHOU U,et al. Antiendothelial cell antibody levels in patients with masked hypertension [J]. Int J Cardiol,2008,130(3):405-408.

[3] SALOJIN K V,LE TONQUEZE M,NASSOVOV EL,et al. Anti-endothelial cell antibodies in patients with various forms of vasculitis [J]. Clin Exp Rheumatol,1996,14(2):163-169.

[4] PARK M C,PARK Y B,JUNG S Y,et al. Anti-endothelial cell antibodies and antiphospholipid anti-bodies in Takayasu's arteritis:correlations of their titers and isotype distributions with disease activity [J]. Clin Exp Rheumatol,2006,24(2 Suppl 41):S10-S16.

[5] HOLMEN C,CHRISTENSSON M,PETTERSSON E,et al. Wegener's granulomatosis is associated with organ-specific antiendothelial cell antibodies [J]. Kidney Int,2004,66(3):1049-1060.

[6] JENNETTE J C,FALK R J. Pathogenesis of the vascular and glomerular damage in ANCA-positive vasculitis [J]. Nephrol Dia Transplant,1998,13(Suppl. 1):16-20.

[7] WITKO-SARSAT V,CRAMER EM,HIEBLOT C,et al. Presence of proteinase 3 in secretory vesicles:evidence of a novel,highly mobilizable intracellular pool distinct from azurophil granules [J]. Blood, 1999,94(7):2487-2496.

[8] ERDBRUEGGER U,GROSSHEIM M,HERTEL B,et al. Diagnostic role of endothelial microparticles invasculitis [J]. Rheumatology(Oxford),2008,47(12):1820-1825.

[9] PRADHAN V D,BADAKERE S S,GHOSH K,et al. Spectrum of anti-neutrophil cytoplasmic antibodies in patients with pulmonary tuberculosis overlaps with that of Wegener's granulomatosis [J]. Ind J Med Sci, 2004,58(7):283-288.

[10] FLORES-SUAREZ L F,CABIEDES J,VILLA A R,et al. Prevalence of antineutrophil cytoplasmic autoantibodies in patients with tuberculosis [J]. Rheumatology(Oxford),2003,42(2):223-229.

[11] JENNETTE J C,XIAO H,FALK R J. Pathogenesis of vascular inflammation by anti-neutrophil cytoplasmic antibodies [J]. J Am Soc Nephrol,2006,17(5):1235-1242.

[12] POWERS J F,BEDRI S,HUSSEIN S,et al. High prevalence of herpes simplex virus DNA in temporal arteritis biopsy specimens [J]. Am J Clin Pathol,2005,123(2):261-264.

[13] ALVAREZ-LAFUENTE R,FERNANDEZ-GUTIERREZ B,JOVER JA,et al. Human parvovirus B19, varicella zoster virus,and human herpes virus 6 in temporal artery biopsy specimens of patients with giant cell arteritis:analysis with quantitative real time polymerase chain reaction [J]. Ann Rheum Dis,2005,64(5): 780-782.

[14] GUILLEVIN L,MAHR A,COBEN P,et al. Short-term corticosteroids then lamivudine and plasma exchanges to treat hepatitis B virus-related polyarteritis nodosa [J]. Arthritis Rheum,2004,51(3):482-487.

[15] BELIZNA C C,HAMIDOU M A,LEVESQUE H,et al. Infection and vasculitis [J]. Rheumatology(Oxford), 2009,48(5):475-482.

[16] CACOUB P,SAADOUN D. Hepatitis C virus infection induced vasculitis [J]. Clin Rev Allergy Immunol, 2008,35(1-2):30-39.

[17] YEUNG RS. Pathogenesis and treatment of Kawasaki'disease [J]. Curr Opin Rheumatol,2005,17(5),617-623.

[18] CHOI H K,MERKEL P A,WALKER A M,et al. Drug-associated antineutrophil cytoplasmic antibody-positive vasculitis:prevalence among patients with high titers of antimyeloperoxidase antibodies [J]. Arthritis Rheum,2000,43(2):405-413.

[19] TEN HOLDER S M,JOY M S,FALK R J. Cutaneous and systemic manifestations of drug-induced vasculitis [J]. Ann Pharmacother,2002,36(1):130-147.

[20] DOLMAN K M,GANS R O,VERVAAT T J,et al. Vasculitis and antineutrophil cytoplasmic autoantibodies associated with propylthiouracil therapy [J]. Lancet,1993,342(8872):651-652.

[21] Bonaci-Nikolic B,Nikolic M M, Andrejevic S,et al. Antineutrophil cytoplasmic antibody(ANCA)-associated autoimmune diseases induced by antithyroid drugs:comparison with idiopathic ANCA vasculitides [J]. Arthritis Res Ther,2005,7(5):R1072-1081.

[22] VANEK C,SAMUELS M H. Central nervous system vasculitis caused by propylthiouracil therapy:a case report and literature review [J]. Thyroid,2005,15(1):80-84.

[23] OZTAS M O,ONDER M,GURER M A,et al. Serum interleukin 18 and tumour necrosis factor-alpha levels are increased in Behcet's disease [J]. Clin Exp Dermatol,2005,30(1):61-63.

[24] LEE Y J,KANG S W,PARK J J,et al. Interleukin-18 promoter polymorphisms in patients with Behcet's disease [J]. Hum Immunol,2006,67(10):812-818.

[25] TSE W Y,ABADEH S,JEFFERIS R,et al. Neutrophil FcgammaR Ⅲb allelic polymorphism in ant-ineutrophil cytoplasmic antibody(ANCA)-positive systemic vasculitis [J]. Clin Exp Immunol,2000,119(3):574-577.

[26] MAZODIER P,ELZOUKI A N, SEGELMARK M,et al. Systemic necrotizing vasculitides in severe alphal-antitrypsin deficiency [J]. QJM,1996,89(8):599-611.

[27] AUDRAIN M A,SESBOUE R,BARANGER T A,et al. Analysis of anti-neutrophil cytoplasmic antibodies (ANCA):frequency and specificity in a sample of 191 homozygous(PiZZ)alpha1-antitrypsin-deficient subjects [J]. Nephrol Dial Transplant,2001,16(1):39-44.

[28] JAGIELLO P,ARIES P,ARNING L,et al. The PTPN22 620W allele is a risk factor for Wegener's granulomatosis [J]. Arthritis Rheum,2005,52(12):4039-4043.

[29] Ball G V,Fessler B J,Bridges S L. Oxford textbook of Vasculitis [M]. 3rd ed. Oxford university press,2008: 50-152.

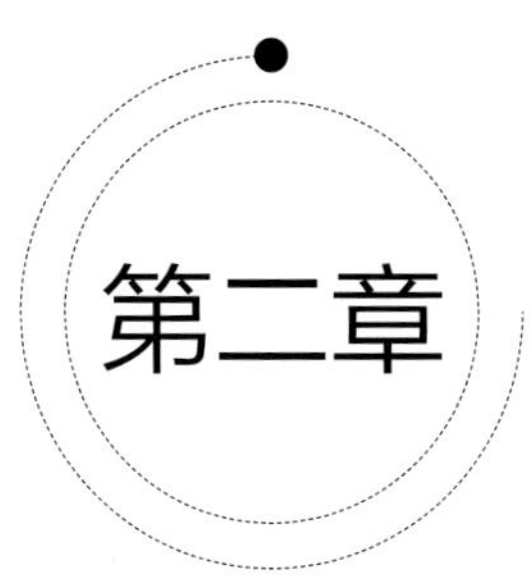

第二章

皮肤血管炎类疾病的分类

本章讲述国际皮肤血管炎类疾病的分类及本书皮肤血管炎类疾病的分类。

第一节 概 述

血管炎是具有血管壁及其周围炎症和坏死的临床、病理的表现过程，是发生在身体任何器官血管壁的特殊型炎症。血管炎可累及动脉和/或静脉系统中的小、中等大小或大脉管。小脉管：包括小动脉、毛细血管和毛细静脉，存在于皮肤的真皮表浅部位和真皮的中部。中等大小的脉管：为小动脉（arteriole）和小静脉（venule），存在于真皮深部或皮下组织。任何的血管畸形、血液成分的异常、血液流动的变化均可导致血管的损伤，而身体所有的脏器均有脉管分布，因此血管的病变可以局限于皮肤，也可同时影响到全身的各个脏器和组织。因为任何器官和任何解剖部位大小不同的动脉和静脉均可受累。受累的血管范围、严重的程度，病程的长短，因人而异，从而形成复杂的临床症状。

血管炎可以是原发的，亦即原发性的系统性疾病，他们的临床症状多样。其病因尚不清楚，本病在各种系统性疾病中间有很多是重叠的，对这些血管炎有很多进行分类的尝试。早期大多数的分类均以侵犯脉管的大小，组织病理和各种临床的特征进行的，但对一个患者在特殊的范畴内严格的分类标准尚难确定。

血管炎也可以是继发的，继发血管炎的基础疾病常为感染性疾病，结缔组织病和过敏性疾病。继发血管炎的病理生理中，多数病例有血液循环形成的或局部形成的免疫复合物，沉积在脉管壁，可能是感染的细菌抗原组成的，在结缔组织病中则是自身抗原，在过敏性疾病中则是非细菌的外来抗原，见表2-1。

表2-1 继发血管炎可能有关的抗原

外来抗原	E-B病毒
微生物抗原	其他
细菌	原生动物
链球菌	原虫
葡萄球菌	非微生物抗原
麻风分枝杆菌	异原性蛋白
其他	药物
病毒	自身抗原
乙/丙肝炎病毒	核抗原（抗核抗体）
人类免疫缺陷病毒	免疫球蛋白G（类风湿因子，冷球蛋白）
巨细胞病毒	其他

第二节　白细胞碎裂性血管炎

Zeek(1952)是第一个尝试对血管炎进行分类的，她发表的原著是根据受累动脉和静脉，病情发展充分的阶段，表现有纤维蛋白样坏死及炎症浸润至血管壁的全层，结合临床不同的形态进行分类，介绍如下：

1. 结节性动脉周围炎(periarteritis nodosa)；
2. 变应性肉芽肿病(allergic granulomatosis)；
3. Wegener 肉芽肿病(Wegener's granulomatosis)；
4. 白细胞碎裂性血管炎(leukocytoclastic angiitis)；
5. 巨细胞动脉炎(giant cell arteritis)。

Braverman(1970)在其所著的专著中提到 Zeek 的分类与其本人发表的论著中的分类不同，并提出 Zeek 将坏死性血管炎分为六型：其中有五型均有皮肤损害。第六型是风湿性动脉炎(rheumatic arteritis)死于暴发性风湿热，尸检在肺部、心脏的组织病理发现为原发性的风湿性动脉炎。其他五型有明显的皮肤症状，即结节性动脉周围炎(periarteritis nodosa)、变应性肉芽肿病、Wegener 肉芽肿病(坏死性肉芽肿性血管炎)、白细胞碎裂性血管炎[变应性血管炎(hypersensitivity angiitis)]、巨细胞动脉炎(giant cell arteritis)。

Copeman(1970)对皮肤血管炎所进行的分类，见表 2-2。

表 2-2　Copeman 皮肤血管炎的分类

小脉管	传染性(麻风、梅毒、结核)
多形核白细胞	淋巴瘤样肉芽肿病
变应性血管炎	限局性
局限型，持久性隆起性红斑	致死性中线性肉芽肿
过敏性紫癜	嗜酸性坏死性局限性肉芽肿
？急性发热性嗜中性皮病	Cogan 综合征
在结缔组织病中	？面部肉芽肿
结节性红斑，早期	结节性血管炎
淋巴细胞性	大脉管
某些药物发疹	多形核白细胞
中毒性和多形性红斑	结节性多动脉炎
结节性红斑，晚期	表浅性游走性血栓静脉炎
急性痘疮样苔藓样糠疹	淋巴细胞性
异常蛋白血症；巨球蛋白血症	周围血管病
？恶性萎缩性丘疹病	红斑狼疮
肉芽肿性	肉芽肿性
系统性	巨细胞动脉炎
Wegener 肉芽肿病	硬红斑
变应性肉芽肿病	大动脉炎

Gilliam(1976)对皮肤血管炎的分类,见表 2-3。

表 2-3　Gilliam 皮肤血管炎的分类

1. 白细胞碎裂性超敏性或变应性血管炎	B. Wegener 肉芽肿病
A. Henoch-Schönlein 紫癜	4. 结节性多动脉炎
B. 低补体血症性荨麻疹性血管炎	A. 经典型
C. 其他疾病相关的真皮血管炎病	B. 皮肤型
2. 伴风湿性疾病血管炎	C. 伴发乙型肝炎抗原
A. 系统性红斑狼疮	5. 巨细胞动脉炎
B. 硬皮病	A. 颞动脉炎
C. 皮肌炎	B. 风湿性多发性肌炎
3. 变应性肉芽肿性血管炎	C. 大动脉炎
A. Churg-Strauss 综合征	

Ackerman(1978)对血管炎的分类,其对血管炎的分类是根据:①炎症细胞的种类(中性粒细胞、淋巴细胞或组织细胞);②受累脉管的大小,同时也要考虑是单独侵犯皮肤还是同时侵犯皮肤和其他器官,见表 2-4。

表 2-4　Ackerman 皮肤血管炎的分类

中性粒细胞血管炎	淋巴细胞血管炎
白细胞碎裂性血管炎	小脉管 - 毛细血管 - 小静脉
小脉管 - 毛细血管 - 小静脉	肉芽肿性血管炎
大脉管,动脉	小脉管 - 毛细血管 - 小静脉
非白细胞碎裂性血管炎	大脉管 - 小动脉
小脉管 - 毛细血管 - 小静脉	混杂的细胞性血管炎
大脉管 - 小静脉	小脉管
大脉管 - 小动脉	静脉栓塞性疾病,无血管炎

Ryan and Wilkinson 在 Rook Textbook 第 4 版(1984)对皮肤血管炎分类有所修改:

1. 在表 2-2 中小脉管的多形核中急性发热性嗜中性皮病前的?被删掉,并加上早期的结节性红斑;

2. 在淋巴细胞性中加入晚期的结节性红斑,恶性萎缩性丘疹病前的?也被删除,加入冻疮样狼疮,肉芽肿中的面部肉芽肿前的?被删掉,加入结节性血管炎;

3. 在表 2-2 中大脉管的淋巴细胞性中删除结节性红斑和冻疮样狼疮加入周围血管病;

4. 肉芽肿性中加上无脉症(Takayasu syndrome)。

注:上述分类的变化说明:根据病理和免疫病理等检测的证据对某些疾病进一步有了认知,将上述 3 个问号的删除,就说明对上述疾病的诊断作了肯定。

Sams(1988)对 Zeek 的分类进行了一定的修改,见表 2-5。

Chapel Hill 会议(1993)关于皮肤血管炎的定义和分类。会议由 6 个国家的相关专业和研究中心的专家共同研讨,其分类根据血管口径的大小并与临床症状有一定的相关性,总结了血管炎的定义和分类问题并取得一致的意见,其分类见表 2-6。

表 2-5　Sams 皮肤血管炎的分类

Ⅰ过敏性血管炎	皮肤型结节性多动脉炎
典型过敏性血管炎（白细胞碎裂性血管炎）	Ⅳ肉芽肿性血管炎
变异的变应性血管炎	变应性肉芽肿性血管炎
过敏性紫癜	Wegener 肉芽肿病
低补体血症性荨麻疹性血管炎	淋巴瘤样肉芽肿病
混合性冷球蛋白血症	Ⅴ巨细胞动脉炎
血清病	颞动脉炎
Ⅱ类风湿性血管炎	大动脉炎
类风湿性血管炎	Ⅵ血管炎杂类皮肤型
系统性红斑狼疮	持久性隆起性红斑
其他 Sjögren 综合征、多发性肌炎、硬皮病	结节性红斑
Ⅲ结节性多动脉炎	Behcet 综合征
系统性结节性多动脉炎	

表 2-6　Chapel Hill 会议皮肤血管炎的定义和分类

大脉管血管炎

（1）巨细胞（颞）动脉炎：主动脉及主要的分支的肉芽肿性血管炎，特别易发于颈动脉的颅外分支，常累及颞动脉，50 岁以上的易患，常伴有风湿性肌痛

（2）大动脉炎：主动脉及主要分支的肉芽肿性炎症，多发于 50 岁以下

中等脉管血管炎

（1）经典的结节性多动脉炎：中、小动脉的坏死性炎症，不伴有肾小球肾炎或微小动脉、毛细血管或微小静脉炎症

（2）川崎病：累及大、中、小动脉炎，伴有皮肤黏膜淋巴结综合征，可累及冠状动脉、主动脉、静脉

小脉管血管炎

（1）Wegener 肉芽肿：累及呼吸道的肉芽肿炎症，涉及小到中等脉管的坏死性血管炎（毛细血管、微小静脉、微小动脉、小到中等动脉），多见肾小球肾炎、血清中常可查到 ANCA

（2）Churg-Strauss 综合征：累及呼吸道的高嗜酸性粒细胞肉芽肿性炎并累及小到中等血管的坏死性血管炎症，伴有哮喘和高嗜酸性粒细胞血症，血清中常可查到 ANCA

（3）显微镜下多血管炎：累及小血管（毛细血管、微小静脉或微小动脉）的坏死性血管炎，很少或无免疫复合物的沉积，小到中等动脉也可受累。很多见坏死性肾小球肾炎，也常发生肺毛细血管炎

（4）过敏性紫癜：累及小血管（毛细血管、微小静脉、微小动脉）的伴有 IgA 免疫复合物沉积为主的血管炎，典型的累及皮肤、肠道和肾小球，伴有关节痛或关节炎

（5）原发性冷球蛋白血症性血管炎：累及小血管（毛细血管、微小静脉、微小动脉）的伴有冷球蛋白免疫物沉积和冷球蛋白血症性血管炎，常累及皮肤和肾小球

（6）皮肤白细胞碎裂性血管炎：局限性皮肤白细胞碎裂性血管炎、无系统性血管炎或肾小球肾炎

Ghersetich（1995）根据皮肤科临床实践的需要，对以前的分类进行了精简和改良，此分类仍分大、中、小血管炎，在小血管炎中加入幼儿急性出血性水肿、高 IgD 综合征、家族性地中海热、面部肉芽肿等，提出了血管炎的工作分类法如下，见表 2-7。

表 2-7　Ghersetich 血管炎的工作分类

皮肤小血管性疾病	麻风反应
原发性皮肤小血管性血管炎	败血症性血管炎
过敏性紫癜	中等血管性坏死性血管炎
幼儿急性出血性水肿	结节性多动脉炎
荨麻疹性血管炎	良性皮肤型
原发性混合型冷球蛋白血症	系统型（包括显微镜下亚型）
Waldenström 高丙球蛋白血症性紫癜	肉芽肿性血管炎
胶原血管病相关的小血管炎	局限型 Wegener 肉芽肿病
类风湿结节相关的血管炎	Wegener 肉芽肿病
高免疫球蛋白血症 D 综合征	变应性肉芽肿病
家族性地中海热	大血管性血管炎
持久性隆起性红斑	巨细胞动脉炎
面部肉芽肿	大动脉炎

Sunderkotter（2006）的分类，见表 2-8。

表 2-8　Sunderkotter 皮肤血管炎分类

皮肤小脉管（毛细血管后小静脉）	败血病性血管炎
原发性皮肤小脉管血管炎	家族性地中海热
过敏性紫癜	血清病
婴儿急性出血性水肿	中等大脉管
荨麻疹性血管炎	结节性多动脉炎
冷球蛋白血症性血管炎	良性型皮肤型
持久性多形性红斑	系统型
面部肉芽肿	混合大小（中和小）血管
其他伴有白细胞碎裂性血管炎的疾病：	结缔组织病常伴发类风湿性血管炎
药物诱发血管炎	败血病性血管炎
恶性肿瘤（淋巴网状内皮细胞肿瘤更多于实体瘤）	伴有 ANCA 的血管炎：
结缔组织病	显微镜下多血管炎
高球蛋白血症性紫癜	Wegener 肉芽肿
肠 - 伴发皮炎 - 关节炎综合征	变应性肉芽肿病
HIV 感染	偶见药物诱发血管炎(多见于毛细血管后小静脉)
中性粒细胞皮病：	大脉管血管炎
白塞综合征	巨细胞动脉炎
Sweet 综合征	Takayasu 动脉炎
麻风性结节性红斑	

Chapel Hill 会议(2012):
单 - 器官(皮肤)小脉管血管炎:
皮肤小脉管血管炎;
荨麻疹性血管炎,除外免疫复合物疾病;
持久性隆起性红斑;
幼儿急性出血性水肿;
复发性皮肤坏死性嗜酸性血管炎;
面部肉芽肿。
系统性疾病相关的皮肤血管炎或不同的大小脉管:
白塞综合征;
狼疮性血管炎;
结节病性血管炎;
类风湿性血管炎。
免疫复合物相关的小血管炎:
IgA 血管炎;
冷球蛋白血症性血管炎;
低补体血症性荨麻疹性血管炎;
抗肾小球基底膜血管炎。
ANCA 相关的小血管炎:
显微镜下多血管炎;
坏死性肉芽肿性血管炎;
嗜酸性肉芽肿病伴多血管炎。
中等脉管血管炎:
结节性多动脉炎(包括皮肤型);
川崎病。
大脉管血管炎:
巨细胞动脉炎;
大动脉炎。

参考文献

[1] GIBSON L E. Cutaneous vasculitis update [J]. Dermatol Clin,2001, (19)4:603-615.
[2] JAMES W D,BERGER T G,ELSTONDM,et al. Andrews'Diseases of the Skin [M]. 12th ed,Elsevier,2016:829-831.
[3] GRIFFITHS C,BARKER J,BLEIKER T,et al. Rook's Textbook of Dermatology [M]. 9th ed. Wiley Blackwell,2016:102.

第三节　淋巴细胞血管炎

Carlson(1996)根据组织学表现对淋巴细胞血管炎进行的分类,见表 2-9。

表 2-9 Carlson 淋巴细胞血管炎分类

小静脉
典型的淋巴细胞无明显的脉管外变化
冻疮（约半数）
立克次体感染（表皮可坏死或溃疡）
药物反应
同种移植物排斥反应
原发性
青斑血管病
白塞综合征
胶原血管病
白细胞碎裂性血管炎的消退期
典型的淋巴细胞伴有界面皮炎
冻疮（约半数）
冻疮样红斑狼疮
白塞综合征
疱疹病毒性皮炎
急性痘疮样苔藓样糠疹
典型淋巴细胞伴有气球样变性
牛痘样水痘症
典型淋巴细胞伴有银屑病样表皮增殖，海绵形成或局灶性坏死
肢节动物和其他动物叮咬和刺伤的反应
疥疮结节
典型淋巴细胞伴有血管外坏死
丘疹性坏死性结核疹
立克次体感染
典型淋巴细胞伴脂膜炎
狼疮性脂膜炎
冻疮（少见）
坏疽性脓皮病
静脉
异型性淋巴细胞
淋巴瘤样丘疹病
蕈样肉芽肿，少见
成人 T- 细胞白血病 / 淋巴瘤（少见）
播散性帕杰样网状细胞增生病
血管中心型淋巴瘤
淋巴瘤样药物发疹（少见）
小动脉
Sneddon 综合征
Degos 病

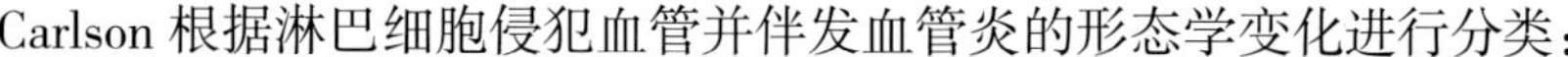

Carlson 根据淋巴细胞侵犯血管并伴发血管炎的形态学变化进行分类：

1. 淋巴细胞性血管内膜或称淋巴细胞性血管内皮炎，此型淋巴细胞能找到的靶位是通过在血管的内皮细胞膜上表达特异性受体，并募集其他类型的细胞，介导急性细胞毒反应对血管造成慢性炎症。淋巴细胞血管炎组织学可能包括一组疾病：即淋巴细胞性血管内膜炎，此型组织学常伴发血管内膜增殖导致小到中等大的血管动脉内膜炎使管腔闭合导致，栓塞及梗死形成，被确定的病症主要影响小血管和中等大小的血管，闭塞、血栓和梗死常见于如 Sneddon 综合征和 Degos 病，早期皮肤损害的组织学表现为淋巴细胞性小动脉炎。

2. 淋巴细胞性苔藓样血管炎　此型最常伴发炎性皮肤病，如苔藓样糠疹，移植物抗宿主病，疱疹性皮炎，冻疮（半数有此型血管炎），红斑狼疮，苔藓样药物发疹和恶性萎缩性丘疹病。在此型中小脉管淋巴细胞性纤维蛋白样坏死伴发红细胞外溢（紫癜）及苔藓样或空泡性淋巴细胞性界面皮炎。

3. 血管中心性 / 血管破坏性血管炎　此型是纯淋巴细胞介导的血管破坏，常见于皮肤淋巴瘤如 T 细胞淋巴瘤、蕈样肉芽肿、淋巴瘤样丘疹病及少见的淋巴细胞性白血病。此型也能出现在结缔组织病中，尤其是在狼疮血管炎和白塞综合征中。

Burns（2010）根据病原学对淋巴细胞血管炎进行分类，见表 2-10。

表 2-10　Burns 淋巴细胞血管炎分类

类型	举例
遗传	X- 连锁淋巴增殖性综合征 常染色体显性皮肤小脉管淋巴细胞血管炎
胶原血管病	系统性红斑狼疮 类风湿疾病、硬皮病、皮肌炎、Sjögren 综合征
其他自身免疫性疾病	硬化性苔藓 糖尿病性肌病
血管炎疹	几种血管炎疹的陈旧的损害
血管及小血管病变	荨麻疹性血管炎，一些病例
阻塞性疾病	结节性多动脉炎，经典和皮肤型 结节性血管炎 白塞综合征，一些病例 坏疽性脓皮病，一些病例 恶性萎缩性丘疹病 Buerger 病和 Monder 病 肌性动脉炎 淋巴细胞性血栓动脉炎 急性痘疮样苔藓样糠疹 IgA 伴发淋巴细胞血管炎 色素性紫癜性皮病 川崎病

续表

类型	举例
感染	病毒,特殊的 EB 病毒 水痘 - 带状疱疹病毒,也可是肉芽肿,巨细胞病毒 立克次体
药物和疫苗	抗 -TNF 单克隆 干扰素 Bortezomib 其他系统用药,各类药 外用非甾体抗炎药 咪喹莫特 各种疫苗
恶性和副肿瘤性	慢淋巴细胞性白血病 淋巴瘤(特别是血管中心性 T 细胞淋巴瘤)、骨髓增殖性疾病和白血病等 副肿瘤性血管炎
杂类	冻疮 移植物抗宿主病 某些节肢动物叮咬

参考文献

[1] CARLSON J A,MIHM M C,LEBOIT P E. Cutaneous lymphocytic vasculitis:A definition,A review,and A Proposed classification [J]. Semin Diagn Pathol,1996,13(1):72-90.

[2] CARLSON J A,FRCPC,CHEN K R. Cutaneous vasculitis update:neutrophilic muscular vessel and eosinophilic,granulomatous,and lymphocytic vasculitis [J]. Am J Dermatol,2007,29(1):32-43.

[3] Harvell J D,Williford P L,White W L. Benign cutaneous Degos' disease a case repot with emphasis on histopathology as papules Chronologically evolve [J]. Am J Dermatopathol,2001,23(2):116-123.

[4] KOSSORD S. Defininglymphocytic vasculitis [J]. Australas J Dermatol,2000,41(3):149-155.

[5] CALAMIA K T,BALABANOVA M. Vasculitis in systemic lupus erythematous [J]. Clin Dermatol,2004,22(2):148-156.

[6] COX N,GRIFFITHS C,BURNS T,et al,et al. Rook's Textbook of Dermatology [M]. 8th ed. US:Blackwell Science,2010:48.

第四节 嗜中性皮病的病原学的分类

Burns(2010)对嗜中性皮病病原学的分类:

(一) 经典性嗜中性皮病

1. 坏疽性脓皮病(各种类型)(pyoderma gangrenosum);
2. Sweet 综合征 / 急性发热性嗜中性皮病(手背部嗜中性皮病可能的变型;慢性复发性

环状嗜中性皮病)。

(二) 与血管炎重叠

1. 白塞综合征;

2. 持久性隆起性红斑(erythema elevatum diutinum)。

(三) 与胃肠道疾病特异性相联

1. 肠 - 伴发皮炎 - 关节炎综合征的嗜中性血管反应(neutrophilic vascular reaction in bowel associated dermatosis-arthritis syndrome, BADAS);

2. 脓疱性血管炎 / 嗜中性脓疱性皮病(多数病例代表脓疱型坏疽性脓皮病);

3. Crohn 病的无菌性脓肿;

4. 增殖性脓皮病 - 脓性口炎;

5. 造口周围坏疽性脓皮病。

(四) 与痤疮或脓皮病伴发

1. 滑膜炎、痤疮、脓皮病、骨肥厚、骨髓炎综合征;

2. 化脓性关节炎、坏疽性脓皮病、痤疮综合征。

(五) 与结缔组织病或免疫复合物伴发

1. 类风湿性嗜中性皮炎或皮病;

2. 栅栏状嗜中性和肉芽肿性皮炎;

3. 复发性多软骨炎。

4. Sweet 综合征,匐行性回状红斑,红斑狼疮中花纹状的浸润。

(六) 化疗伴发副肿瘤性或典型的肿瘤

1. 副肿瘤性嗜中性花纹状红斑;

2. 嗜中性小汗腺汗腺炎。

(七) 系统性嗜中性皮病

1. 神经性 -Sweet 综合征;

2. 其他内脏部位的:肌炎、肺、心包炎、骨炎(深部或远处坏疽性脓皮病)淋巴结、其他部位的无菌性嗜中性脓肿(常在脾脏或内脏)。

(八) 其他皮肤外嗜中性皮病

1. 外周溃疡性角膜炎;

2. 嗜中性脂膜炎。

(九) 自身炎症性病

1. 家族性地中海热;

2. 高 IgD 综合征。

(十) 非脉管中心性和杂类

1. 角层下脓疱性皮病;

2. 表皮内嗜中性 IgA 皮病;

3. 嗜中性荨麻疹;

4. ? 嗜中性海绵形成;

5. ? 嗜中性皮脂腺炎。

参考文献

[1] COX N H，JORIZZO J F，TONY BURNS，et al. Rook's Textbook of Dermatology [M]. 8th ed. US：Blackwell Science，2010：63.

第五节　半-系统的（病理性的/临床的）分类

semi-systemic（pathologic/clinical）classification

肺-肾综合征的病因可伴发各种疾病，给予临床的症状学和组织学的分类，见表2-11。

表2-11　肺-肾综合征的病因学

病因	肺-肾综合征的病因学	病因	肺-肾综合征的病因学
系统性血管炎	Wegener肉芽肿病 Churg-Strauss综合征 冷球蛋白血症 过敏性紫癜 白塞综合征	肾病	肺出血-肾炎综合征 原发性免疫复合物肾小球肾炎 IgA肾病 伴有心力衰竭速发进行性肾小球肾炎
结缔组织病	显微镜下多血管炎 多发性肌炎或皮肌炎 进行性系统性硬皮病 类风湿关节炎 系统性红斑狼疮 混合性结缔组织病 灾难性抗磷脂抗体综	其他	药物 肾移植-后衰竭 原发性肺-肾综合征 感染 凝血性疾病 心力衰竭

参考文献

[1] MARY KELLAR. Vasculitis developments in diagnosis and treatment [M]. New York：Hayle Medical，2015：209.

第六节　Griffiths（2016）对小血管炎的分类

单-器官皮肤小血管血管炎：

皮肤小血管血管炎；

持久性隆起性红斑；

复发性皮肤坏死性嗜酸性血管炎；

面部肉芽肿。

小血管炎伴有免疫复合物：

IgA 血管炎；
冷球蛋白血症性血管炎；
低补体血症性荨麻疹性血管炎；
抗肾小球基底膜血管炎病；
ANCA 伴发小血管炎：
显微镜下多血管炎；
坏死性肉芽肿性血管炎；
嗜酸性坏死性肉芽肿性血管炎。
中等血管血管炎：
结性节性多动脉炎和皮肤结节性多动脉炎；
川崎病。
大脉管血管炎：
巨细胞动脉炎；
大动脉炎。

参考文献

[1] GRIFFITHS C, BARKER J, BLEIKER T, et al. Rook's Textbook of Dermatology [M]. 9th ed. Wiley Blackwell, 2016: 102.

第七节　本书皮肤血管炎类疾病的分类

一、中性粒细胞

(一) 白细胞碎裂性血管炎

1. 小脉管

过敏性紫癜；
高 γ 球蛋白血症性紫癜；
锻炼诱发血管炎；
婴幼儿急性出血性水肿；
急性发热性嗜中性皮病；
脑膜炎球菌败血症；
麻风反应性血管炎；
血清病 / 血清病样反应；
脓疱性血管炎；
肠 - 伴发皮炎 - 关节炎综合征脓疱性血管炎；
播散性淋病奈瑟球菌感染脓疱性血管炎；
急性泛发性发疹性脓疱病；

手背部嗜中性皮病；
原发性混合型冷球蛋白血症性紫癜。
2. 中、小脉管
显微镜下多血管炎；
可卡因相关血管炎；
结节性多动脉炎：
　系统性（包括显微镜下亚型）；
　皮肤型。
3. 大、中小脉管
川崎病。

（二）肉芽肿性血管炎

1. 中、小脉管
坏死性肉芽肿性血管炎（又称韦格纳肉芽肿病）。
2. 大、小脉管
柯网病。
3. 大、中、小脉管
Bazin 硬红斑。

二、淋巴细胞

（一）淋巴细胞性血管炎

1. 小脉管
移植物抗宿主病；
白细胞碎裂性血管炎消退期的损害；
色素性紫癜性皮病；
进行性色素性紫癜性皮病；
色素性紫癜性苔藓样皮病 / 皮炎；
毛细血管扩张性环状紫癜；
冻疮样红斑狼疮；
皮肌炎性脂膜炎；
牛痘样水疱病；
暴发性痤疮；
淋巴细胞性栓塞性动脉炎；
红斑狼疮性脂膜炎；
α1- 抗胰蛋白酶缺乏性脂膜炎；
妊娠瘙痒性荨麻疹样丘疹与斑块；
淋巴瘤样丘疹病。
2. 中、小脉管
冻疮，约半数患者。

（二）肉芽肿性血管炎

1. 中、小脉管

类脂质渐进性坏死。

三、中性粒细胞 / 淋巴细胞混合

（一）白细胞碎裂性血管炎和淋巴细胞性血管炎

1. 小脉管

药物诱发血管炎；

干燥综合征；

单纯疱疹；

带状疱疹；

苔藓样糠疹；

立克次体感染；

狼疮性血管炎；

荨麻疹性血管炎。

2. 中、小脉管

血栓静脉炎；

浅表性血栓静脉炎；

Mondor 病；

梅毒性血管炎。

3. 大、中、小脉管

副肿瘤性血管炎；

类风湿性血管炎。

（二）肉芽肿性血管炎

1. 小脉管

丘疹性坏死性结核疹：

　阴茎结核疹；

　痤疮炎。

坏疽性脓皮病；

天青杀素 -ANCA 坏疽性脓皮病。

2. 大、中、小脉管

白塞综合征。

3. 大、小脉管

结节性红斑；

皮肤外嗜中性皮病。

四、嗜酸性粒细胞

（一）嗜酸性粒细胞性血管炎

1. 小脉管

嗜酸性血管炎；
复发性皮肤坏死性嗜酸性血管炎；
嗜酸性蜂窝织炎。

（二）肉芽肿性血管炎

1. 中、小脉管
嗜酸性肉芽肿病伴多血管炎。

五、多种细胞混合

（一）白细胞碎裂血管炎

小脉管
局限性慢性纤维性血管炎；
类风湿关节炎相关的脓疱性血管炎；
持久性隆起性红斑；
面部肉芽肿。

（二）肉芽肿性血管炎

1. 中、小脉管
间质性肉芽肿性皮炎。
2. 大、中小脉管
类风湿结节病；
结节性血管炎。

六、巨细胞

（一）肉芽肿性血管炎

大脉管：
　巨细胞动脉炎；
　大动脉炎。

（二）皮肤假性血管炎

1. 出血性假性血管炎
维生素 C 缺乏症；
老年性 / 日光性紫癜。
2. 血栓形成性假性血管炎
血栓性血小板减少性紫癜；
华法林导致的皮肤坏死；
暴发性紫癜；
抗磷脂抗体综合征；
恶性萎缩性丘疹病（Degos 病）。
3. 血管壁病变的假性血管炎
钙化防御；
皮肤淀粉样血管病；

放射性动脉病。
4. 栓塞性假性血管炎
青斑样血管病；
胆固醇栓塞；
皮肤胶原血管病变；
心房黏液瘤；
Sneddon 综合征。

第八节　对皮肤血管炎类疾病的分类细目

系统性疾病相关的血管炎：
1. 伴发风湿性疾病血管炎
狼疮性血管炎、冻疮样狼疮；
风湿性动脉炎；
低补体血症性荨麻疹性血管炎；
类风湿性血管炎；
类风湿性结节；
栅栏状嗜中性肉芽肿性皮炎；
高 γ 球蛋白血症性紫癜。
2. 感染性疾病相关的血管炎
麻风反应性血管炎；
梅毒性血管炎；
结核相关性血管炎：
(1) 丘疹性坏死性结核疹；
(2) 阴茎结核疹；
(3) 狼疮性脂膜炎；
(4) 硬红斑。
急性泛发性发疹性脓疱病；
肠 - 伴发皮炎 - 关节炎综合征；
播散性淋病奈瑟球菌感染性脓疱性血管炎；
白塞综合征性脓疱性血管炎；
脑膜炎球菌败血症；
单纯疱疹；
带状疱疹；
立克次体感染；
结节性红斑；
川崎病；

白塞综合征；
药物诱发性血管炎；
Waldenström 高 γ 球蛋白血症紫癜。

3. 中性粒细胞胞浆抗体（ANCA）相关的血管炎

ANCA 阳性血管炎；
过敏性紫癜；
急性发热性嗜中性皮病；
显微镜下多血管炎；
可卡因相关血管炎；
结节性多动脉炎；
坏死性肉芽肿性血管炎；
柯网病；
药物诱发血管炎；
坏疽性脓皮病；
天青杀素 -ANCA 坏疽性脓皮病；
嗜酸性肉芽肿伴多血管炎；
持久性隆起性红斑。

4. 免疫复合物介导的血管炎

原发性冷球蛋白血症性血管炎；
过敏性紫癜；
结节性血管炎；
暴发性痤疮；
婴幼儿急性出血性水肿；
持久性隆起性红斑；
荨麻疹性血管炎；
血清病 / 血清病样反应；
麻风反应性血管炎；
脓疱性血管炎；
高 γ 球蛋白血症性紫癜；
急性发热性嗜中性皮病；
嗜酸性蜂窝织炎；
药物诱发血管炎；
巨细胞动脉炎；
肠病相关性皮病 - 关节炎综合征；
皮肤外嗜中性皮病；
类风湿性血管炎；
类风湿关节炎相关的脓疱性血管炎；
类风湿性结节病；
锻炼诱发血管炎；

面部肉芽肿；
间质性肉芽肿性皮炎；
皮肌炎性脂膜炎；
狼疮性脂膜炎；
急性痘疮样苔藓样糠疹；
冻疮样红斑狼疮；
牛痘样水疱病；
暴发性痤疮；
淋巴细胞性栓塞性动脉炎；
α1- 抗胰蛋白酶缺乏性脂膜炎；
Sneddon 综合征；
恶性萎缩性丘疹病（Degos 病）；
青斑样血管病；
冻疮，约半数患者；
荨麻疹性血管炎；
移植物抗宿主病。

第九节 皮肤血管炎类疾病分类的注释

有关血管炎的分类，国际上从最早至今已有很多的变化，这主要是很多皮肤血管炎的疾病增多了，同一皮肤血管炎类疾病的同义名也增多了，表明对皮肤血管炎类疾病的诊断标准有所进展、变化和认知，纵观这些作者所作的皮肤血管炎的分类，大部分均以脉管的大小为纲，以主要的浸润细胞为次，其中也列出伴有白细胞碎裂性血管炎的一些疾病，此点表明此类皮肤血管炎病的发生可能是继发，而且列出一些伴发 ANCA 阳性血管炎，这都表明对血管炎类疾病的认知在不断地进步和发展。

血管炎是具有血管壁炎症和坏死的临床病理学过程，它可以是疾病的原发表现，也可以是其他疾病的次要或并发症状，因此有作者称之血管炎性综合征（vasculitis syndrome）。实际上，在血管炎的病谱中，任何器官与任何大小脉管在各种不同的情况下均可受累，受累的范围因不同的致病因素和发病的病期而异，故而形成复杂的临床症状，加之在历史的过程中，不同的国家和不同的作者对血管炎的病因与发病机制等随着科技仍在不断的进步，故而对某些血管炎的发病机制等逐渐会有新的认识，此外，由于不同时间所发表的病例报道虽然用不同的名称，其实为同一疾病或同一疾病的变型。

举例：如 Sweet 综合征自 1964 年第 1 次首报至今，诊断的标准有了变化。原作者对此病的组织病理诊断标准之一是没有“白细胞碎裂性血管炎”，其后的一些作者（Hönigsmann）提出本病无血管壁的纤维蛋白样变性，无血管炎的证据，因此提出本病的诊断标准之一“应该无白细胞碎裂性血管炎”，一直被很多作者所共识。但很早就有小玉肇等（1973）的报道就发现了 Sweet 综合征有白细胞碎裂性血管炎，靳培英等（1984）也发现有白细胞碎裂性血管炎，此后不断有作者 Malone(2002)、James(2015)、Barnhill(2010)均报道发现有白细胞碎裂性血管炎。而后来这些作者的病例报道，皮损数目不同，甚至只一处皮损，但组织学均有白细胞碎裂性血管炎，如手背部嗜中性皮病、皮肤外嗜中性皮病等，虽然病名不同，但皮损表现与 Sweet 综合征相似、病理表现相同，因此本书作者也将它们放在 Sweet 综合征血管炎类疾病中。

对进行性色素性紫癜性皮病类疾病，开始在 Elder(2005)的病理书中是放在淋巴细胞血管炎中，其后 Elder(2015)在其皮肤病理书中认为真皮血管损伤的证据是存在的，可称之为淋巴细胞血管病变(lymphocytic vasculopathy)或血管炎(vasculitis)或毛细血管炎(capillaritis)不过血管损伤的程度，常常不足以称为血管炎，血管的损伤仅仅包括血管内皮肿胀、红细胞外溢、含铁血黄素的沉积，但少数可见到纤维蛋白样物质沉积在血管壁。虽然后来的一些作者认为此病血管炎的证据不足，已排除血管炎类疾病之外，但本书作者同意 Elder 的描述仍不能排除轻度的血管炎，所以本书作者仍将色素性紫癜性皮病放在皮肤血管炎类疾病中。由于免疫学的进展，已证实一些皮肤血管炎的发病机制，是免疫复合物中介的血管炎比较多，但免疫复合物形成的原因又很多，它包括各种不同的微生物的感染以及药物等因素。总之，上述情况等致使目前血管炎的分类是难以统一的。

本书的分类参考了以上的各个不同时期，不同的作者的分类，同时也必须符合血管炎的病理诊断标准进行分类。文献上的分类均以脉管的大小为纲，而本书的分类以主要的浸润细胞为纲，这与 Ackerman 的分类相类同，即按浸润的细胞、浸润的不同形式为主，以受损脉管的大小为次作大纲式分类，同时也介绍了假性血管炎。在假性血管炎的一章中，主要根据 Carlson 等的分类，但根据血管炎病理标准的不同意见，本书作了部分修改。此外，以另外的角度又分别从病因、系统疾病相关，与 ANCA 相关以及伴有免疫复合物介导的血管炎，作了归纳并做表作为参考。

参考文献

[1] FREEDBERG I M, EISEN A Z, WOLFF K, et al. Fitzpatrick Dermatology in General Medicine [M]. 6th ed. NewYork: McGraw-Hill, 2003: 949-955.

[2] MALONE J C, STONE S P, WILLS-FRANK L A, et al. Vascular inflammation: (vasculitis) in Sweet syndrome clincopathologic Study of 28 biopsy Specimens from 21 patients [J]. Arch Dermatol, 2002, 138(3): 345-349.

[3] BARNHILL R L, Crowson A N, Magro C M, et al. Dermatopathology [M]. 3rd ed. New York: McGraw-Hill, 2010: 189-190.

[4] ELDER D E. Lever's Histopathology of the Skin [M]. 11th ed, New York: LWW, 2015: 265-267.

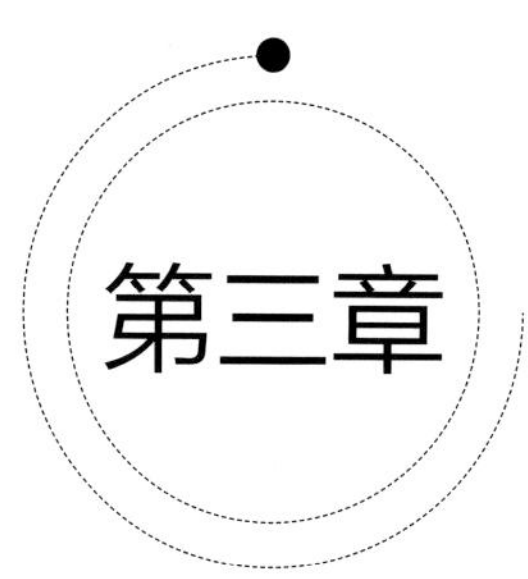

第三章

皮肤血管炎类疾病的临床各论

第一节 中性粒细胞

一、白细胞碎裂性血管炎

(一) 小脉管

IgA 血管炎
(IgA vasculitis)

【同义名】同义名有 Henoch-Schönlein 血管炎(HSP),主要是因为 Johann-Schönlein(1837)发现本病伴有关节症状并称为风湿性紫癜,Schönlein 的学生 Eduard Henoch(1867)首报本病出现胃肠道和肾脏受累的血管炎特征之后,则采用 Henoch-Schönlein 人名作为此病的专病名称。Cox(2010)认为此病的同义名为类风湿紫癜,另外也称 IgA 免疫复合物血管炎、急性血管性紫癜、出血性毛细血管中毒病、过敏性血管性紫癜、Henoch-Schönlein 综合征、变应性紫癜,以及近期 James 称 IgA 血管炎。

【定义】经典的过敏性紫癜,是侵犯皮肤和 / 或其他器官的毛细血管和毛细血管后静脉的皮肤小脉管性血管炎(cutaneous small vessel vasculitis,CSVV)的特殊类型。有代表性的是发生在上呼吸道感染之后的儿童。此病有四个经典的症状,它包括可触性紫癜、关节炎(74%~84%)、腹痛(61%~76%)、血尿(44%~47%)。而在 Chapel Hill 血管炎的共识协商会议中,将此病定义为侵犯小血管(毛细血管、微小静脉、微小动脉)、伴有 IgA 免疫复合物沉积为主的血管炎,临床方面主要侵犯皮肤,胃肠道和肾小球或伴有关节痛或关节炎。但很多文献报道认为 HSP 就是皮肤小脉管血管炎,不一定要有 IgA 免疫复合物的存在来证实,这引起很大的混乱。儿童的发病率为 1/ 万,少数成人亦可发生。可发生在不同的人种及少数民族的成员。

【历史】本病是 Heberden(1801)首报 1 例男童伴有腹痛、呕吐、血便、关节炎和紫癜性发疹,而后 Robert Willan(1808)在他的 On Cutaneous Disease 专著中以出血性毛细血管中毒性紫癜的命名描述和定义了"可触性紫癜",并展示 1 例有这种损害的儿童伴发肌肉、骨骼、胃肠道和肾病。

【流行病学】本病是儿童血管炎中最常见的一型,其发病率为 135~158 例 /100 万人群,此发病率可能评估的过高,是由于定义的标准不够严格所致。本病有 75% 的病例发生在 10 岁以下儿童(年龄高峰 4~7 岁),但黄雷等对 2012 年 1 月至 12 月所收集的儿童过敏性紫癜 750 例分析发现,发病高峰年龄为 3~14 岁,发病季节以秋、冬为主。成人亦可发生,发病率很低(3~4 例 /100 万人群)。发病高峰在冬季,儿童患者中男女相等。

【病因】HSP 常在上呼吸道感染后 1~2 周发病,特别在儿童占 60%~70%,常见的感染原有病毒和链球菌性咽炎,虽然有些研究发现少数患者血清中的抗链球菌溶血素 O 为阳性,目前还无 A 组 β 溶血性链球菌是 HSP 病因的证据。但也有其他的继发感染,如阿米巴、水痘、肝炎、HIV、细胞病毒 B19(细小病毒),另外还有幽门螺杆菌、铜绿假单胞菌、金黄色葡萄球菌、大肠埃希菌等感染。

药物也可诱发本病，如非那西汀、青霉素类、灰黄霉素、链霉素、氯霉素、非甾体抗炎药、血管紧张转换酶(ACE)抑制剂、磺胺类、米诺环素、安乃近、克林霉素、胍乙啶、抗癫痫药物等。

此外，食物中牛奶、鸡蛋、鱼、虾、蛤等异性蛋白以及昆虫叮咬、化学毒物、物理因素(寒冷)、其他变应原(除草剂、杀虫剂、吸入花粉或注射疫苗)或淋巴瘤等也是本病诱因。

【发病机制】本病的发病机制起重要作用的是IgA，在患者血清中IgA和IgA免疫复合物均升高，而IgA主要沉积在真皮血管壁和肾毛细血管球内的血管壁，沉积的IgA主要是IgA1亚型(占IgA的90%)，患者的IgA1铰链区有异常的O-糖基化，此种异常可使IgA1免疫复合物沉积增加，免疫复合物的清除又有赖于补体系统，而这种O-糖基化损伤了IgA1分子激活补体的能力，从而影响了补体清除免疫复合物的作用。

C4缺陷可能是过敏性紫癜肾炎的危险因子。编码C4的基因位于人第六对染色体的MHC区，产生两种类型的C4(C4a，C4b)，而C4a在溶解、清除免疫复合物和免疫调节方面起重要作用，C4b在经典途径激活补体对微生物的膜攻击复合物的形成起重要的作用。

患者血清IgE升高，推测在有IgA循环免疫复合物的存在下，通过特异性抗原的刺激IgE敏感性肥大细胞脱颗粒，导致血管活性物质的释放，引起毛细血管壁通透性增加和IgA免疫复合物沉积在血管壁，导致血管壁的损伤。

在IgG4相关性疾病中可伴发过敏性紫癜性损害，皮肤病理表现为白细胞碎裂性血管炎。

【临床症状】本病最常受累的是皮肤，尽管也可侵犯关节、胃肠道和肾脏，但都有皮肤的表现。发病开始有40%的患者可有前驱的全身发热、咽喉痛与全身不适等症状。早期的皮损表现为红斑、风团性丘疹，24小时内发展成出血性可触性紫癜。皮损好发于双下肢特别在小腿的伸侧(图3-1)，有时也发生在臀部和前臂，儿童也可发生在颈部或躯干，常呈对称性分布，可分批陆续出现，2~3周消退。

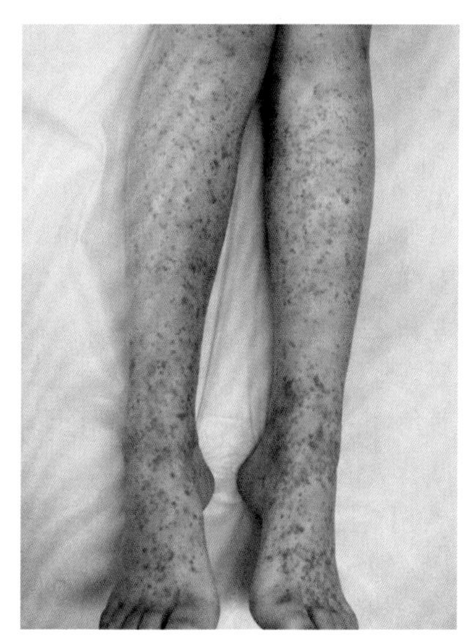

图3-1　双小腿紫癜

由于本病在不同的个体出现的症状不同，常按其不同的症状进行分三种类型：

1. 单纯型紫癜　此型的皮损只限于皮肤，属于最轻的一型，发病突然，皮损表现为针头大至黄豆大小高起紫癜，分布于双下肢，以小腿的伸侧为多，也有时分布于臂部或臀部，无自觉症状。2~3周消退，但可复发。即或经过治疗，其病程可延续数月或数年方停止。

2. 关节型紫癜　又称风湿性紫癜，此型好发于20~30岁的男性患者，在发病前常有前期症状，如发热、咽喉痛、全身不适，偶有恶心、呕吐。其皮肤损害，除了可触性紫癜外，还有水肿性红斑、风团、血疱甚至发生坏死或溃疡。皮损呈对称性分布，多在关节的附近或黏膜。侵犯关节是此型的特点，主要累及大关节、膝关节，其次为踝、肘或腕关节，并伴有小腿下1/3部位的肿胀及四肢肌肉特别是小腿的腓肠肌疼痛、肿胀和触痛。固定性或游走性关节疼痛是显著的症状，肿痛在皮损发展期更为剧烈，关节甚至变形，功能受到严重的影响。一般皮损在2~3周后消退，病程短者关节不会变形。

3. 胃肠型紫癜　又称腹型紫癜，胃肠道症状可出现在此病的任何阶段，发生在儿童和老年人为多，2岁以上的儿童往往在脐周和下腹部隐痛和绞痛，伴有食欲减退、恶心、呕吐、呕血、便秘和腹泻。严重者由于肠壁出血造成肠壁蠕动亢进或麻痹而发生肠套叠，儿童发生率为1.3%~13.6%。肠出血可引起肠穿孔，好发于回肠的末端，1/10病例可无皮损，常误诊为阑尾炎或肠套叠。其皮损与关节型紫癜相同。病程中可有不规则的发热及关节症状。数周内消退，往往反复发作。

4. 肾型紫癜　此型伴发肾脏损害者的发生率占13%~39%，但有作者提出占30%~90%。大部分的病例很轻，儿童发病率高，成人较低。临床常见血尿，也可有蛋白尿、管型甚至发生肾功能异常。病程数周至数月，容易反复形成慢性。此型的过敏性紫癜患者，其预后多数较好，3个月内有50%，1年内有84%，2年内有88.6%消失，超过2年不愈的患者，则不容易治愈。约有10%的肾型紫癜可发生无尿、水肿、高血压等进行性急性肾衰竭，随年龄的增长而增加，成人患者有肾脏损伤者预后较差。

影响肾型紫癜预后的因素取决于肾组织的病变，最常见的局灶性肾炎病变者预后较好，少见的急性弥漫性肾小球肾炎者病情严重，预后较差，呈慢性肾小球肾炎型的患者容易反复发作。

【病程和预后】单纯型紫癜的病程在数周内消失，但有复发，一般数月或数年停止。关节型在6~16周内消失，半数患者可复发，5%~10%的患者持续2~3年或更长。胃肠型除了发生肠穿孔以及肾型的发生急性肾功能不全者预后差外，一般预后良好。对肾型患者要定期检查尿常规。

【实验室检查】血常规一般均正常，有时白细胞中等程度增高，中性及嗜酸性粒细胞增加，无贫血，血小板计数多正常，也有偏低者，出血凝血时间正常。血沉加快，全血黏度增加。毛细血管脆性试验呈阳性。血清IgA循环免疫复合物升高，IgA型ANCA多阴性，少数报道阳性。少数（9.7%）急性期患者血清CH50、C3、C4可发生暂时的下降，20%慢性肾型紫癜患者和22%病期1年以上的儿童患者血清C4下降。

尿常规可见红细胞、尿蛋白和管型。皮肤血管镜检查可见视野模糊、血管弯曲、扭曲或鹿角样多棘型，“8”字型等不规则形状，也可见到血流缓慢或不见血流、伴有出血点、多数不见乳头下丛。

【组织病理】皮肤紫癜损害表现为表皮及真皮乳头水肿，浅层的毛细血管和毛细血管后静脉及细动脉的白细胞碎裂性血管炎（图3-2）。其具体表现为小血管扩张，内皮细胞水肿，管腔狭窄，部分可有血栓形成，血管壁有纤维蛋白渗出、变性及坏死（图3-3）。发病早期血管壁及周围有密集的中性粒细胞和白细胞碎裂及核尘，尚可见到嗜酸性粒细胞与淋巴细胞及管外红细胞，至晚期则以单一核细胞的浸润为主。皮损及其周围皮肤检查直接免疫荧光，可见IgA和C3沉积在多个器官内，包括皮肤、关节、胃肠道、肾等的血管壁。肾脏病变轻重不等，早期多呈局灶性或节段性，轻者仅有肾小球囊膜上皮与肾小球粘连形成新月样变；重者病变为肾小球毛细血管基底膜呈慢性、广泛性增殖，新月样变显著，肾小管萎缩或肥大，间质有细胞浸润、纤维化。

【治疗】

1. 单纯性紫癜

（1）注意休息。

（2）寻找感染病灶：①有上呼吸道感染时，可选用琥乙红霉素，成人0.75~1.0g/d，分3~4

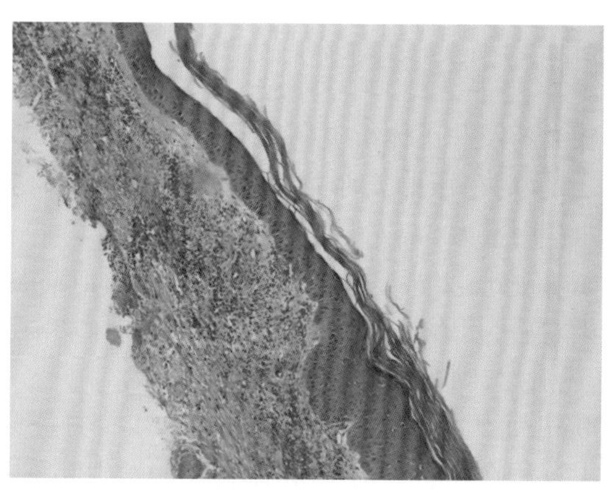

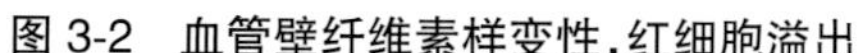

图 3-2 血管壁纤维素样变性，红细胞溢出

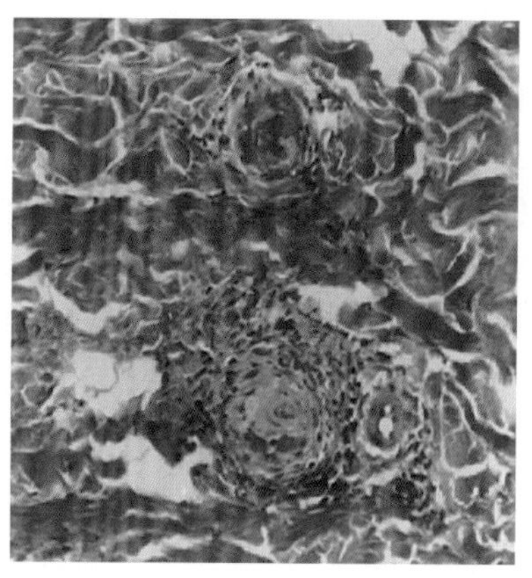

图 3-3 可见血栓形成

次服用，儿童 25~50mg/(kg·d)，分 4~6 次服用。也可选用罗红霉素，成人 150mg，每天 2 次，儿童每次 2.5~5mg/kg，每天 2 次；②有咽部感染时，可口含华素片，每天 4 次，或口含甲硝唑口含片，每天 4 次，症状缓解后停用；③可选用抑制血小板聚集、可改善外周血液循环并抑制毛细血管通透性的药物，如双嘧达莫 25mg，每天 3 次，以及消旋山莨菪碱 5~10mg，每天 2 次，可预防肾损伤。

(3) 针对皮损，一般治疗可选用四环素 250mg，每天 3 次，或多西环素 100mg，每天 2 次，或罗红霉素 150mg，每天 2 次，或克拉霉素 250mg，每天 2 次，维生素 C 100mg，每天 3 次，芦丁 10mg，每天 3 次。并加用抗组胺类药及泼尼松 10mg，每天 1 次，或曲安西龙 4~8mg，每天 1 次。

(4) 皮损较严重时，除上述用药外，可加用雷公藤多苷 20mg，每天 3 次，皮损一旦控制，则减为 20mg，每天 1~2 次。

(5) 国内焦晓燕等用白芍总苷胶囊对未具体分型的过敏性紫癜共 90 例进行开放式疗效观察。单用此药治疗，其用药量为 30mg/(kg·d)分 2 或 3 次口服，并与白芍总苷加常规疗法及一般常规疗法进行对照比较。结果提示其疗效并不优于一般常规疗法，但该作者随访观察发现白芍总苷比常规治疗复发时间间隔时间延长，复发次数减少。白芍总苷的作用机制表明它可以抑制局部致炎因子(TNF-α、白三烯、IL-1β 等)的合成、促进 IL-10 的表达而发挥抗炎作用。此外它还有抗氧化作用、可清除自由基。

2. 关节型紫癜

(1) 皮损的治疗与单纯型紫癜相同。

(2) 针对关节肿胀、疼痛的症状，成人可用复方倍他米松注射液 1ml 肌内注射，雷公藤多苷 20mg，每天 3 次，如果痛感剧烈也可选用雷公藤 20mg，每天 3 次，同时可加用羟氯喹 100mg，每天 2~3 次(儿童 5.0~6.0mg/d)，如果关节症状比较轻，成人可选用昆明山海棠 2 片，每天 3 次即可，或可加用非甾体抗炎药，根据病情的轻重选用药量，如布洛芬缓释胶囊(ibuprofen)200mg，每天 2~3 次，或吲哚美辛(indomethacin)25mg，每天 1~2 次，可不用加羟氯喹。在疼痛的关节处用肤疾宁(曲安奈德新霉素贴膏)敷贴每天 1 次，或外用双氯芬酸(双氯芬酸二乙胺凝胶)每天 2 次，均有止痛的作用。

(3) 非甾体抗炎药，可用于治疗本病的关节痛，但不能用于有肾脏受累的患者。

3. 胃肠型紫癜

(1) 皮损的治疗与单纯性紫癜相同。

(2) 针对胃肠症状则应避免使用雷公藤类药及非甾体抗炎药，用泼尼松 10mg，1 次 / 晨，或曲安奈德 25mg（儿童减量）肌内注射 1 次，同时口服曲安西龙 8mg/d，并选用解痉药，如消旋山莨菪碱（anisodamine）又名山莨菪碱，儿童用量为 5mg/d，对儿童可缓解症状。

(3) Reinauer 对此型患者用奥美拉唑（omeprazole）20mg，每天 2 次，加阿莫西林（amoxicillin）500mg，每天 4 次，当消除幽门螺杆菌的感染之后，其紫癜和胃肠道症状与蛋白尿均消退。10 个月后复发时，又查出幽门螺杆菌，再用上述治疗，则完全痊愈。

(4) Egan 用环丙沙星（ciprofloxacin）500mg，每天 2 次治疗此类型的 HSP1 个月痊愈，1 年后复发，再用此药一周痊愈。作者提出 IgA 沉积在血管壁对 HSP 血管炎的发生起重要的作用，而细菌病原体的触发机制尚不清楚。引起 HSP 血管炎的其他触发病原体包括宋氏志贺菌、摩氏摩根菌、幽门螺杆菌、丙型副伤寒沙门菌、金黄色葡萄球菌。

(5) 赵天恩等用氯法齐明 150~200mg/d，分 3~4 次口服，治疗 4 例 HSP，约 7 周达到痊愈，随访 11~15 个月未复发。

(6) 用雷尼替丁 150mg，每天 1 次，可以减轻腹痛和缩短病程。

4. 肾型紫癜

(1) 除上述对无内脏损伤的单纯型紫癜的用药外，应加用以下药物。

(2) 糖皮质激素（GC）根据轻重的情况选择用药量，如泼尼松 20mg，1 次 / 晨顿服，或曲安西龙（triamcinolone）8~12mg/ 晨顿服，如果病程长，尿检及肾功能异常较重，可深部肌内注射复方倍他米松注射液 1~2mg，1 次，并应当联合口服雷公藤多苷 20mg，每天 3 次，［儿童按 1.0~1.5mg/（kg·d），分 3 次口服］或雷公藤片，每片含雷公藤甲素 33μg，每次 2 片，每天 3 次，根据病情的好转逐渐减量，并要注意定期检查血象和肝肾功能，如有异常及时停药，要及时用保肝药。

(3) 对进行期的肾损严重者，可用大量 GC 常用量为 30~40mg/d，分次或早晨 1 次口服，很少超过 2~3mg/（kg·d），同时联合环磷酰胺（CTX）1~5mg/（kg·d），加上能减少蛋白尿的双嘧达莫 25mg，每天 3 次进行治疗，也可用山莨菪碱，儿童用量为 5~10mg/d，对儿童可缓解症状。必要时，可用 CTX 静脉冲击疗法，每次 8~12mg/kg，每周 1 次，患者用药的当日，应饮用足量的水，以减少出血性膀胱炎的危险，肝、肾功能有损害者应当减量。

(4) 肾损严重用环磷酰胺的联合治疗仍无效，可用环孢素（cyclosporin，CyA），从 5mg/（kg·d）开始，病情控制后，每两周减 1mg/（kg·d）直至最小有效量维持。如果用此药一个月仍无改善，则每两周增加 0.5~1.0mg/（kg·d），如果使用大剂量治疗 3 个月后仍无效，则应弃用。

(5) 也可选用吗替麦考酚酯（mycophenolate mofetil，MMF），初始用量为 0.5~2.0g/d，最大剂量为 1.0~2.5g/d，疗程 3~24 个月。俞全胜等对 37 例有肾损的本病患者，用 CTX 联合小量 GC 与 MMF 联合小量 GC 进行比较治疗，所获得的缓解率相近，但在缓解蛋白尿和血尿方面，MMF 比 CTX 更有效，而且 MMF 的不良反应也明显少于 CTX。

(6) 用上述药物治疗，对进行期严重肾损仍无效，可用血浆置换或静脉滴注丙种球蛋白 400mg/（kg·d），应用 5 天为 1 疗程，可提高治愈率，缩短治愈需要的时间并减少复发。血浆置换术可缓解临床症状，延缓 HSP 肾炎的进展。

(7) 为减少 HSP 肾炎的复发，Inoue 等对 16 例有蛋白尿和血尿的患儿，应用甲泼尼龙治疗并施行扁桃体切除，随访(4.9 ± 0.6)年，无 1 例 HSP 肾炎复发。该作者认为扁桃体切除术，可缩短 HSP 肾炎的病程，也减少复发，但此疗法的效果尚待随机对照多中心临床研究证实。

(8) 对严重顽固的慢性的伴有神经的、胃肠道的主要症状的 3 例儿童患者，一直用激素加环磷酰胺(CTX)治疗无效，改用利妥昔单抗 1~2 个疗程有效，没有严重的不良反应。利妥昔单抗的用法为剂量以 375mg/m^2 计算，每次治疗量为 600mg，静脉滴注，每周 1 次(第 1、8、15、22 天)，也可参考本书原发性混合型冷球蛋白血症性紫癜一节。

参考文献

[1] BOLOGNIA J L, JORIZZO J L, RAPINI R P. Dermatology [M]. 2nd ed. Spain: Mosby, 2008: 447.

[2] COX N, GRIFFITHS C, BURNS T, et al, et al. Rook's Textbook of Dermatology [M]. 8th ed. Blackwell Science, 2010: 19.

[3] JAMES W D, BERGER T G, ELSTON D M, et al. Andrews'Diseases of the Skin [M]. 12th ed. Elsevier, 2016: 832-833.

[4] 黄雷，刘爱民，戴雨文，等. 儿童过敏性紫癜 760 例临床分析[J]. 中华皮肤科杂志，2015，48(1): 11-14.

[5] TAMAI R, HASEGAWA Y, HISANO S, et al. A case of IgG4-related tubulointerstitial nephritis concurrent with Henoch-Schönlein purpura niphlitis [J]. Allergy Asthma Clin Immunol, 2011, 7: 5.

[6] ELDER D E. Lever's Histopathology of the Skin [M]. 11th ed. New York: LWW, 2015: 256.

[7] 焦晓燕，郭在培，陈涛，等. 白芍总苷治疗过敏性紫癜的临床疗效观察[J]. 临床皮肤科杂志，2013，42(8): 500-502.

[8] 俞全胜，朱光华，何威逊，等. 霉酚酸酯与环磷酰胺治疗肾病综合型紫癜性肾炎疗效比较. 临床儿科杂志，2007，25(4): 271-273.

[9] INOUE C N, CHIBA Y, MORIMOTO T, et al. Tonsillectomy in the treatment of pediatric Henoch-Schönlein nephritis [J]. Clin Nephrol, 2007, 67(5): 298-305.

[10] DONNITHORNE K J, ATKINSON T P, HINZE C H. Rituximab therapy for severe refractory chronic Henoch-Schonlein purpura [J]. J Pediatr, 2009, 155(1): 136-139.

[11] 邱于芳，钟珊，陈喜雪，等. 利妥昔单抗注射液成功治愈 1 例难治性红斑型天疱疮[J]. 临床皮肤科杂志，2011，140(1): 23-24.

高 γ 球蛋白血症性紫癜

(hypergammaglobulinaemic purpura)

【同义名】 Waldenström 高 γ 球蛋白血症性紫癜(Waldenström's hypergammaglobulinaemic purpura)、良性高丙种球蛋白血症性紫癜(benign hypergammaglobulinaemic purpura)。

【定义】 本病是 Waldenström(1943)首报 3 例，主要表现为慢性复发性紫癜，血浆中多克隆 γ 球蛋白异常增高，血沉加快、轻度贫血和白细胞减少，本病可以是原发的也可以是继发的，本病常伴发自身免疫性结缔组织病特别是干燥综合征，一般认为它是原发性疾病。

【病因与发病机制】 本病与结节病、红斑狼疮、干燥综合征及其他自身免疫性疾病相关，大多数病例的抗核抗体阳性，抗 SS-A 及抗 SS-B 抗体阳性，SLE 伴发本病的患者抗 Ro 抗体百分之百阳性。异常，高的球蛋白可使血液的黏稠度增高，引起血流障碍，加之球蛋白沉积在血管壁，使血管壁损伤，另一方面抑制血小板，导致血小板的功能障碍，同时其自身抗体与其靶抗原形成免疫复合物，沉积在血管壁，发生免疫复合物性的血管炎，紫癜性皮损的组织病理学常显示典型的白细胞碎裂性血管炎从而引起出血的临床症状。目前在 IgG4 相关性疾病（IgG4-RD）中，可出现高 γ 球蛋白血症性紫癜，病理表现为白细胞碎裂性血管炎。

【临床症状】本病多发生于中老年妇女，发疹前局部有胀感，初发损害为细小的红色斑疹，迅速形成瘀点，皮损偶有轻度的瘙痒、刺激或烧灼感。皮损常成群发生，偶然融合成瘀斑，出血限于皮肤，偶见网状损害，消退后留有色素沉着，由于本病经常反复发作，遗留的色素沉着斑更明显。表现为全身各部位散发的瘀点，皮损好发于下肢、胫前（76.5%），足背尤为严重。长期站立、走路、穿紧身衣服与鞋类，弹力袜或吊带为激发因子或加重本病。偶见眼、口腔干燥，肝、脾和淋巴结肿大，也可合并关节病，肾小管性酸中毒，超敏性肺炎。也有患者伴发结节病、红斑性狼疮、干燥综合征、淋巴瘤、胸腺瘤、骨髓异常综合征、Caucher 病和慢性感染。患者一般情况良好，有严重肺部病变者预后差。

【实验室检查】血清中典型的多克隆 γ 球蛋白（属 7S 免疫球蛋白）异常增高，一般是 IgG 增高，IgA 偶尔也增高，IgM 大多正常或下降，而白蛋白不减少为特征。有贫血、白细胞减少、血沉加快，骨髓中浆细胞轻度增多，一般不超过 5%，类风湿因子多数为阳性，束臂试验常为阳性。抗甲状腺球蛋白抗体阳性，抗核抗体阳性，抗 SS-A 抗体、抗 SS-B 抗体阳性，Rumpel-Leede 试验阳性。

【组织病理】真皮可见小血管炎，管周有中性粒细胞、嗜酸性粒细胞、单核细胞浸润，红细胞外溢，含铁血黄素沉积，紫癜的组织病理表现为白细胞碎裂性血管炎，直接免疫病理示血管壁有 IgG 和 IgA 沉积。

【诊断】中老年妇女在下肢发生紫癜时，应考虑此病的可能，进一步作蛋白电泳等实验室检查确诊。

【治疗】本病应避免诱发因素如饮酒或长时间站立，穿长袜可改善症状，对继发的病例，要积极治疗其潜在的疾病，对并发症与伴发病要积极治疗。对严重病例可用糖皮质激素治疗。对比较轻的成人病例可用吲哚美辛 25mg，每天 1~2 次和羟氯喹 100mg，每天 2 次治疗有效，特别对伴有结缔组织病或抗 SS-A/SS-B（Ro/La）抗体阳性的患者有效。此外，用阿司匹林、秋水仙碱治疗也取得一定的疗效。可服用维生素 E、维生素 C 等，亦可口服雷公藤多苷，成人 20mg，每天 3 次治疗，可降低血清中的球蛋白，并能控制瘀点等症状，用此药要注意血常规、肝肾功能的检测。

参考文献

[1] IKAWA T，KASUYA A，HIRAKAWA S，et al. Raynaud phenomenon，digital gangrene and hypergamaglobulinaemic purpura occurring in a patient with IgG4-related disease [J]. Br J Dermatol，2011，165(6)：1364-1366.

[2] JAMES W D，BERGER T G，ELSTON D M，et al. Andrews' Diseases of the Skin [M]. 12th ed. Elsevier，2016：821.

锻炼诱发的血管炎

(exercise-induced vasculitis)

【定义】本病主要发生在炎热的季节，主要影响中老年人（年龄大于 50 岁），其特点是在下肢出现紫癜性损害，常瘙痒，也可有烧灼感或针刺感。可能是被忽略的一种病。但它的病理表现是白细胞碎裂性血管炎，伴有IgM和补体的沉积在血管壁。推测其发病的原因是长时间的锻炼改变了皮肤的微循环，补体的激活作用，改变了免疫功能。

目前Leslie将此病分类于紫癜类疾病中的“非血小板减少性的紫癜和原发性的瘀斑出血性的综合征”中，但该作者未否认其组织病理为白细胞碎裂小血管炎，而将此病的病因归属于血管内压力增高所致一组疾病中，而James认为此病见不到真正的血管炎。

【临床症状】本病好发于中老年。其发病的诱因主要是长时间的行走，如马拉松运动员、高尔夫球员、长距离行走后典型的皮损为紫癜，也可有风团、斑块、紫斑或瘀斑出现在下肢和被压迫的区域如短袜的顶边部位。如果不知道本病原因，常考虑是昆虫叮咬、对短袜的反应或对水草或地上的植物的过敏反应。大多数患者皮损在3天内可缓解。

【组织病理】早期锻炼诱发的荨麻疹性血管炎皮损的病理(属于小脉管)表现为嗜酸性粒细胞浸润明显，随后中性粒细胞浸润和白细胞碎裂性血管炎。DIF检查发现IgM、C3呈颗粒状沉积在血管壁。

【治疗】停止过度的长时间锻炼，局部外用维生素E软膏，口服小剂量糖皮质激素，如泼尼松10mg/d，或曲安西龙4~8mg/d，也可用双嘧达莫25mg，每天3次。

参考文献

[1] RAMELET A A. Exercise-induced vasculitis [J]. J Eur Acad Dermatol Venereol, 2006, 20(4): 423-427.

[2] GRIFFITHS C, BARKER J, BLEIKER T, et al. Rook's Textbook of Dermatology [M]. 9th ed. Wiley Blackwell, 2016: 101.

[3] JAMES W D, BERGER T G, ELSTON D M, et al. Andrews'Diseases of the Skin [M]. 12th ed. Elsevier, 2016: 835.

[4] KELLY R I, OPIE J, NIXON R, et al. Golfer's vasculitis [J]. Australas J Dermatol, 2005, 46(1): 11.

[5] PRINS M, VERAART J C, VERMEULEN A H, et al. Leucocytoclastic vasculitis induced by prolonged exercise [J]. Br J Dermatol, 1996, 134(5): 915-918.

婴幼儿急性出血性水肿

(acute hemorrhagic edema of infancy, AHE)

【同义名】儿童急性出血性水肿(acute hemorrhagic edema of childhood)、芬克尔斯坦综合征(Finkelstein's syndrome)、Seidlmayer综合征(Seidlmayer syndrome)、Seidlmayer花结形紫癜(Seidlmayer cockade purpura)、奖章样紫癜(medallion-like purpura)、婴儿感染后虹膜样紫癜和水肿(infantile post-infectious iris-like purpura)、伴透明突变型水肿性紫癜、感染后花结形紫癜(post-infectious cockade purpura)。

【定义】本病是少见的一种皮肤小血管炎，主要侵犯2岁以下的幼儿，皮损主要分布于头部和四肢末端，初发的皮损为程度不同的出血性瘀点到紫癜，继而发展成水肿性基础上的红斑和靶样的损害。

【历史】本病是Snow(1913)首次描写1例婴儿皮肤出现急性出血性水肿，Finkelstein(1938)命名为婴幼儿急性出血性水肿(infantile acute hemorrhagic edema)。在美国，婴儿急性出血性水肿很少有报道，可能认为此病是过敏性紫癜的异型，或认为此病在过敏性紫癜的病谱中,而欧洲学者认为此病为一独立的疾病。

【流行病学】本病为一少见疾病,目前全世界文献报道100例,主要发生在4个月至2岁的幼儿,最大为40个月,男性稍多于女性,冬季(12月、1月)发病多。

【发病机制】

1. 75%的患儿发病前,常有上呼吸道感染,最常见的致病菌为链球菌、葡萄球菌、腺病毒所致,其他的细菌有大肠埃希菌、分枝杆菌,以及柯萨奇病毒、轮状病毒曾有报道。

2. 与其他皮肤小脉管炎一样,为免疫复合物所致的白细胞碎裂性血管炎。

3. 药物可能诱发,特别是青霉素、磺胺甲基异噁唑和非甾体抗炎药(NSAIDs)有报道诱发本病。

4. 疫苗接种。

【临床表现】本病为急性发作,开始为面部或肢端水肿,然后在四肢水肿的基础上出现红斑、紫癜、瘀斑,出现花结样、大的环状、钱币样或靶样的紫癜,最后可发展成大疱或坏死性损害。可有低热,极少数患者有胃肠道症状,如血性腹泻、黑便,累及肾脏时可出现显微镜下血尿、轻度蛋白尿、血中尿素氮水平升高。大部分病例可有血沉加快,少数病例血中循环免疫复合物升高。本病经3周(平均12天)约1~3次的发作可达到痊愈。其预后均为良性经过,但也有再发的报道,也有本病与过敏性紫癜重叠的病例报道。

【组织病理】在真皮中上层毛细血管和毛细血管后微静脉表现为典型的白细胞碎裂性血管炎。直接免疫荧光检查可见血管壁有免疫球蛋白、C3及纤维蛋白原的沉积,但血管壁IgA的沉积只占10%~30%。

【鉴别诊断】

1. 与过敏性紫癜的鉴别　过去认为本病是过敏性紫癜的异型,而且部分患者可有同时表现两种疾病的临床特点。但两者不同之处为,本病多为2岁以下的儿童,皮损主要限于皮肤,病程比较短不常复发,常有低热,其皮损好发于面、耳,并有下肢水肿的现象。

2. 与Sweet病的鉴别　Sweet病在儿童少见,其皮损主要是环形,周边常是堤状隆起,皮肤水肿很少,无出血性紫癜,皮损的真性白细胞碎裂性血管炎很少见。

3. 与多形性红斑的鉴别　多形性红斑在2岁以下的儿童极为少见,其病理为淋巴细胞性血管炎,主要为表皮下的水疱,或表皮内和表皮下的水疱,而婴幼儿急性出血性水肿的病理表现为中性粒细胞性白细胞碎裂性血管炎。

【治疗】本病为自限性疾病,一般可在10~20天内自行缓解,不留后遗症。有感染者可给予抗生素治疗,系统应用和外用糖皮质激素以及抗组胺药和氨苯砜曾有报道有助于症状的缓解,并很少发生婴儿急性出血性水肿的并发症。本病预后良好。

参考文献

[1] EMERICH P S, PREBIANCHI P A, MOTA L L, et al. Acute hemorrhagic edema of infancy: report of three cases [J]. An Bras Dermatol, 2011, 86(6): 1181-1184.

[2] DI LERNIA, LOMBARDI M, LO SCOCCO G. Infantile acute hemorrhagica edema and rotavirus infection [J]. Pediatr Dermatol, 2004, 21(5): 548-550.

[3] POLYAZOGLU H M, PER H, GUNDUZ Z, et al. Acute hemorrhagica edema of infancy [J]. Pediatr Int, 2003, 45(6): 697-700.

[4] JAMES W D, BERGER T G, ELSTON D M, et al. Andrews' Diseases of the Skin [M]. 12th ed. Elsevier, 2016:833.

急性发热性嗜中性皮病
(acute febrile neutrophilic dermatosis)

【同义名】Sweet 综合征。

【历史】本病是 Robert Sweet(1964)首次以"急性发热性嗜中性皮病"为名报道 8 例中年女性患者,表现为急性发热性皮肤发生红色斑块,伴有非特异性呼吸道或肠道感染,组织学表现为中性粒细胞浸润。Whittle(1968)又报道 1 例类似的病例,并命名为 Sweet 综合征。

【分类】Von Den Driesch 将本病分为 4 型:

1. 原发性或经典型(此型(占 71%)　此类型常与上呼吸道或感染有关。

2. 炎症性疾病相关型(此型占 16%)　此型大多数病例发生于上呼吸道感染之后,其他如耶尔森菌感染、弓形虫、组织胞浆菌、沙门菌、结核菌、扁桃体炎、外阴及阴道感染。常伴发克罗恩病、溃疡性结肠炎,但类风湿关节炎、白塞综合征、结节病、甲状腺炎和结节性红斑也有报道。

3. 副肿瘤型(此型占 11%)　通常与血液系统肿瘤相关,急性髓性白血病最常见,其皮肤损害主要表现在面颊部、黏膜及播散性常伴肿瘤发生,其他伴发良性单克隆性 γ 病变,淋巴瘤,乳腺癌、胃癌,泌尿生殖器,尿路和结肠癌等。

4. 妊娠伴发型(此型占 2%)。

以上分类的时间比较早而且在诊断标准上逐渐也有变化,此外,也有报道药物诱发 Sweet 综合征,此型多发于女性,其诊断标准前 3 项与经典型相同,第 4 项为发病与药物相关,停药应用糖皮质激素皮损迅速消退。最常见的药物为粒细胞集落刺激因子(G-CSF)、全反式维 A 酸和疫苗引起,其他报道的有卡马西平、呋塞米、肼屈嗪、米诺环素、甲氧苄啶 - 磺胺甲基异噁唑、口服避孕药、异维 A 酸、呋喃妥因、地西泮和氯氮平等。

随着时间的推移,目前对此病有不少各种不同形态的亚型报道,如大疱型 Sweet 综合征,所描写的皮疹特点为痛性的大疱,无隆起性的红斑。但该文内描写的皮损表现为水疱(vesicular)而非大疱(bullous),原发性的 Sweet 综合征皮损是可以有水疱的。此外,也有报道脓疱型 Sweet 综合征,但经典型的 Sweet 综合征皮损是可以有水疱和脓疱的。其他所报道的一些特殊类型的 Sweet 综合征(如皮下型、坏死型、组织细胞样型、水疱型)其皮损的特征与经典型的皮损都有一定的差距,其病理的标准均否认有白细胞碎裂性血管炎,而归入嗜中性皮病一组疾病中,Ormerod AD(2016)仍将此病归类于嗜中性皮病中。

关于手背部嗜中性皮病(手背脓疱性血管炎),此病的组织病理均有白细胞碎裂性血管炎,它们可以是 Sweet 综合征病谱中的一型,此观点已有文献及著作认为除了"手背部嗜中性皮病"之外,其他类型的 Sweet 综合征也都有发现白细胞碎裂性血管炎的报道(可参考本文的组织病理部分),根据上述的一些情况,不容易作一个非常全面的分类。

【流行病学】本病并不少见,呈病谱状分布的表现,本病主要累及成年人,女性多见,男女比例为 1∶4,平均发病年龄为 30~60 岁,比较年轻的成人女性占大多数,在超过 50 岁的患者中,男女发病之比相近,婴儿和老年人也可受累,20% 以上的患者可伴发恶性肿瘤,这些患者无性别的差异,药物诱发的患者多为女性。

【发病机制】本病的发病机制尚不清楚,本病常伴发感染、自身免疫性疾病炎性肠病和恶性肿瘤,提示超敏反应可能与之相关,曾认为是免疫复合物性血管炎和中性粒细胞的功能改变,但尚未得到实验证据的支持。目前认为其发病最大的可能机制是抗原诱导的 T 细胞依赖的细胞免疫反应,此反应诱导出各种不同的细胞因子,这些因子包括肿瘤坏死因子(TNF-α)、IL-1、细胞间黏附因子 -1(ICAM-1)迁移至炎症的部位。也有认为本病是局部或全身的细胞因子分泌失调有关,这些因子包括 IL-1、粒细胞集落刺激因子(G-CSF)和 γ- 干扰素。很多药物如全反式维 A 酸、口服避孕药、疫苗、甲氧苄啶、磺胺甲噁唑和米诺环素也可诱发此病。50% 以上的患者病因不清。

【临床症状】本病多发于女性,初发年龄在 30~60 岁之间,也有少数报道于青少年,突然发作的疼痛性丘疹、结节、斑块,皮损表面不平周边呈环状高起(图 3-4~ 图 3-5)。由于有明显的水肿,皮损表面可见假性水疱或脓疱,部分患者在斑块上可出现真的水疱(图 3-6~ 图 3-7)。水疱大疱型的 Sweet 综合征常与髓细胞白血病有关。皮损可单发,也可多发,不对称分布,皮损好发于面部、头部、颈部、上肢和双手背,也可发生于身体的任何部位,皮损可在 5~12 周内自然消退,30% 以上的患者会复发。发病前常有上呼吸道感染和流感样症状,40%~80% 的患者有发热。可有眼结膜炎、表层巩膜炎和虹膜睫状体炎,约 1/3 的患者可有关节痛、肌痛和非对称性关节炎,多侵犯膝关节和腕关节。其他的系统症状有嗜中性肺泡炎、多中心无菌性骨髓炎、一过性肾脏、肝脏或胰腺受累和无菌性脑膜炎。与本病相关的疾病有血液系统的恶性肿瘤占 10%~20%,特别是急性髓细胞白血病、泌尿生殖道肿瘤、乳腺癌和结肠癌。

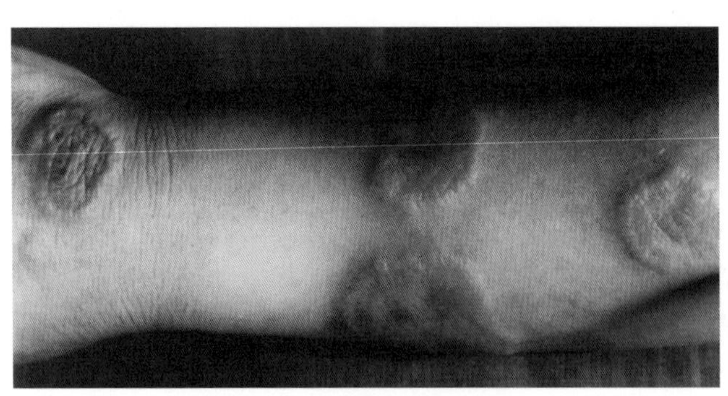

图 3-4　皮损边缘高起呈环状

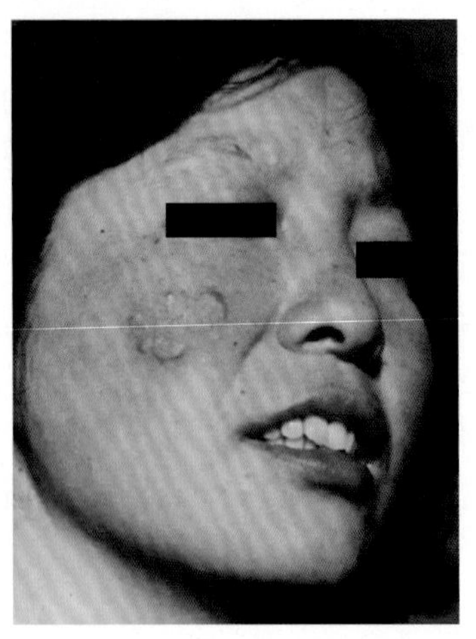

图 3-5　皮损红色边缘高起

【实验室检查】大多数患者白细胞增多,多在 10×10^9/L 以上,最高可达 20×10^9/L。其中中性粒细胞常明显增高。血沉加快,全身症状与血沉相关。少数患者有暂时的尿蛋白和镜下血尿,血清球蛋白增高(特别 α 和 γ 球蛋白),C 反应蛋白 70% 升高,结核菌素试验可呈强阳性。血液及皮损部位细菌培养阴性,抗“O”及免疫球蛋白测定多为正常,其他如肝肾功能、电解质等均正常。针刺反应 80% 阳性。

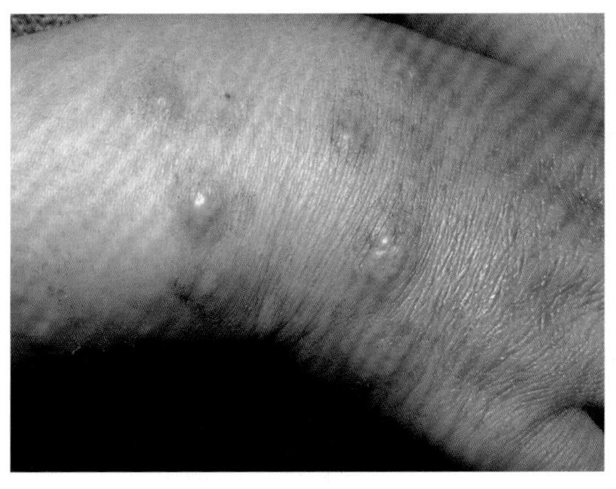

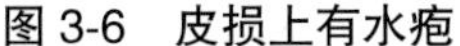
图 3-6　皮损上有水疱

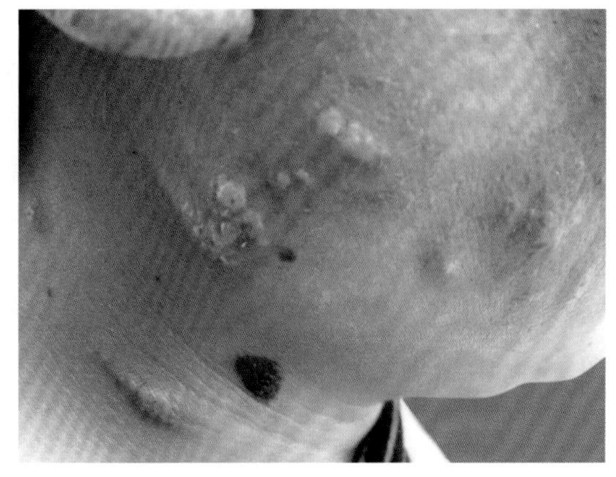
图 3-7　在红斑基础上多发性脓疱

【组织病理】表皮无明显变化，表皮水肿时，可有海绵形成，真皮乳头有明显的水肿（图 3-8）。

毛细血管扩张，血管内皮肿胀及增生，胶原束增宽，有些区域发生退行性变。早期典型损害是真皮上、中层弥漫性和/或血管和附件周围呈局灶性致密性的中性粒细胞为主的浸润，并有核固缩与核碎裂，在致密的浸润中心有时像一个早期的脓肿，其中可见红细胞外溢，并可见吞噬含铁血黄素的巨噬细胞（说明损害消失后棕红色要持续一段时间）。晚期常伴有单核细胞、淋巴细胞及组织细胞的浸润。国外早期的报道均认为无血管壁的纤维蛋白样变性，因此无血管炎的证据并提出本病的诊断条件之一是，应该“无白细胞碎裂性血管炎”，但小玉肇（1973）报道 5 例，并观察到 1 例有血管壁纤维蛋白样变性的血管炎变化（图 3-9）。

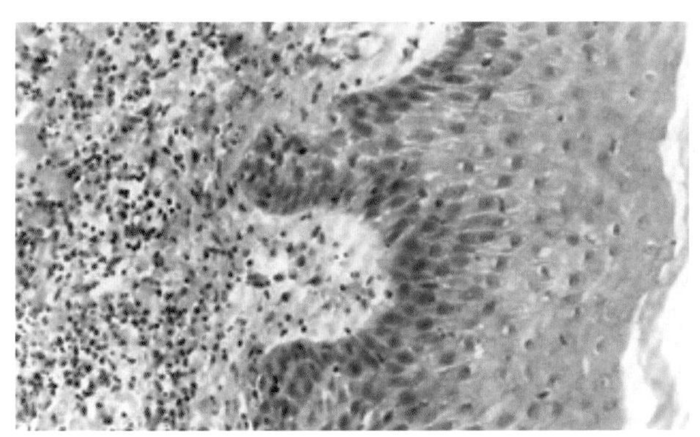
图 3-8　真皮乳头水肿

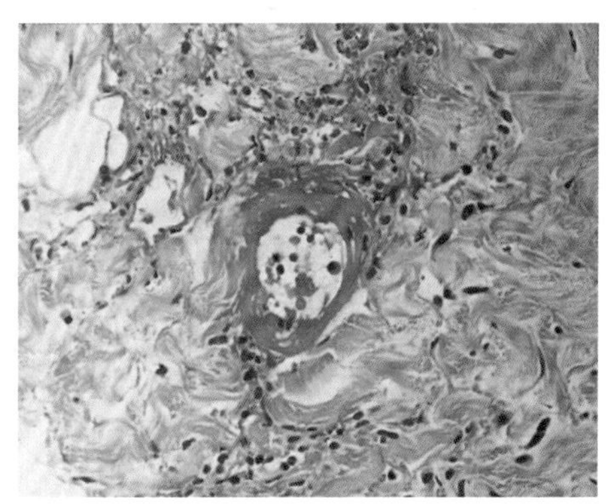
图 3-9　血管壁有纤维蛋白样变

Malone（2002）对 21 例 Sweet 综合征病程长的皮损做的切片中发现 6 例真皮小脉管壁有纤维蛋白样坏死及管壁有炎症细胞的侵入，并提出有血管炎的变化不能排除 Sweet 综合征。此外，还有一些作者如 Barnham（2004）、Barnhill（2010）等均提出本病的组织病理是有白细胞碎裂性血管炎的，虽然不很多。目前有关诊断本病的标准中，已去掉“无白细胞碎裂性血管炎”这一条，但大多数包括 Elder 提出的标准改为没有广泛的血管损伤，James 认为可以出现局灶性的白细胞碎裂性血管炎，这不排除 Sweet 综合征，而 Patterson 提出白细胞碎裂有核尘，但往往没有血管炎或纤维蛋白变性，但他又提出有研究表明在本病出现血管炎者约占 30%，另一研究在 31 例的患者中出现血管炎约占 74%，但该作者认为，此血管炎是继发于白细胞释放的毒性产物（noxious products）所致，而不是原发的由免疫复合物介导。

Habif（2016）也认为本病的血管炎是在晚期继发于中性粒细胞释放的毒性产物所致，因此有血管炎并不能排除本病的诊断。但靳培英曾在其报道中观察了本病的 46 例切片中发现 23 例脉管壁有纤维蛋白样变，但都很轻，免疫荧光检查 20 例中有 16 例分别有 C3 和 IgM 沉积在脉管壁，提示有免疫复合物沉积于血管壁，此病的脉管炎是否为免疫复合物所诱发，有待进一步观察研究。Kemmett 等报道此病有 6 例 p-ANCA 阳性，也有其他作者报道本病抗中性粒细胞浆抗体（ANCA）的存在。

【诊断标准】

主要标准：

1. 突然发作时红斑块或结节，偶尔伴有水疱、脓疱或大疱。

2. 真皮内有结节性和弥漫性性浸润，伴核碎裂和大面积真皮乳头水肿。

次要标准：

1. 发病前有呼吸道感染、胃肠道感染，或疫苗接种或伴有以下：

(1) 炎症性疾病或感染。

(2) 骨髓增生性疾病或者其他恶性肿瘤。

(3) 妊娠。

2. 全身不适和发热（>38℃）。

3. ESR>20mm/h；C 反应蛋白阳性；外周血白细胞增多，核左移。

4. 对系统性糖皮质激素有效。

满足两项主要标准和两项次要的标准即可诊断。

【鉴别诊断】

1. 多形性红斑　此病皮损呈多形性、丘疹、红斑、水疱或大疱，并有虹膜状损害，黏膜可同时受累，其病理为表皮下水疱，角质形成细胞分散的坏死，基底细胞空泡变性，真皮浅层水肿血管周围单核细胞浸润。

2. 持久性隆起性红斑　此病发病缓慢，无全身症状，皮损为象牙色结节或斑块，无明显的触痛和压痛，多发生在关节附近，常对称性分布，病理表现有血管炎改变，胶原透明变性、进行性纤维变性，病程长达 5~10 年，预后有瘢痕。

3. 面部肉芽肿　本病为无症状的疾病，浸润红斑块边缘不高起，病理表皮下有无浸润带，真皮细胞浸润以嗜酸性粒细胞为主。

【治疗】

1. 糖皮质激素治疗反应最好，对轻型的患者，一般泼尼松口服 15mg/ 晨或曲安西龙 4~8mg/ 晨，对有全身症状皮损泛发的患者，可根据病情加量。此外可试用三个非激素的药物有氨苯砜（dapsone）、碘化钾（potassium iodide）300mg/d 和秋水仙碱（colchicine）0.5mg 每天 3 次，用氨苯砜之前需要测定 HLA-B※ 13：01 等位基因和葡萄糖 -6- 磷酸脱氢酶的活性，密切监测血红蛋白水平，用 50mg/d 是有效的。

2. 如果上述治疗反应差，对重症患者可考虑联合用药

(1) 可同时用白细胞趋化抑制剂和抗炎药物，如四环素 250mg，每天 3 次，也可同时加用

氨苯砜 25~50mg，每天 2 次，消除中性粒细胞碎裂颗粒所释放的毒性中间氧的产物以及前列腺素等炎症介质所引起的炎症症状。

(2) 非甾体抗炎药，如引哚美辛 25mg，每天 2 次，此药可单独使用，对较重的患者也可以与上述治疗药物同时使用，用以减少前列腺素类炎症介质引起的水肿和疼痛。当有明确感染的患者应给予相应的抗生素治疗。大约 30% 的患者可复发。

(3) 对较重的患者可选用雷公藤多苷 20mg，每天 3 次，该药与糖皮质激素有协同的抗炎作用。

3. 其他报道有效的治疗药物有：

(1) Smith 用碘化钾(900mg/d)治疗 1 例对糖皮质激素、米诺环素、氨苯砜治疗无效的严重病例，治疗 1 个月明显改善，一年后痊愈停药。

(2) Maillard 用秋水仙碱 1~1.5mg/d 治疗 20 例患者，10~20 天，有 18 例痊愈，一般 2~5 天收效，1~2 周痊愈。秋水仙碱 0.5mg，每天 2 次，可与糖皮质激素联合应用以减少用量。也有报道环孢素、沙利度胺等，但都是少数病例报道。

4. 局部用药　可选用丙酸氟替卡松乳膏、氯倍他索乳膏、糠酸莫米松乳膏或复方益康唑乳膏等外用，消退后可外用维生素 E 乳膏。

【药物不良反应】需注意急性碘化钾的不良反应有腹泻、恶心、呕吐及胃痛等胃肠道反应。

参考文献

[1] SWEET R D. An acute febrile neutrophilic dermatosis [J]. Br J Dermatol, 1964, 76(76): 349-356.

[2] WHITTLE C H, BECK G A, CHAMPION R H. Recurrent neutrophilic dermatosis of the face-a variant of Sweet's syndrome [J]. Br J Dermatol, 1968, 80(12): 806-810.

[3] VON DEN DRIESCH P. Sweet's syndrome (acute febrile neutrophilic dermatosis) [J]. J Am Acad Dermatol, 1994, 31(4): 535-556.

[4] VOELTER-MAHLKNECHT S, BAUER J, METZLER G, et al. Bullous variant of Sweet's syndrome [J]. Int J Dermatol, 2005, 44(11): 946-947.

[5] CALLEN J P. Neutrophilic Dermatoses [J]. Dermatol Clin, 2002, 20(3): 409-419.

[6] GRIFFITHS C, BARKER J, BLEIKER T, et al. Rook's Textbook of Dermatology [M]. 9th ed. Wiley Blackwell, 2016: 49.6.

[7] KAWAKAMI T, OHASHI S, KAWA Y. Elevated serum granulocyte colony-Stimulating facter levels in patients with active phase of Sweet' syndrome and patients with active Behcet disease: implication in neutrophil apoptosis dysfunction [J]. Arch Deramtol, 2004, 140(5): 570-574.

[8] PATTERSON J W. Weedon's Skin Pathology [M]. 4th ed. US: Elsevier, 2016: 249-250.

[9] FREEDBERG I M, EISEN A Z, WOLFF K, et al. Fitzpatrick Dermatology in General Medicine [M]. 6th ed, New York: McGraw-Hill, 2003: 949-955.

[10] MALONE J C, STONE S P, WILLS-FRANK L A, et al. Vascular inflammation (vasculitis) in Sweet syndrome: A clinicopathologic Study of 28 biopsy specimens from 21 patients [J]. Arch Dermatol, 2002, 138(3): 345-349.

[11] BURNS D A, BREATHNACH S M, COX N H, et al. Rook Textbook of Dermatology [M]. 7th ed. US: Blackwell Science, 2004: 49.33-49.36.

[12] BARNHILL R L, CROWSON A N, MAGRO C M, et al. Dermatopathology [M]. 3rd ed. New York: McGraw-Hill, 2010: 189-190.

[13] ELDER D E. Lever's Histopathology of the Skin [M]. 11th ed. New York:LWW,2015:261-262.
[14] JAMES W D,BERGER T G,ELSTON D M,et al. Andrews' Diseases of the Skin [M]. 12th ed. Elsevier, 2016:141-142.
[15] HABIF T P. Clinical Dermatology A Color Guide to Diagnosis and Therapy [M]. 6th ed. US:Elsevier,2016: 739-741.
[16] 靳培英.皮肤科合理用药问答[M].北京:人民卫生出版社,2010:356-360.
[17] KEMMETT D,HUNTER J A. Sweet's syndrome:a clinicopathologic review of twenty nine case [J]. J Am Acad Dermatol,1990,23(3 Pt 1):503-507.
[18] PATTERSON JW. Weedon's Skin Pathology [M]. 4th ed. US:Elsevier,2016:249-250.
[19] JAMES W D,BERGER T G,ELSTON D M,et al. Andrews' Diseases of the Skin [M]. 12th ed. Elsevier, 2016:141-142.
[20] GRIFFITHS C,BARKER J,BLEIKER T,et al. Rook's Textbook of Dermatology [M]. 9th ed. Wiley Blackwell,2016:49.12.
[21] SMITH H R,ASHTON R E,BEER T W. Neutrophil-poor Sweet's syndrome with response to potassium iodide [J]. Br J dermatol,1998,139(3):555-556.
[22] MAILLARD H,LECLECH C,PERIA P,et al. Colchicine for Sweet's syndrome a study of 20 cases [J]. Br J Dermatol,1999,140(3):565-566.

脑膜炎双球菌败血症

(meningococcemia septicemia)

【病因与发病机制】本病致病的病原菌是脑膜炎双球菌,经飞沫传染,脑膜炎双球菌经上呼吸道进入体内,首先进入鼻咽腔,当人体抵抗力降低或细菌毒力强时,此菌从鼻咽部黏膜侵入血行,随血播散产生脑膜炎,约1%的患者发生急性脑膜炎球菌菌血症。

【临床症状】急性期病情严重,有发热、头痛、恶心、呕吐以及上呼吸道症状,进而谵妄、昏迷。急性者颈强直,抬颈试验及抬腿试验阳性等脑膜刺激症状,并有脾大和皮疹,多累及儿童,病死率高,其皮损为多形性,主要为泛发性紫癜,好发于四肢和躯干,也可出现瘀斑;在慢性脑膜炎球菌菌血症性损害中常表现血管炎样损害,特别是结节和可触性紫癜。

【组织病理】其组织病理在紫癜与瘀斑处的真皮小血管内有纤维蛋白及血小板组成的血栓,甚至坏死,有时可见坏死的脉管壁内及其周围有中性粒细胞侵入伴有核尘,表现为严重的白细胞碎裂性血管炎,同时在血管内皮细胞及其周围的中性粒细胞内外,可见很多革兰氏阴性的双球菌。慢性脑膜炎球菌败血症的脓疱性损害中,有中性粒细胞在表皮内和表皮下聚集,真皮内可见血管炎,其浸润的细胞除了嗜中性粒细胞之外还有一些淋巴细胞。

【实验室】从患者的脑脊液或血液中培养出脑膜炎双球菌诊断即可成立,在早期损害中涂片检查可获得阳性结果。

【鉴别诊断】急性脑膜炎球菌菌血症应与心内膜炎、急性超敏反应性血管炎、肠病毒感染、落基山斑疹伤寒、中毒性休克综合征、暴发性紫癜和钩端螺旋体感染引起的感染性血管炎鉴别。

慢性脑膜炎球菌菌血症,应与亚急性细菌性心内膜炎、Sweet综合征、过敏性紫癜、多形性红斑和慢性淋病奈瑟球菌血症进行鉴别。本病相关的关节痛必须与风湿性疾病区分开来,因为风湿病要用糖皮质激素治疗,但激素会使本病的感染加重并引起严重的并发症。

【治疗】对严重的急性脑膜炎双球菌血症应当静脉注射大剂量的青霉素类药物，如氨苄西林可用于脑膜炎的抗菌治疗，其用法为1次静脉滴注1~2g溶于100ml的输液中，滴注0.5~1小时，每天2~4次。

也可用头孢曲松钠(ceftriaxone sodium)1g，1次肌内注射，其具体用法为：将1次药量溶于适量0.5%盐酸利多卡因注射液作深部肌内注射。如果静脉注射，可按1g药物用10ml灭菌注射用水溶解，缓慢注射，历时2~4分钟；如用静脉滴注，成人1次量1g或每天2g，溶于等渗氯化钠注射液或5%~10%葡萄糖溶液50~100ml中，于0.5~1小时内滴入。对严重感染者，每天2g，分2次给予。治疗脑膜炎可按每天100mg/kg(但总量不超过4g)，分两次给予，也可用磺胺类药，以及降温、注意酸碱平衡，预防电解质紊乱，镇静及抗休克等辅助治疗。

参考文献

[1] BARNHILL R L，CROWSON A N，MAGRO C M，et al. Dermatopathology [M]. 3rd ed. New York：McGraw-Hill，2010：430-431.

[2] PATTERSON J W. Weedon's Skin Pathology [M]. 4th ed. US：Elsevier，2016：648-649.

[3] SINGH J，ARRIETA A C. Management of meningococcemia [J]. Indian J Pediatr，2004，71(10)：909-913.

[4] 陈新谦，金有豫，汤光. 新编药物学[M]. 17版. 北京：人民卫生出版社，2011：43-52.

麻风反应性血管炎

(reactive vasculitis of leprosy)

【定义】在瘤型麻风和部分界线类偏瘤型麻风中，发生的麻风反应，表现为全身出现红斑结节，亦称麻风结节红斑(erythema nodosum leprosum，ENL)，它属于多菌型麻风的并发症，在麻风治疗后开始出现，一般属于Ⅱ型麻风反应。此型反应与体液免疫相关，血管炎为其主要的特点，又称血管炎型变态反应或免疫复合物型变态反应。

【发病机制】由于体内麻风杆菌抗原与相应的抗体结合，形成免疫复合物，继而沉积在小血管的血管壁上，使血小板凝聚，形成小血栓，引起局部缺血；同时激活了补体和激肽形成系统，产生化学趋化因子，吸引白细胞吞噬免疫复合物，释放蛋白分解酶以及炎症介质，导致急性血管炎和血管周围的组织坏死，从而产生一系列的Ⅱ型麻风反应的症状。

【临床症状】ENL的发生最多见于氨苯砜单一疗法的患者，而用多种药物治疗的，特别是联用氯法齐明的患者比较少发生。本病的临床特点是在瘤型或界线类的麻风患者的四肢上出现多个、触痛的、青紫色的红斑、丘疹或结节(图3-10)。本病发病的危险因素是查菌指数4+，年龄超过40岁的患者，本病有45%~60%的患者有复发的报道。主要表现为全身症状，发热、头痛、乏力、食欲减退、体重减轻；皮肤出现成批的结节性红斑和多形性红斑或坏死性红斑；神经肿大，有疼痛和触痛；可出现虹膜睫状体炎、急性睾丸炎、附睾炎，鼻、咽、喉部黏膜水肿；全身淋巴结肿大，关节肿痛，面部和肢端水肿等。

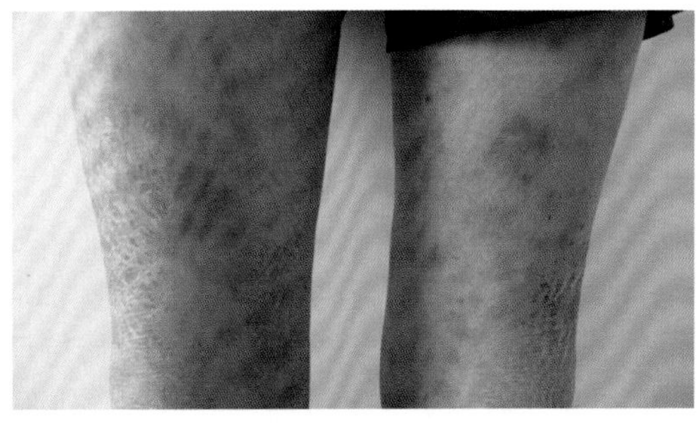

图3-10　小腿青紫色丘疹、斑块和结节

【实验室】白细胞总数及中性粒细胞增

高，血沉加快，尿蛋白阳性，可见红细胞。

【组织病理】表现为明显的动、静脉全层血管炎，在瘤型麻风Ⅱ型麻风反应中的一种特殊类型的反应现象，亦即麻风红斑结节，可以发展成坏死性血管炎，即卢西奥现象（Lucio phenomenon），是一种变应性血管炎，其特点是大多数患者血清中有抗分枝杆菌抗原的沉淀性抗体。在皮肤血管的内皮细胞内含有大量抗酸杆菌的抗原与相应的抗体结合后，形成免疫复合物，并沉积在血管壁的基底膜上，导致急性变应性血管炎和血管周围的组织坏死和血栓形成。其主要的病理表现为伴有纤维蛋白样坏死的小脉管的血管炎，往往侵犯真皮和/或皮下组织，形成小叶性和间隔性的脂膜炎，伴有不同程度的脂肪坏死，巨噬细胞含有麻风杆菌（图3-11）。血管炎为Arthus型和免疫复合物型，直接免疫荧光检查发现补体和IgG沉积在血管壁。

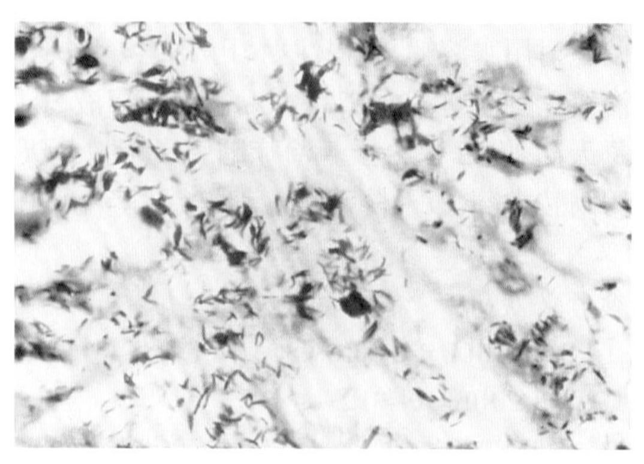

图3-11　巨噬细胞含麻风杆菌

【治疗】

1. 沙利度胺（thalidomide）　用此药一般用量为400mg/d，分3~4次服用，待反应控制后，每周减量100mg，至50~100mg/d进行维持，维持时间可为数月或更长。为减少此药的嗜睡作用，开始剂量可用200mg/d，分两次口服，一般3~5天再将量增至300~400mg/d，待反应控制再逐渐减量至50~100mg/d，进行维持。此法对长期依赖糖皮质激素的ENL，有助于撤掉糖皮质激素。此药的不良反应是致畸，孕妇和育龄妇女禁用，该药还可引起白细胞减少、嗜睡、头晕、视力模糊、口干、乏力和便秘等，偶有中毒性周围神经炎。

2. 泼尼松（prednisone）　此药适用于中、重度Ⅱ型麻风反应，特别对于多发的ENL，伴有高热、ENL合并神经炎、ENL破溃和化脓、ENL反复发作以及其他器官受累者。初始计量宜大，一般用量为30~40mg/d，但每天用量不宜超过1mg/kg，可望在1~2天内明显的控制症状。如无神经炎，一旦急性症状控制后，可较快的减量至维持量，维持量10~15mg/d，以防病情反跳或长期对糖皮质激素依赖，然后逐渐停药。一般总疗程为12周。

3. 氯法齐明（B663）　此药兼有抗麻风菌和抗炎的作用。重度ENL长期依赖糖皮质激素的患者，用此药可撤除激素，但此药对Ⅱ型麻风反应的疗效较慢，因此在用此药的同时，应继续用糖皮质激素治疗，对严重的ENL患者用氯法齐明治疗时，在开始时也应同时用糖皮质激素治疗，直到完全控制。此药的用量，对成人为300mg/d，待反应消退后1个月左右，再缓慢减少糖皮质激素的用量，当糖皮质激素停用后，病情稳定，则可递减氯法齐明的用量，至维持量50~100mg/d。此药的不良反应为除有色素沉着和鱼鳞病样改变外，少数可发生消化道的症状和腹痛，有的腹痛严重，与长期大剂量治疗，此药的结晶沉积在肠黏膜引起异物巨细胞和淋巴细胞为主的非特异性肉芽肿有关，停药腹痛可消失。

4. 雷公藤多苷　用雷公藤多苷每次20mg，每天3次，对中重度Ⅱ型麻风反应有效，治疗后在2周内可见效，需要维持1~2个月，待反应大部分消退后减量，维持量30~40mg/d，维持时间半年左右或更长。该药胃肠道刺激较强，宜饭后服用。

5. 虹膜睫状体炎的处理　对此病必须予以强化治疗，因氯法齐明兼有抗菌和抗炎作用，应给予大剂量此药治疗数月之后，继续用此药小量一阶段，确保眼内麻风杆菌阴性。此外尚应予以下列措施散瞳，常用的散瞳剂有 1% 阿托品眼药水，每天滴眼 2~3 次，如对阿托品过敏者可用 0.5% 东莨菪碱滴眼，上述药物不能奏效时可用混合散瞳剂（1% 阿托品、0.1% 肾上腺素、4% 可卡因各等量配制）0.3ml，结膜下注射。轻症常用 0.5% 泼尼松龙混悬液或 0.1% 地塞米松眼药水，每 0.5~1 小时滴眼 1 次，直至症状明显改善，再适当减少滴眼次数。对重症患者除了局部用药外，尚需系统应用糖皮质激素药。

参考文献

[1] SAUNDERSON P, GEBRE S, BYASS P. ENL reaction in the multibacillary cases of the AMFES cohort in central Ethiopia: incidence and Risk factors [J]. Lepr Rev, 2000, 71(3): 318-324.

[2] MANANDHAR R, LEMASTER J W, ROCHE P W. Risk Factor for erythema nodosum leprosum [J]. Inter J Lepr Other Mycobact Dis, 1999, 67(3): 270-278.

[3] ELDER D E. Lever's Histopathology of the Skin [M]. 11th ed. New York: LWW, 2015: 254.

[4] BARNHILL R L, CROWSON AN, MAGRO CM, et al. Dermatopathology [M]. 3rd ed. New York: McGraw-Hill, 2010: 269-270.

[5] 赵辨 . 中国临床皮肤病学[M]. 2 版 . 南京：江苏凤凰科学技术出版社，2017：508-511.

血清病／血清病样反应

(serum sickness/serum sickness-like reaction)

【定义】血清病是血液循环中的抗原 - 抗体复合物介导的第Ⅲ型变态反应。常在患者接受血清或疫苗 1~3 周内发病。但有些药物也可引起血清病样反应。皮损有猩红热样红斑、麻疹样、多形红斑和紫癜，发热可轻可重，可有头痛。

【病因】引起血清病样反应的药物最常见的有青霉素类药，如头孢克洛及头孢丙烯、环丙沙星、米诺环素、青霉素 V、阿莫西林、氟氯西林和磺胺甲基异噁唑等。

【发病机制】此种反应与一般药物反应不同之处在于第一次给药后，经过 6~12 天的潜伏期，其形成的抗体与存留在血液中的抗原发生反应，形成中等大小的抗原 - 抗体复合物，沉积在全身滤过性的器官，如肾的小血管壁的基底膜，激活补体产生局部坏死性血管炎，也有认为是对血管壁的直接毒性，自身免疫性和细胞介导的细胞毒性作用。

【临床症状】起病开始可能在注射部位发生瘙痒、红斑、水肿、丘疹和荨麻疹，或出现可触性紫癜，并可泛发全身。常伴有发热、关节痛、肌痛，约 50% 的患者发生关节炎，多关节特别大的如膝关节、踝或腕关节常受累，其他有淋巴结病、肾小球肾炎、心肌炎和神经炎。本病的发生取决于血液中抗原过多的程度，如果注射异种血清 100ml 者有 90% 可发病，而注射 10ml 者只有 10% 的发病，其皮损以荨麻疹和血管神经性水肿为最多见，偶有发生猩红热样红斑、麻疹样、多形红斑和紫癜，发热可轻可重，可有头痛。

【实验室检查】白细胞总数高达 25 000/mm^3，C3、C4 降低，40% 的患者有蛋白尿。

【组织病理】表现为典型的白细胞碎裂性血管炎，直接免疫病理可见免疫球蛋白和 C3 沉积在血管壁。在 24 小时内进行的皮损免疫荧光检查显示，IgE、IgM、IgA 或 C3 沉浸在表浅的小脉管壁。

【治疗】应立即停用可疑的药物，对轻型的反应，可选择抗组胺类药及非特异性抗敏药物，如葡萄糖酸钙，维生素 C 等治疗，如果皮损泛发、出现高热等严重情况，则可同时给予糖皮质激素，可用复方倍他米松注射液 1ml，立即肌内注射或曲安奈德注射液 5ml（50mg）肌内注射，加口服泼尼松 5mg/d 或曲安西龙 4mg/d 即可。

参考文献

[1] YERUSHALMI J, ZVULUONV A, HALEVY S. Serum sickness like reaction [J]. Cutis, 2002, 69(5): 395-397.

[2] ANDERSON J M, TIEDE J J. Serum sickness associated with 6-mercaptopurine in a patient with Crohn's disease [J]. Pharmacotherapy, 1997, 17(1): 173-176.

[3] DEL ROSSO J Q. Skin manifestation of drug reactions [J]. Curr Allergy Asthma Rep, 2002, 2(4): 282-287.

[4] HABIF T P. Clinical Dermatology A Color Guide to Diagnosis and Therapy [M]. 6th ed. US: Elsevier, 20-16: 208.

脓疱性血管炎
(pustular vasculitis)

【定义】本病的临床表现为角层下有无菌性脓疱或表皮内有海绵脓疱，而在表皮下真皮血管内皮细胞肿胀，血管周围有致密的中性粒细胞浸润、核碎裂等白细胞碎裂性血管炎的组织病理的改变，但较真性白细胞碎裂性血管炎的损害轻。本病主要的诊断定义是临床病理有表皮无菌脓疱与真皮内血管炎同时存在，而且本病往往发生在很多反应性疾病的基础上；如白塞综合征、类风湿关节炎、急性泛发性发疹性脓疱病、急性泛发性脓疱性细菌疹、肠 - 伴发皮炎 - 关节炎综合征以及播散性淋病奈瑟球菌感染等。

【历史】本病是 McNeely（1986）首报，国内罗育武（2008）报道 1 例以及于聪（2012）报道 1 例，该两例均伴有类风湿关节炎，RF 检查均升高，此外 Asano 等报道 1 例原发性皮肤脓疱性血管炎。

【病因与发病机制】本病发生无菌脓疱的原因，一般认为是某种因素导致中性粒细胞趋化亢进，在表皮内产生中性粒细胞趋化因子，吸引中性粒细胞聚集在表皮，从而发生无菌脓疱。例如白塞综合征在外伤 24 小时内出现无菌脓疱并发血管炎，在患者血中检测到免疫复合物，又如，在急性泛发性脓疱性细菌疹中，由于报道中发现在上呼吸道感染后出现该病，认为是溶血性链球菌的感染引起，并在患者血中查出免疫复合物升高，所以考虑本病为免疫复合物介导的疾病。各种药物也可诱发本病，有作者认为是中性粒细胞消除免疫复合物的一种经皮排出作用。

【临床表现】本病的临床表现主要是发生在几个已知的反应性皮肤病的基础上出现的症状，其皮肤表现开始为小红斑，继而形成红色丘疹，48 小时内在紫色的基底上发生脓疱或水疱，脓疱的直径为 0.5~1.5cm，常分批出现（图 3-12A、B）。

皮损一般持续 2 周左右，间隔数月后再发，同时还有坏死性血管炎的损害，中心坏死，也可发生结节性红斑或脂膜炎样的损害，皮损好发于上肢或躯干上部，皮损的如此分布可能与同形反应相关。根据其发生相关的基础病的情况，可有系统症状，如发生在肠吻合关节炎—皮炎综合征（intestinal bypass arthritis-dermatitis syndrome）时，可有发热、肌痛、腹泻、痉挛性腹痛、手、腕关节炎、腱鞘炎和肾炎等症状。

【组织病理】有关脓疱性血管炎的病理所见均为表皮内可见海绵脓疱，也有角层下脓疱，表皮下真皮小血管内皮肿胀，血管周围有致密的中性粒细胞浸润、核碎裂等白细胞碎裂性血

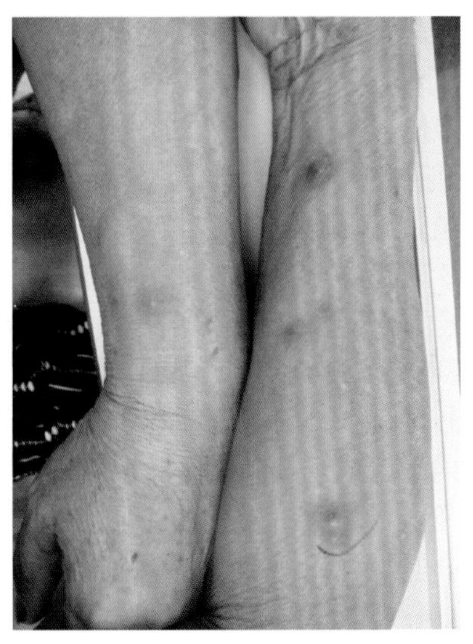

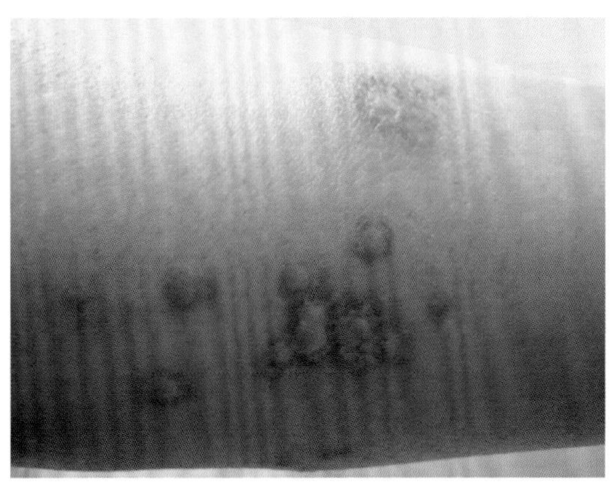

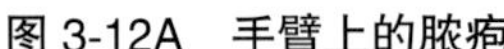

图 3-12A　手臂上的脓疱

图 3-12B　多个密集的脓疱

管炎的表现，但比较轻，主要是表皮内脓疱与轻型白细胞碎裂性血管炎共存是本病的特点。

【治疗】对本病发生在不同的基础疾病中，则应给予针对性的治疗。对严重的脓疱性血管炎可选用复方倍他米松注射液 1ml 深部肌内注射，口服曲安西龙 4~8mg/d 再联合抑制白细胞趋化的药物包括秋水仙碱 0.5mg，每天 2 次，或联合四环素 250mg，每天 3 次等，除上述的联合治疗外，也可选加氨苯砜 25mg，每天 2~3 次，雷公藤多苷 20mg，每天 3 次。比较古老有效的药物，还可适当的选用碘化钾治疗，此药的起始量为 300mg，每天 3 次，耐受后可逐渐增加剂量 600mg，每天 3 次，根据病情的需要，再考虑增减药量。局部皮损可外用金霉素软膏或 0.05% 呋喃西林软膏，大面积皮损可外用雷夫诺尔炉甘石洗剂。

参考文献

[1] MCNEELY M C，JORIZZO J L，SOLOMON A R，et al. Primary idiopathic cutaneous pustular vasculitis [J]. J Am Acad Dermatol，1986，14(5 Pt 2)：939-944.

[2] 罗育武，钟道清，李嘉彦，等 . 脓疱性血管炎 1 例[J]. 中国麻风皮肤病杂志，2008，24(7)：565.

[3] 于聪，李一晗，张建中 . 脓疱性血管炎[J]. 临床皮肤科杂志，2012，41(11)：665-666.

[4] ASANO Y，KAJI K，IDEZUKI T，et al. A case of primary idiopathic cutaneous pustular vasculitis [J]. Acta Derm Venereol，2010，90(4)：420-421.

[5] RAMDIAL P K，NAIDOO D K. Drug-induced cutaneous pathology [J]. J Clin Pathol，2009，62(6)：493-504.

肠 - 伴发皮炎 - 关节炎综合征脓疱性血管炎

(pustular vasculitis associated with bowel associated dermatosis-arthritis syndrome)

【同义名】肠吻合综合征（bowel bypass syndrome）、无肠吻合的肠吻合综合征（bowel bypass syndrome without bowel bypass syndrome）、肠吻合关节炎 - 皮炎综合征（intestinal bypass arthritis dermatitis syndrome）。

【定义】本病是腹泻伴吸收不良，关节炎及皮损为主要的临床特征，发生在行吻合术的患者、肠道手术后出现盲袢的患者、胆胰转流术的患者以及胃肠功能紊乱的患者。

【历史】在20世纪60~70年代，用回肠吻合术治疗肥胖症，行此手术的20%患者出现了一系列的症状，被称为肠吻合综合征。20世纪80年代，开始有学者报道出现在肠道手术后有盲袢的患者或炎症性肠病的患者出现类似的综合征。

【发病机制】本病患者出现肠盲袢时常有细菌繁殖过度，细菌抗原以糖多肽的形式释放入血形成了免疫复合物，沉积于皮肤和滑膜，已证实冷沉淀物含有补体和大肠埃希菌、脆弱拟杆菌和链球菌抗体，用抗生素治疗或手术治疗后痊愈，推测是大肠埃希菌对本病的致病作用。已证实本病患者中性粒细胞的趋化作用增强和循环免疫复合物的致病因素。

【临床症状】本病常有全身症状，并可先于皮损出现，表现为血清病样反应，如发热、寒战、关节痛、肌痛等。本病特征性的皮损是在48小时内发展成丘疹和紫癜样水疱和脓疱，脓疱的直径从0.5~1.5cm大小，常分批出现，或坏死性血管炎的损害，最后中心坏死。皮损可多可少，好发于肢体近端和躯干上部，皮损的分布可能与同形反应有关。皮损可持续2~3周左右，间隔4~6周皮损可复发，皮损复发可呈现疼痛性红斑和皮下结节。常见的皮肤外症状为伴有发热、肌痛、腹泻引起电解质紊乱、草酸钙肾结石、胆结石、缺锌、维生素A缺乏、高尿酸血症和精神异常、腹部疼痛性痉挛、手腕等关节痛或关节炎、腱鞘炎、肝功能异常和肾炎等全身症状，也有雷诺现象。

【组织病理】Delaney（1989）报道本病有白细胞碎裂性血管炎和脓疱性血管炎。Elder在其书中描写认为白细胞碎裂性血管炎常常很少，而皮损表现真皮乳头明显水肿并导致表皮下小水疱的形成，表皮的脓疱形成和坏死，也可见到表浅的真皮间质内大块的中性粒细胞浸润，明显的表现为脓疱性血管炎。大量的核碎裂与Sweet综合征的病理相似。Sunderkotter（2006）对血管炎的分类中将此病放在小血管类中。

【鉴别诊断】丘疹性皮损应与荨麻疹性血管炎和多形性红斑进行鉴别，脓疱性血管炎表现要与播散性淋病奈瑟球菌血症（败血症血管炎）、系统性念珠菌病、亚急性细菌性心内膜炎及白塞综合征进行鉴别，脓疱性损害可能误诊为节肢动物叮咬或毛囊炎。

【治疗】可通过肠短路修正手术或盲袢切除术治愈，系统应用糖皮质激素可缓解皮肤和关节的症状，但不能治愈。目前证实有效地治疗为：对轻型的患者可用四环素250mg，每天3~4次，或多西环素100mg/d，或米诺环素100mg/d，此外，可用秋水仙碱0.5mg，每天2次，氨苯砜25mg，每天2~3次、沙利度胺25mg，每天2次。对重型的患者可用糖皮质激素，任选曲安西龙或甲泼尼龙8~12mg/每晨顿服起效后逐渐减量也可选用环孢素200~300mg/d，或硫唑嘌呤50~150mg/d，或吗替麦考酚酯500mg，每天2次，及肠道修复术。

参考文献

[1] JORIZZO J L，APISARNTHANARAX P，SUBRT P，et al. Bowel bypass syndrome without bowel bypass.bowel associated dermatosis-arthritis syndrome [J]. Arch Intern Med，1983，143(3)：457-461.

[2] ELY P H. The bowel bypass syndrome：a response to bacterial peptidoglycans [J]. J Am Acad Dermatol，1980，2(6)：473-487.

[3] JORIZZO J L，SCHMALSTIEG F C，DINEHART S M，et al. Bowel-associated dermatosis-arthritis syndrome. Immune complex mediated vessel damage increased neutrophil migration [J]. Arch Intern Med，1984，144(4)：738-740.

[4] DELANEY T A, CLAY C D, RANDELL P L. The bowel associated dermatosis-arthritis syndrome [J]. Australas J Dermatol, 2010, 30(1): 23-27.
[5] ELDER D E. Lever's Histopathology of the Skin [M]. 11th ed. New York: LWW, 2015: 485.
[6] SUNDERKOTTER G, SINDRILARU A. Clinical classification of vasculitis [J]. Eur J Dermatol, 2006, 16(2): 114-124.

播散性淋病奈瑟球菌感染性脓疱性血管炎

(pustular vasculitis associated with disseminated gonococcal infection)

【定义】本病又称淋病奈瑟球菌性急性关节炎 - 皮肤病综合征，在播散性淋病奈瑟球菌血症时，有发热、寒战伴多关节炎和游走性关节炎，常见白细胞增高，皮损开始为红斑、丘疹或小水疱，周围有红晕，迅速形成脓疱和大疱，可有出血性或坏死，其典型的皮损为发生在紫癜的基础上的疼痛性的脓疱，数日即愈，留下浅表性小瘢痕。本病属于感染性血管炎。

【临床表现】约有 1%~3% 的淋病患者淋病奈瑟球菌进入血行播散，形成淋病奈瑟球菌血症，其临床表现为急性关节炎 - 皮肤病综合征。本病多发生在妇女经期及妊娠期，在男性则最常见于无症状的感染。本病早期的典型皮肤损害数目很少，皮损开始为瘀点或丘疹，继续发展，为红斑、丘疹或小水疱，周围有红晕，迅速形成脓疱和大疱，可有出血性或坏死，其典型的皮损为发生在紫癜的基础上的疼痛性的脓疱，数日即愈，留下浅表性小瘢痕。本病属于感染性血管炎。皮损主要分布在四肢，往往在肢端和关节周围，必须及时作出诊断及时治疗，否则造成症状明显的化脓性关节炎，会破坏关节，很少见有发热、寒战、多关节痛，关节炎和腱鞘炎常见。常见白细胞增高，很少见的并发症为心内膜炎和脑膜炎，而关节炎和皮肤损害常与本病并发。

【组织病理】可见表皮坏死并伴有表皮和真皮内脓疱，出现中性粒细胞坏死性血管炎，红细胞外溢和血栓形成，很少见微生物，散在坏死性的脓疱是由脓毒性栓塞性的血管炎所组成的。Barnhill(2010) 在播散性的皮损病理切片中发现中性粒细胞碎裂性血管炎，在 Ghersetich 对感染引起的血管炎的分类中属于小血管类。

【治疗】可选用头孢曲松 1g，肌内注射，每 24 小时 1 次，连续 10 天以上；也可静脉注射：按 1g 药物用 10ml 灭菌注射用水溶解，缓缓注入，历时 2~4 分钟。如果静脉滴注：成人 1 次量 1g 或 1 日量 2g，溶于等渗氯化钠注射液或 5%~10% 葡萄糖液 50~100ml 中，于 0.5~1 小时内滴入。也可用大观霉素 2g，肌内注射，每日两次，连续 10 天以上，淋病奈瑟球菌脑膜炎疗程为 2 周，心内膜炎疗程需要 4 周以上。红斑、水疱、脓疱性皮损可外用 1% 金霉素软膏或乳酸依沙吖啶炉甘石洗剂。

参考文献

[1] HOOK E W, HANDSFIELD H H. Gonococcal infection in the adult [M]. New York: McGraw-Hill, 1999: 451-466.
[2] BOLOGNIA J L. Dermatology [M]. 3rd ed. US: Elsevier, 2012: 1381.
[3] BARNHILL R L, CROWSON A N, MAGRO C M, et al. Dermatopathology [M]. 3rd ed. New York: McGraw-Hill, 2010: 431.
[4] GHERSETICH I, JORIZZO J L, LOTTIT, et al. Working classification of vasculitis [J]. Int Angiol, 1995, 14(2): 101-106.
[5] 陈新谦，金有豫，汤光．新编药物学[M]. 17 版．北京：人民卫生出版社，2011：52.

急性泛发性发疹性脓疱性皮病

(acute generalized exanthematous pustulosis, AGEP)

【同义名】脓疱性药物反应(pustular drug reactions)、中毒性脓疱性皮病(toxic pustuloderma)、脓疱性药疹(pustular drug eruption)。

【历史】Tan(1974)报道1例58岁的女性患者，在上呼吸道感染之后，突然在四肢伸侧出现许多伴有红晕的脓疱，考虑本病是溶血性链球菌引起的Arthus反应。

【流行病学】本病是一种少见的药物反应，发病率约为每年1~5例/100万。平均发病年龄在欧洲为50~60岁，而以色列与中国台湾则较年轻10岁左右。儿童也可发病。目前发现有很强的女性发病的倾向。药物是此反应类型的最常见的原因。

【病因】本病主要是感染后用药治疗导致。其主要的致病药物是抗生素，如β内酰胺类抗生素(青霉素类、氨基青霉素、头孢类)及大环内酯类药物最为常见。其次为钙通道阻滞剂(特别是地尔硫䓬)和羟氯喹，再次有卡马西平、对乙酰氨基酚。抗微生物类药如：甲硝唑、异烟肼、特比萘芬、制霉菌素、多西环素、万古霉素、磺胺类、喹诺酮类等。宫地良树等发现在发病的急性期血中免疫复合物升高，用组胺可诱发皮疹，但也有暴露于汞引起的，还有报道是继发于病毒和细菌的感染。本病是由能分泌大量的IL-8、IFN-γ、IL-4、5和GM-CSF的T细胞所介导的，也可由皮损中的角质形成细胞所产生。

【临床症状】此病为一种急性突然发热性药疹，常因使用抗生素引起，许多患者在1天之内即发疹，一般患者潜伏期为11天。

临床症状表现在发疹时常伴有发热，可有面部水肿，皮疹最初表现为猩红热样红斑，皮损表现为100个以上的，直径小于5mm的非毛囊性的小脓疱，迅速播散全身，Nikolsky征可能阳性。黏膜常可受累，但只影响1处，一般为非糜烂性。持续1~4周自然消退，并出现广泛的浅表性的脱屑。本病报道的死亡率为5%。此病在第2次暴露于该药常可复发。

【实验室检查】90%的患者中性粒细胞增高，有时嗜酸性粒细胞也升高。

【组织病理】其组织病理表现为角层下和/或表皮内脓疱，真皮乳头层有大量的中性粒细胞聚集，可伴有白细胞碎裂小血管炎，有时疱内可见少许松解的角质形成细胞，常可见明显的海绵水肿。真皮乳头水肿，偶见表皮下水疱。真皮浅层血管周围有淋巴和组织细胞浸润，伴有很少数到中等的嗜酸性粒细胞和中性粒细胞的浸润，可有血管炎和角质形成细胞坏死，但很少。部分病例可见白细胞碎裂性血管炎的病理变化。

【治疗】本病一般在15天内可自然缓解。本病可外用糖皮质激素制剂和内服抗组胺类药治疗，也可系统用糖皮质激素治疗，对重症患者可用英夫利昔单抗，可迅速阻断脓疱的产生，加速皮疹的消退。

参考英夫利昔单抗对类风湿关节炎的常规用法，静脉输注首次用药量为3mg/kg，然后在首次给药后第2周、第6周及以后每隔8周各给予1次相同的剂量，此法可作为参考。Lernia用环孢素治疗1例迅速获得成功，参考环孢素用于自身免疫性疾病的用法为，初始剂量为每日2.5~5mg/kg，分两次服用；症状缓解后改为最小有效量维持，但成人不应超过每日5mg/kg。

参考文献

[1] STAUGUTON R C, PAYNE C M, HARPER J I, et al. Toxic pustuloderma: a new entity [J]. J R Soc Med, 1984: 77 (Suppl 4): 6-8.

[2] JAMES W D, BERGER T G, ELSTON D M, et al. Andrews'Diseases of the Skin [M]. 12th ed. Elsevier, 2016: 119-120.

[3] ELDER D E. Lever's Histopathology of the Skin [M]. 11th ed. New York: LWW, 2015: 370-371.

[4] MCKEE P H, CALONJIE E, GRANTER S R. 皮肤病理学与临床的联系[M]. 3 版 . 朱学骏,孙建方,译 . 北京:北京大学医学出版社,2007:651-652.

[5] BOLOGNIA J L. 皮肤病学[M]. 2 版 . 朱学骏,王宝玺,孙建方,等,译 . 北京:北京大学医学出版社,2-011:396-397.

[6] BURROWS N P, RUSSELL-JONES R. Pustular drug eruptions: histological spectrum [J]. Histopathology, 1993, 22 (6): 569-573.

[7] HABIF T P. Clinical Dermatology A Color Guide to Diagnosis and Therapy [M]. 6th ed. US: Elsevier , 2-016: 569.

[8] 陈新谦,金有豫,汤光 . 新编药物学[M]. 17 版 . 北京:人民卫生出版社,2011:702-703.

[9] LERNIA V D, GRENZI L, GUARESCHI E, et al. Rapid clearing of acute generalized exanthematous pustulosis after administration of ciclosporin [J]. Clin Exp Dermatol, 2009, 34 (8): 757-759.

[10] 陈新谦,金有豫,汤光 . 新编药物学[M]. 17 版 . 北京:人民卫生出版社,2011:691.

手背部嗜中性皮病

(neutrophilic dermatosis of dorsal hand, NDDH)

【同义名】手背部脓疱性血管炎(pustular vasculitis of the dorsal hand)、肢端的 Sweet 综合征、异型坏疽性脓皮病(atypical pyoderma gangrenosum)。

【历史】Strutton 等(1995)报道 6 例在手背部出现紫色的斑块,组织学表现为真皮乳头水肿,明显的中性粒细胞浸润和白细胞碎裂性血管炎,此临床病理特征以及对糖皮质激素治疗反应好,提示急性发热性嗜中性皮病,虽然作者命名为手背脓疱性血管炎,反映有血管的损伤。Walling(2006)等报道 9 例手背部嗜中性皮病的文章中引用了 Galaria(2000)等介绍 3 个类似的病例,但缺乏白细胞碎裂性血管炎,该作者建议称为手部嗜中性皮病(neutrophilic dermatosis of the dorsal hand, NDDH)作为 Sweet 综合征的局限异型。DiCaudo 和 Connolly (2002)报道 7 例,伴有血管炎而且无系统疾病。关于 Sweet 综合征的另一些报道中,有白细胞碎裂性血管炎的出现,被解释是继发于严重的白细胞浸润,有一些酶、细胞因子的级联所致。在 Walling 的 9 例手背部是中性皮病的报道中 2 例有血管炎(占 22%),在文献中 43 例中 12 例(占 28%)有血管炎。在典型的 Sweet 综合征病例报道中证实有白细胞碎裂性血管炎者占 18%~30%,并发现在晚期的皮损中容易出现血管炎。有争论的意见认为,血管炎的出现是继发的、偶发的。马东来等报道 3 例,也发现其中病程短的血管炎比较轻,病程长的血管炎比较重。Walling 提出不管手背部嗜中性皮病和 Sweet 综合征这两者有无血管炎,该作者同意 Galaria 的意见,即 NDDH 是 Sweet 综合征的亚型。

【临床表现】主要发生在手背的红色斑块,有压痛和触痛,最早的描写本病在临床、组织病理上与 Sweet 综合征是相似的,此外组织病理表现有中性粒细胞的浸润和血管壁坏死,并有纤维蛋白样物质沉积,构成白细胞碎裂性血管炎,但本病并无脓疱性血管炎,其皮损也偶有水疱或脓疱，也有的皮损发生溃疡，类似表浅性的坏疽性脓皮病，但本病常伴发感染性疾病，发热伴发骨髓增生异常综合征或白血病，有反复发作的情况，对糖皮质激素的治疗反应好，所以认为本病与 Sweet 综合征关系密切。

【实验室检查】可有白细胞增多，中性粒细胞增高，血沉加快，C 反应蛋白水平升高。

【组织病理】表皮角化过度，基层细胞内和细胞间水肿，真皮浅层明显水肿，乳头水肿有致密的中性粒细胞浸润和核尘，小血管壁增厚，有大量的纤维蛋白样物质沉积，少数有白细胞碎裂性血管炎。

【治疗】本病可局部外用糖皮质激素软膏或 0.1% 他克莫司软膏，有破溃者可用 1% 金霉素软膏，系统用药一般对糖皮质激素反应好，对有全身症状的皮损严重的患者，可选择复方倍他米松注射液 1ml（含二丙酸倍他米松 5mg 及倍他米松磷酸钠 2mg），肌内注射，同时口服曲安西龙 4~8mg/d 和氨苯砜 25mg，每天 2~3 次，或秋水仙碱 0.5mg，每天 2~3 次。也可加用四环素 250mg，每天 3 次，一旦皮损和全身症状消退，则逐渐减量，巩固 3~4 周根据具体情况停药。马东来对 1 例用泼尼松 30mg/d 口服 1 周皮损基本消退，逐渐减量至停药随访未复发。第 2 例用雷公藤多苷 60mg/d 口服治疗 1 周皮损好转减量至 30mg/d，继续用药 3 周，皮损完全消退，雷公藤多苷逐渐减量至停药。对第 3 例用 5% 碘化钾溶液 5ml，每日 3 次口服维生素 C 100mg，每天 3 次，安络血 2.5mg，每天 3 次，芦丁 20mg，每天 3 次，治疗 4 周后皮损基本消退，停药后随访 4 年无复发。

参考文献

[1] STRUTTON G, WEEDON D, ROBERTSON I. Pustular vasculitis of the hands [J]. J Am Acad Dermatol, 1995, 32(2 Pt 1): 192-198.

[2] WALLING H W, SNIPES C J, GERAMI P, et al. The relationship between neutrophilic dermatosis of the dorsal hand and Sweet syndrome [J]. Arch Dermatol, 2006, 142(1): 57-63.

[3] GALARIA N A, JUNKINS-HOPSKINS J M, JAMES W D. Neutrophilic dermatosis of the dorsal hands [J]. J Am Acad Dermatol, 2000, 43(5 Pt 1): 870-874.

[4] DICAUDO D J, CONNOLLY S M. Neutrophilic dermatosis (pustular vasculitis) of the dorsal hand [J]. Arch Dermatol, 2002, 138(3): 361-365.

[5] WEENIG R H, BRUCE A J, MCEVOY M T, et al. Neutrophilic dermatosis of the hands [J]. Int J Dermatol, 2004, 43(2): 905-102.

[6] MALONE J C, STONE S P, WILLS-FRANK L A, et al. Vascular iflammation (vasculitis) in Sweet syndrome: a clinicopathologic Study of 28 biopsy Specimens from 22 patients [J]. Arch Dermatol, 2002, 138(3): 345-349.

[7] 马东来，张涛，刘跃华，等. 手部嗜中性皮病[J]. 临床皮肤科杂志，2007，36(11)：682-683.

原发性混合性冷球蛋白血症性紫癜

(essential mixed cryoglobulinaemia purpura)

【同义名】Ⅱ型或Ⅲ型冷球蛋白血症（typeⅡ or type Ⅲ cryoglobulinemia）、原发性混合性冷球蛋白血症（idiopathic mixed cryoglobulinemia）、冷球蛋白血症性紫癜（cryoglobulinemic purpura）、原发性冷球蛋白血症性血管炎（essential cryoglobulinemic vasculitis）。

【定义】冷球蛋白是一种在低温下可以沉淀的免疫球蛋白，它可分为三个亚型，其中Ⅱ型和Ⅲ型冷球蛋白血症（混合冷球蛋白）可出现血管炎的症状。血液循环中有冷球蛋白的患者中只有 15% 是由冷球蛋白血症性血管炎所致的症状。它主要累及皮肤、周围神经系统和肾脏。

【历史】Wintrobe 和 Buell(1933)发现 1 例多发性骨髓瘤的患者,其血清遇冷出现沉淀,Lemer(1947)将此种可沉淀的蛋白命名为冷球蛋白。Meltzer(1966)首次报道“原发性”冷球蛋白血症,并描述其临床表现有紫癜、关节痛、无力、肾脏损害的四联症。Brouet(1974)将冷球蛋白分为 3 型,见表 3-1,该作者同时描述了混合型冷球蛋白血症的临床综合征,并指出本病与慢性肝炎相关,至 1989 年人们发现丙肝病毒感染与混合型冷球蛋白血症相关时,则发现 70%~90% 的所谓“原发性”冷球蛋白血症均由丙肝病毒感染所致。

表 3-1　冷球蛋白的分类

亚型	分子组成	并发症	病理生理	临床症状
Ⅰ	单克隆 IgM 或 IgG	浆细胞病 淋巴增生性疾病	血管阻塞	雷诺现象 网状紫癜 坏疽、肢端发绀
Ⅱ	抗多克隆 IgG 的单克隆 IgM(>IgG)	丙肝病毒感染 HIV 感染、自身免疫性疾病、淋巴增生性疾病	血管炎	可触性紫癜、关节痛 外周神经病、肾小球肾炎
Ⅲ	多克隆 IgM 抗 IgG			

【流行病学】混合型冷球蛋白血症的发病率与地域不同有关,这可能与当地丙肝病毒的感染率不同有关。丙肝病毒感染的患者中超过 50% 的患者伴有冷球蛋白血症,而这些冷球蛋白血症的患者约 5% 的患者可发生冷球蛋白血症性血管炎。欧洲南部比北欧或北美发病率高。西班牙西北部发病率 4.8 例 /100 万。

【发病机制】冷球蛋白血症性血管炎与特异性感染、自身免疫性疾病和淋巴增生性疾病相关。原发性混合型冷球蛋白血症伴有丙肝病毒感染者占 70%~90%,另有 5% 的患者与乙肝病毒相关。25% HIV 感染者的血液中可检测到混合型的冷球蛋白,但这些患者发展成冷球蛋白血症性血管炎的比例尚不清楚,混合型冷球蛋白血症的患者同时与一些自身免疫性疾病相关。

冷球蛋白血症性血管炎是由循环冷球蛋白形成的免疫复合物沉积在血管壁所致并伴有补体的沉积。Agnello 研究表明,血管壁和皮损处发现丙肝病毒与 IgM、IgG 抗体相关,多数丙肝病毒感染者的 Bcl-2 基因重排,后者是一个具有抗细胞凋亡特性的原癌基因,此基因的激活随后导致 B- 淋巴细胞增生和产生冷球蛋白。

【临床症状】

1. 皮损表现　主要表现为双下肢可触性紫癜与瘀斑(图 3-13)、皮下结节,偶见荨麻疹、网状青斑、坏死、血疱和溃疡。病程缓慢,本病并不是寒冷所诱发,与Ⅰ型冷球蛋白血症中由血

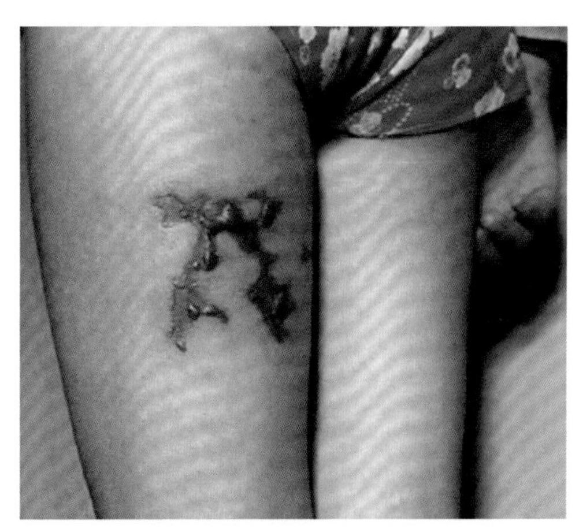

图 3-13　大腿上紫癜与瘀斑

管闭塞所引起的皮损相反。

2. 系统症状　有关节炎或关节痛者占 70%，40% 为外周神经病（一般为感觉神经），30% 为胃肠道疾病或肝炎，膜性增生性肾小球肾炎占 25%，Keller 报道此病可与系统性硬皮病伴发。

3. 本病约有一半为良性，但 1/3 的病例可发生肝或肾衰竭，15% 的病例可发展成恶性，通常是 B 细胞淋巴瘤，也有少数发展成肝癌或甲状腺癌。

【实验室检查】疾病发作期要多次检查血清中冷球蛋白，送往实验室检验时需要保持 30℃以上的温度，最好保持 37℃，特别在前 15 分钟。70% 可查出类风湿因子，20% 可查出抗核抗体，在混合性冷球蛋白血症的患者中，15% 以上的患者伴有单克隆丙种球蛋白病，同时还应作乙型肝炎病毒和丙型肝炎病毒和 HIV 血清学的检测。

【组织病理】本病高起性紫癜损害的病理表现为白细胞碎裂性血管炎，Elder 与 Ghersetich 提出本病属于小脉管的血管炎，直接免疫荧光检查，可见真皮乳头层内 IgM 及 C3 为主的沿着血管壁呈颗粒状沉积。

【鉴别诊断】应当与所有的小血管炎和中等大小的血管炎进行鉴别，血中检测到冷球蛋白则可确定诊断。

【治疗】首先要治疗潜在性的疾病，丙型肝炎相关性混合型冷球蛋白血症可应用干扰素 -α 治疗，但干扰素可诱发或加重外周神经病，因此，如有外周神经病的患者，要避免用此药。其他可用双嘧达莫（dipyridamol）25mg，每天 3 次，或利巴韦林（ribavirin）200mg，每天 3 次进行治疗，也可试用秋水仙碱 0.5mg，每天 2~3 次。对有严重肾脏损害者可用血浆置换或免疫抑制剂，如环磷酰胺（CTX）。对有严重内脏损害的患者可用糖皮质激素与免疫抑制剂联合治疗。免疫抑制剂似乎不会影响丙型肝炎病毒的感染及肝脏损害的进展。有报道用静脉注射免疫球蛋白（IVIG）治疗严重的冷球蛋白血症性血管炎有效。Sneller 使用利妥昔单抗（CD20 单克隆抗体，也是一种 B 细胞清除抗体）治疗难治的丙型肝炎相关性冷球蛋白血症及顽固性丙型病毒阴性的混合性冷球蛋白血症取得良效。有关利妥昔单抗的用法为 375mg/m^2 用生理盐水稀释到 1mg/ml 后摇匀静脉缓慢注射，每周 1 次，4~8 次为 1 个疗程。部分患者对此药有过敏，因此在用药前 30~60 分钟可给予抗组胺药预防，此法是用于治疗肿瘤的用法及用量，也可参考本书中的肉芽肿性血管炎一节。

参考文献

[1] FIORENTINO D F. Cutaneous vasculitis [J]. J Am Acad Dermatol，2003，48(3)：311-340.

[2] BOLOGNIA J L. 皮肤病学[M]. 2 版 . 朱学骏，王宝玺，孙建方，等，译 . 北京：北京大学医学出版社，2-011：453-455.

[3] AGNELLO V，ABEL G. Localization of hepatitis C virus in cutaneous vasculitis lesions with type Ⅱ cryoglobulinemia [J]. Arthritis Rheum，1997，40(11)：2007-2015.

[4] MARY KELLAR. Vasculitis developments in diagnosis and treatment [M]. New York：Hayle Medical，2015：124-129.

[5] CARLSON J A，NG B T，CHEN K R. Cutaneous vasculitis update：diagnostic criteria，classification，epidemiology，etiology，pathogenesis，evaluation and prognosis [J]. Am J Dermatopathol，2005，27(6)：504-528.

[6] JAMES W D，BERGER T G，ELSTON D M，et al. Andrews'Diseases of the Skin [M]. 12th ed. Elsevier，2016：832.

[7] ELDER D E. Lever's Histopathology of the Skin [M]. 11th ed. New York: LWW, 2015: 257-258.
[8] GHERSETICH I, JORIZZO J L, LOTTI T, et al. Working classification of vasculitis[J]. Int Angiol, 1995, 14(2): 101-106.
[9] FERRI C, GIUGGIOLI D, CAZZATO M, et al. HCA-related cryoglobulinemic vasculitis: an update on its etiopathogenesis and therapeutic Strategies [J]. Clin Exp Rheumatol, 2003, 21 (6 Suppl 32): S78-S84.
[10] SNELLER M C, HU Z, LANGFORD C A. A randomized controlled trial of rituximab following failure of antiviral therapy for hepatitis C virus-associated cryoglobulinemic vasculitis[J]. Arthritis Rheum, 2012, 64(3): 835-842.
[11] 陈新谦, 金有豫, 汤光. 新编药物学[M]. 17 版. 北京: 人民卫生出版社, 2011: 702.

(二) 中、小脉管

显微镜下多血管炎
(microscopic polyangitis, MPA)

【同义名】显微镜下多动脉炎(microscopic polyarteritis)、显微镜下结节性多动脉炎(microscopic polyarteritis nodosa)、ANCA 相关的白细胞碎裂性血管炎，过去所称的“变应性系统性血管炎”现在应当称为 MPA。

【定义】本病是一种系统性小血管性血管炎，其特征常伴有新月体的局限性坏死性肾小球肾炎。本病血管炎的基本病变为白细胞碎裂和坏死，且常呈节段性，而与肉芽肿形成无关，偶可影响中等大小的血管，而与结节性多动脉炎难以鉴别。本病根据美国风湿病协会的分类意见，认为显微镜下多血管炎不是单一的疾病，大多数此类患者均被诊断为结节性多动脉炎或坏死性肉芽肿性血管炎，而在 Chapel Hill 大会的分类上，将该病描述为累及小血管及中等大小血管的坏死性血管炎，此类患者常伴有肾小球肾炎和肺部毛细血管炎。

【历史】Wohlwill(1923)首次描述，Davson，Ball 和 Platt(1948)将本病与经典的结节性多动脉炎区分开，并称为“显微镜下结节性多动脉炎”。1982 年发现 ANCA，随后发现肾小球肾炎与肺出血与之相关，在 Chapell Hill(1994)血管炎共识会上，提出本病不仅仅是动脉和微动脉受累，毛细血管、小静脉和静脉均可受累，故将本病命名为显微镜下多血管炎。

【流行病学】显微镜下多血管炎的发病率为 3~34/100 万，因为许多病例被诊断为结节性多动脉炎或其他类型的血管炎，因此准确预测本病的发病率比较困难。本病男性发病率高于女性，平均发病年龄为 57 岁，65~74 岁是发病的高峰。

【发病机制】本病的确切病因与发病机制尚不明确，一般认为本病为原发性疾病。与结节性多动脉炎不同，本病的发病与乙肝病毒的感染无关，药物和环境的暴露可能是本病的诱发因素之一。ANCA 在本病的发病机制中起重要作用(见血管炎发病机制总论 ANCA 一节)。本病血管炎的基本病变为白细胞碎裂性和坏死性血管炎，而且常呈节段性，与肉芽肿形成无关，偶尔影响中等大小血管，此时与结节性多动脉炎鉴别困难。由于本病也同时影响小静脉和毛细血管，因此称为多血管炎比称多动脉炎更确切。

【临床症状】本病多见于男性，男女之比为 1.8∶1，初起主要表现为发热、体重减轻、关节痛、肌肉痛和咽喉痛等全身症状。最常见的临床特征是肾病(约 90% 的患者受累)，结节性多动脉炎表现为肾脏梗死和动脉瘤，而显微镜下多血管炎的基本病理变化为微量免疫性新月体性坏死性肾小球肾炎，其特点是急进性的肾小球肾炎，表现为血尿、蛋白尿和肾功能不全。不经治疗者急剧恶化致急性少尿性肾衰竭，可伴轻度高血压。约 1/3 的患者肺受累，表现咳嗽、咯血、胸膜炎、呼吸困难和哮喘，胸片变化多端，示胸腔积液，间质性肺纤维化，10% 的患者可导致严重的肺泡出血，但无肉芽肿性组织反应。其他系统如胃肠道、中枢神经系统、浆膜和关节腔表面也可受累，但不常见。严重的临床并发症主要是肾脏和肺部病变。35% 的患者主要表现为外周神经病或多发性单神经炎。上呼吸道也受累，其发生率远低于其他 ANCA 相关性血管炎。约 50% 的患者可累及皮肤，表现为可触及的紫癜和碎片状出血，并可形成溃疡、坏死和网状青斑。与结节性多动动脉炎不同，本病容易复发，复发率约 1/3 左右。平均缓解期为 2 年，复发时的临床表现类似于初发症状，一般较轻，但可累及新的器官。

【实验室检查】白细胞计数、血沉、C 反应蛋白均增高和 α1 及 α2 球蛋白增高，可见正常血红蛋白性红细胞性贫血、白细胞增多伴中性粒细胞增多和血小板增多、嗜酸性粒细胞增多，部分患者类风湿因子和抗核抗体阳性，HbsAg、补体阴性。几乎均有显微镜下血尿，90% 有蛋白尿，多数血肌酐增高，近 50% 的患者还有类风湿因子和免疫复合物阳性，75% 患者抗中性粒细胞抗体（ANCA）阳性，60% 抗 MPO 抗体阳性，30% 抗 PR3 抗体阳性，即 P-ANCA 比 C-ANCA 更多见。

【组织病理】白细胞碎裂性血管炎主要累及毛细血管、微静脉、微动脉，偶尔可见到中等口径小动脉的坏死性血管炎，偶尔经典的结节性多动脉炎是存在的。Cockerell 提出此病是小脉管的血管炎，其小动脉容易受累，但毛细血管后静脉和毛细血管是常常受累的，中性粒细胞的炎性浸润导致血管的纤维蛋白样坏死、红细胞外溢。本病的 肾脏活检显示节段性、血栓性、坏死性肾小球肾炎，肾小球基底膜常破裂伴有毛细血管增生，呈新月体肾炎，几乎见于全部肾活检的标本，肾小球免疫复合物沉积呈阴性或稀少。病理中无肉芽肿性炎症的证据。Patterson 在少见的结节性损害中可见到大量混合炎症细胞的浸润。

【诊断与鉴别诊断】

1. 本病的诊断标准

(1) 病理表现为阶段性坏死性和新月体性肾小球肾炎。

(2) 伴有肾外的小血管炎。

(3) 病理无肉芽肿性改变。

(4) 无哮喘。

2. 与皮肤小血管炎的鉴别　早期尚无内脏损害，而只是皮肤的可触性紫癜时很难鉴别。

3. 与结节性多动脉炎的鉴别　结节性多动脉炎的皮损表现为结节、网状青斑，肾脏改变为缺血性肾小球损害，无肺出血，有周围神经炎及多发性神经炎，有 HBV 感染，ANCA 阳性少见（20%，C-ANCA 为主），主要侵犯中小口径的肌性动脉。

4. 与 Wegener 肉芽肿的鉴别　Wegener 肉芽肿有不规则的发热和上、下呼吸道的坏死性肉芽肿性炎症，有肺出血和肾脏病变，其标记性 ANCA 以 C-ANCA 为主，与 PR3 抗体密切相关，皮损病理显示白细胞碎裂性血管炎和坏死性肉芽肿改变。

5. 与 Churg-Strauss 综合征鉴别　Churg-Strauss 综合征发生在哮喘和过敏性鼻炎之后，发生肉芽肿性血管炎，嗜酸性粒细胞明显增高，有的嗜酸性粒细胞比例高达 80%，病理显示嗜酸性粒细胞浸润，血管外肉芽肿形成，可累及小到中等大小的血管的坏死性血管炎。

【治疗】本病的治疗与其他 ANCA- 阳性的小血管性血管炎相类似，可系统应用糖皮质激素和细胞毒类药物。对损害比较局限的可用磺胺甲基异噁唑 - 磺胺苄胺嘧啶（SMZ-TMP）与糖皮质激素联合应用，根据病情选择用量。对泛发性无器官受累危险的患者，可用氨甲蝶呤与泼尼松 1mg/（kg·d）联合应用。有关氨甲蝶呤的用法为：一般每周 2.5mg，1 次 /12h，连续 3 次，或 2.5mg 隔 2 日 1 次。

本病进展快、病情严重，一般开始用按泼尼松的量 1mg/（kg·d）或曲安奈德 1 支（50mg）肌内注射，如果有内脏受累（肾脏、肺、神经）则要用糖皮质激素联合免疫抑制剂治疗，可选用环磷酰胺（每月 0.5~1.0g/m^2）静脉冲击疗法，或口服 2mg/（kg·d），疗程 6 个月。其他的免疫抑制剂如（氨甲蝶呤、硫唑嘌呤、麦考酚酯）可用于维持治疗或用于轻型病例。对难治的患者可用 IVIG 和抗 TNF 制剂英夫利昔单抗（infliximab）或依那西普治疗，其具体用法可参考急性泛发性发疹性脓疱性皮病一节。本病容易复发，5 年存活率约 75%，7 年存活率 62%。

参考文献

[1] GONZALEZ-GAY M A，GARCIN-PORRUA C. Systemic vasculitides [J].Best Pract Res Clin Rheumatol，2002，16（5）：833-845.

[2] FIORENTINO D F，Cutaneous vasculitis [J]. J Am Acad Dermatol，2003，48（3）：311-340.

[3] ELDER D E. Lever's Histopathology of the Skin [M]. 11th ed. New York：LWW，2015：247-249.

[4] COCKERELL C. Dermatopathology [M]. London：Springer，2014：72.

[5] PATTERSON J W. Weedon's Skin Pathology [M]. 4th ed. US：Elsevier，2016：242-243.

[6] GAYRAUD M，GUILLEVIN L，IE TOUMELIN P，et al. Long-term followup of polyarteritis nodosa，microscopic polyangiitis and Churg-Strauss syndrome：analysis of four prospective trials including 278 patients [J]. Arthritis Rheum，2001，44（3）：666-675.

可卡因相关的血管炎

(cocaine-associated vasculitis)

【病因】本病是可卡因、麦角衍生物和其他拟交感神经药（苯丙胺、麻黄碱）所导致的血管异常，可能有多种因素参与了疾病的发生。Neynaber（2008）报道滥用可卡因之后出现 PR3-ANCA 阳性坏死性多器官的血管炎。在美国研究发现约 30% 市售的可卡因含有左旋咪唑，而在意大利这一比例为 100%，左旋咪唑与瘀斑样紫癜和坏死有关，皮损好发于耳部皮肤，左旋咪唑还能导致粒细胞缺乏和 C-ANCA 阳性。因此目前尚未明确，非成瘾性食用可卡因的血管炎损害是由可卡因或是左旋咪唑所导致或两者共同引起。

【临床症状】皮肤表现为典型的白细胞碎裂性血管炎的损害有荨麻疹性血管炎、急性泛发性发疹性脓疱病，多发性皮肤坏死、慢性皮肤溃疡、口腔水疱、红斑、可触性紫癜、结节、溃疡等，甚至鼻腔、咽喉发生溃疡，以及类似结节性多动脉炎发生在中等血管的血管炎。用可卡因的患者会出现更多范围的皮肤血管炎和累及肾、肺和睾丸的系统血管炎及 ANCA 阳性血管炎综合征。这些患者的皮肤损害与白细胞碎裂性血管炎的损害相似，但比白细胞碎裂性血管炎出现瘀斑和皮肤坏死的概率明显增高，美国约有 30% 的市售可卡因含有左旋咪唑，而左旋咪唑与瘀斑样紫癜和耳垂皮肤坏死相关。左旋咪唑可导致粒细胞缺乏症和 C-ANCA 阳性的血管炎，比真正的 Wegener 肉芽肿性血管炎的 PR3-ANCA（C-ANCA）滴度高。

但本病患者 C-ANCA 滴度会影响到人中性粒细胞弹性蛋白酶（HNE-ANCA），Wegener 肉芽肿和显微镜多血管炎患者与可卡因相关的血管炎不同，其 HNE-ANCA 呈阴性。

【治疗】对系统性血管炎的患者均应询问用药史，特别是否用过可卡因并出现粒细胞缺乏和皮肤坏死的患者，或对血管炎的常规治疗无效时要进行毒理学的筛查。早期发现及时停用可卡因，同时应用糖皮质激素或免疫抑制剂治疗可使病情逐渐缓解。

参考文献

[1] NEYNABER F, MISTRY-BURCHARDI N, RUST C, et al. PR3-ANCA positive necrotizing multiorgan vasculitis following cocaine abuse [J]. Acta Derm Venereol, 2008, 88(6): 594.

[2] GHERSETICH I, JORIZZO J L, LOTTI T, et al. Working classification of vasculitis[J]. Int Angiol, 1995, 14(2): 101-106.

[3] JAMES W D, BERGER T G, ELSTON D M, et al. Andrews'Diseases of the Skin [M]. 12th ed. Elsevier, 2016: 841.

[4] ZHU N Y, LEGATT D F, TURNER A R, et al. Agranulocytosis after consumption of cocaine adulterated with levamisole [J]. Ann Inter Med, 2009, 150(4): 287-289.

结节性多动脉炎
(polyarteritis nodosa, PAN)

【同义名】结节性动脉周围炎（periarteritis nodosa）(1885)、结节性全动脉炎（panarteritis nodosa）(1903)。

【定义】此病主要侵犯中、小肌性动脉的节段性坏死性多系统性血管炎，有作者提出此病主要侵犯中等大小的动脉，而不侵犯静脉或淋巴管，血清 ANCA 为阴性。此病有两种类型即系统型和皮肤型，多数有系统症状，20%~30% 的患者仅有皮肤症状，称为皮肤型结节性动脉炎。

【历史】Kussmaul 和 Maier(1866) 首先描述一种累及多器官的综合征，并命名“结节性动脉周围炎”，炎症主要累及类似肝动脉和冠状动脉大小的动脉。Farrrari(1903) 认为有多血管的累及，并发现炎症不仅在动脉的周围，而且是动脉壁全层性炎症，遂将本病的病名修正为“结节性多动脉炎”。最初并未发现累及小脉管（即肾小球肾炎），最近认为本病包括小到中等大小血管的病变。1931 年又发现了仅侵犯皮肤的类型，称之为皮肤型结节性多动脉炎。

【流行病学】本病的发病率为 4~16/100 万，也有报道其发病率为 4.6~4.9/100 万，男性的发病率是女性的 4 倍。本病可发生于任何年龄，但主要累及中、老年，平均 45 岁，皮肤型病例占总病例的 10%，在儿童中皮肤型最为常见。

【发病机制】本病的发病可能与感染性疾病相关，7% 的经典型结节性多动脉炎患者的发病，可能由乙肝、丙肝病毒感染所诱发。皮肤型结节性多动脉炎的发病可能和其他的感染相关。如链球菌（特别在儿童）、结核分枝杆菌、细小病毒 B19 和 HIV 病毒。与经典型和皮肤型结节性多动脉炎均相关的炎症性疾病，包括炎症性肠病、系统性红斑性狼疮、干燥综合征、混合型冷球蛋白血症、Cogan 病、类风湿关节炎、家族性地中海热、毛细胞白血病；也可能与多种抗原血症相关。

本病的皮肤直接免疫荧光检查显示：真皮脉管壁有免疫复合物沉积引起的Ⅲ型变态反应，还可能与动脉分支点的垂直刺激力（sheer stress）增加，导致内皮细胞炎症因子的上调有关，在这些垂直刺激力部位的内膜中有很多巨噬细胞，这使此动脉分支点的内皮细胞易受炎症伤害，有的学者认为系统型的有免疫学机制的参与，皮肤型的无免疫学的参与，也不累及小动脉的分叉部位。

【结节性多动脉炎的分型】

1. 系统型

(1) 本病的 10 项诊断标准

1）网状青斑。

2）多形核白细胞动脉炎。

3）小腿疼痛 / 肌痛 / 软弱无力。

4）单发或多发神经病变。

5）乙肝病毒血清学阳性。

6）体重下降大于 4kg。

7）睾丸疼痛 / 压痛。

8）舒张压大于 90mmHg。

9）BUN/Cr 比值上升。

10）动脉显影异常。

(2) 临床表现：患者多为男性，有统计男性患者 4 倍多于女性。好发年龄在 20~60 岁之间，平均年龄为 45 岁。所累及的血管以中、小口径的肌性动脉为主，类似于肝动脉、冠状动脉和皮下组织的动脉口径，因而涉及全身所有系统。由于血管病变所产生的局部循环障碍、缺血、血栓形成、管壁破裂导致多种临床表现，起病急缓不一。

患者常以发热、乏力、体重减轻、肌痛、关节痛、恶心、腹痛等起病，继而出现某些器官受累的症状。心血管受累，出现高血压、心动过速，肾脏累及常见肾动脉病变梗死的缺血性肾小球损害，比较少见的是局灶性节段性坏死性肾小球损害，表现为血尿、蛋白尿、氮质血症。肾脏病变是本病最常见的死因。也常见肝大、黄疸、淋巴结病变、白细胞增高；其次是心肌梗死、心包炎、心包积血、充血性心力衰竭、急性主动脉炎、肾小球硬化，常表现为足下垂的多发性单神经炎可作为本病诊断的重要标记。累及脑膜、脊椎和颈动脉可导致偏瘫和惊厥及各种出血症状，亦可发生周围神经炎；有的可发生视乳头水肿，视神经萎缩、角膜炎、角膜溃疡及巩膜结节，肠道受累则发生剧烈腹痛、便血、肠梗死等症状。在男性患者中，特别合并乙肝病毒感染者容易发生睾丸炎。脑血管意外是本病的一种少见的并发症，它的发生与血栓性微血管病或脉管性动脉梗死相关，但极少侵犯肺和脾。

约 50% 左右的患者有多种皮肤表现，其最突出的有诊断意义的皮损为疼痛的 5~10mm 直径大小的皮下结节，结节的皮肤表面微红，常有疼痛，可有搏动性，结节可单发或成群的沿着血管分布，结节可破溃，坏死后纤维化愈合的血管局部可导致皮内血肿或瘀斑，好发于下肢，多见于膝下、小腿伸侧与足背。严重者足趾末端可发生周围坏疽。此外有网状红斑、丘疹、出血、大疱、急性栓塞及“鸟眼”状溃疡及瘢痕性损害。

本病的病程不定，一般 6 个月到 1 年，但有些病例反复发作可达数年。本病如果不治疗 5 年存活率只有 13%，往往死于肾衰或心血管或胃肠道的并发症。有肾小球硬化、高血压及侵犯腹部者，预后差，25% 死于肾衰竭，脑或腹部出血、心肌梗死、心力衰竭或反复感染。

(3) 实验室检查：血常规可见进行性正红细胞贫血。白细胞增高，有的可达到 40 000/mm^3，70% 的病例，中性粒细胞增多。常有嗜酸性粒细胞增多，血小板也增多，但也可发生白细胞减少淋巴细胞相对增多。血沉加快，C反应蛋白升高，可有高球蛋白血症（包括γ-球蛋白血症和冷球蛋白血症），γ-球蛋白和α1和α2球蛋白增高，白蛋白减少，类风湿因子可阳性，肾脏受累时70%的患者有蛋白尿、血尿、管型。常规血管造影或磁共振血管造影发现微动脉瘤时，则高度提示系统性结节性多动脉炎的可能。本病可与系统性硬皮病并发。

ANCAs在典型的结节性多动脉炎中少见（如果存在时，最常见的是P-ANCA）。

（4）组织病理：真皮与皮下组织交界处及皮下组织中，可见小动脉的炎症性坏死性闭塞性全层性动脉炎，伴有灶性脂膜炎的改变。根据不同的病期，动脉的变化也不同。

1）早期的损害：显示纤维蛋白样物质沉积的动脉壁的退行性变。弹力膜的内膜外膜部分达到完全破坏，可形成动脉瘤，破裂时血管周围有出血。动脉壁和动脉壁周围有大量核碎裂的中性粒细胞浸润，虽然也常混有嗜酸性粒细胞。

2）中期的炎症变化：在动脉坏死区内及其周围有以中性粒细胞为主的致密炎细胞浸润，也可有嗜酸性粒细胞、单核细胞的浸润。受累的动脉腔有血栓形成（图3-14），坏死的血管壁被肉芽组织所代替，内膜增殖使管腔部分甚至全部闭塞，可见出血和溃疡（图3-15）。

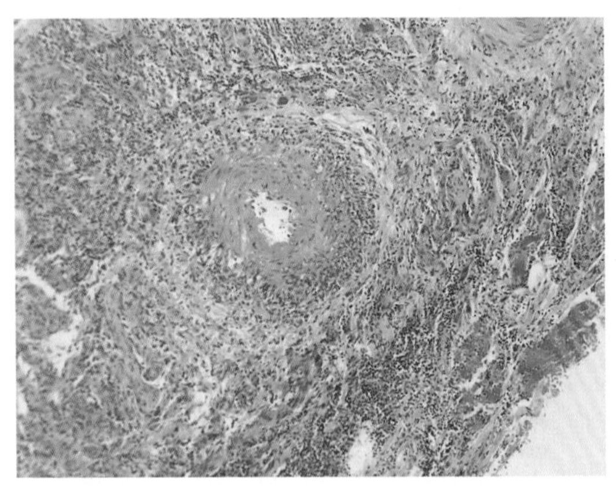

图3-14　受累的动脉管腔内血栓形成

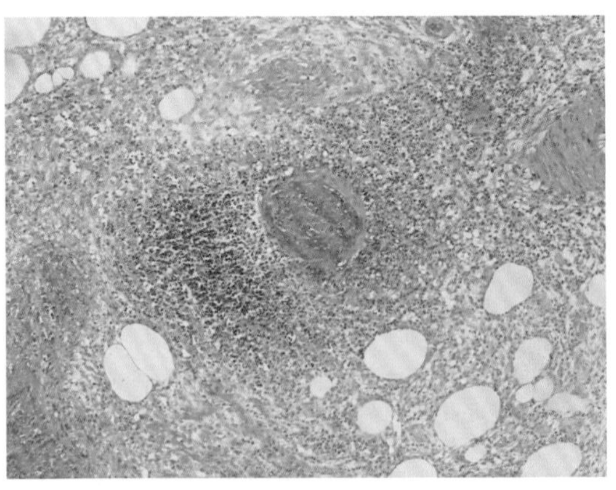

图3-15　管腔全部闭塞、出血和溃疡

3）晚期的损害：毁坏的血管壁被纤维组织所代替，管腔缩小、闭塞或再通。

4）形成期：即坏死的血管壁被肉芽组织所代替，部分病例直接免疫荧光检查可见C3、IgM和纤维素沉积在血管壁。

2. 皮肤型

（1）临床表现：皮肤型PAN是一种仅限于皮肤的亚型，约占PAN患者总数的10%，患者可能有轻度的系统症状，可有发热、关节痛、关节周围肿胀及红斑、肌痛和外周神经病变，如侵犯肢体的周围神经，表现为轻度压痛、麻木或麻痹。慢性良性病程，此型是否为结节性多动脉炎的早期表现，还是该病的局限型，尚有争议。皮肤的表现为真皮和皮下结节，直径为0.5~2cm，一般比其他下肢结节性皮肤病的结节小，数目不定，结节可单发或群发，成群的结节多发生在网状青斑处。结节表面成淡红色或鲜红色，常有触痛、压痛和自发痛，结节质硬，可沿着血管发生，持续1~2周或更久而消失。由于侵犯局部血管，局部组织缺血产生瘀斑、坏死或溃疡。其边缘不整，周围常有网状青斑围绕。最常分布于足、踝部附近，并向心性的扩展至大腿、臀、上肢和手部，偶发于躯干、头、面部及肩，两侧发生，但不对称。

【诊断与鉴别诊断】

1. 诊断　经典型PAN的诊断需要满足以下条件：①特征性皮肤损害，皮下结节和网状青斑；②常有多系统受累(皮肤、肌肉、神经、肾脏或睾丸)；③多项实验室检查异常，如白细胞、中性粒细胞和血小板均增高，正红细胞性贫血，血沉快，C反应蛋白增高，血清γ-球蛋白增高，HBsAg阳性，高丙球蛋白血症，冷球蛋白血症，血尿、蛋白尿、管型尿等；④皮肤、神经、肌肉、肾组织活检显示中、小动脉的炎症是坏死性、阻塞性全层动脉炎，血管造影术发现有血管壁的动脉瘤性扩张。

2. 鉴别诊断　经典型PAN与显微镜下多血管炎的鉴别见表3-2。与Wegener肉芽肿病和Churg-Strauss综合征的鉴别：如果患者伴有肺出血和肾小球肾炎，同时在血液循环中检测出ANCA，此点与PAN是不同的。

表3-2　经典型PAN与显微镜下多血管炎的鉴别

临床特征	经典型PAN	显微镜下多血管炎
血管造影微血管瘤	有	无
急进性肾炎	无	有
肺出血	无	有
肾血管性高血压	有(10%~33%)	无
周围神经病变	有(50%~80%)	有(10%~20%)
乙肝血清学检查阳性	不常见	无
血清ANCA	极少	常有
复发	极少	常有

【治疗】

1. 系统型PAN的治疗　应首选糖皮质激素[按泼尼松的量1~2mg/(kg·d)]进行治疗，并停用可疑药物，根据病情轻重不同，再斟酌用量，一般平均3~6个月后，随缓解的程度可适当减量至10~20mg/d，以后可长期维持或隔日口服，至少1年。约有一半的患者单用糖皮质激素可得到好转或缓解，对严重的病例要同时加用环磷酰胺2mg/(kg·d)，重症用量可加倍，用药期间要监测血常规，随后调整剂量使白细胞计数(3~3.5)×10^9/L，中性粒细胞>1.5×10^9/L，当病情稳定至少一年，环磷酰胺则可逐渐减少用量或停用。平均疗程需要18~24个月，特别严重的病例，可用糖皮质激素冲击治疗或环磷酰胺冲击治疗或用IVIG。与乙肝病毒性肝炎相关的PAN需要用血浆置换(清除循环中的免疫复合物)联合IFN-α2和/或阿糖腺苷(减少病毒的复制)治疗。也有单用抗病毒药治疗有效的报道，但对伴有乙肝病毒性肝炎的患者，用糖皮质激素只能在早期短期治疗，因糖皮质激素会造成乙肝病毒的复制。

2. 皮肤型PAN的治疗　用非甾体抗炎药治疗有效，有些病例需要大量糖皮质激素治疗，根据病情的好转再逐渐减量，如有链球菌感染的证据尤其是儿童的PAN容易有链球菌的感染，应当使用青霉素类药物治疗。对用糖皮质激素或皮损内注射无效的病例，用小剂量的氨甲蝶呤每周7.5~20mg和口服己酮可可碱400mg，每天2~3次，对有些系统用或皮损内注射糖皮质激素无效的病例治疗有效。其他治疗药物有氨苯砜、秋水仙碱、硫唑嘌呤、磺胺吡啶、麦酚酸酯等。

参考文献

[1] MCKEE P H, CALONJIE E, GRANTER S R. 皮肤病理学与临床的联系[M]. 3版. 朱学骏,孙建方,译. 北京:北京大学医学出版社,2007:731-735.

[2] JANSSEN H L, VAN ZONNEVELD M, VAN NUNEN A B, et al. Polyarteritis nodosa associate with hepatitis B virus infection. the role of antiviral treatment and mutations in the hepatitis B virus genome [J]. Eur Gastroenterol Hepatol, 2004, 16(8): 801-807.

[3] MARY K. Vasculitis developments in diagnosis and treatment [M]. New York: Hayle Medical, 2015: 124-129.

[4] JAMES W D, BERGER T G, ELSTON D M, et al. Andrews' Diseases of the Skin [M]. 12th ed. Elsevier, 2016: 837-838.

[5] GUILLEVIN L, MAHR A, COHEN P, et al. Short-term corticosteroids then lamivudine and plasma exchanges to treat hepatitis B virus- related polyarteritis nodosa [J]. Arthritis Rheum, 2004, 51(3): 482-487.

[6] FIORENTINO D F. Cutaneous vasculitis [J]. J Am Acad Dermatol, 2003, 48(3): 311-340.

（三）大、中、小脉管

川　崎　病
(Kawasaki disease)

【同义名】皮肤黏膜淋巴结综合征(mucocutaneous lymph node syndrome)。

【定义】本病是一种侵犯婴幼儿的急性发热性多系统性疾病,Kawasaki(1967)首报在日本儿童中发病,随后在世界各地均有报道。本病的特点是区域性和流行性。在美国川崎病是导致非先天性心脏病的主要病因,在发达国家川崎病已取代急性风湿热成为儿童后天心脏病的最常见原因。

【流行病学】本病发病年龄高峰期是2岁及2岁以下儿童,85%的川崎病儿童发病年龄在5岁以下,男孩是女孩的1.5倍。日本儿童的发病率为16~150/100 000,而白种儿童的发病率为6~10/100 000,发病的高峰季节是冬末至初春,川崎病较常见于亚洲后裔的儿童,表明遗传因素在疾病易感性方面可能发挥作用。

【发病机制】本病过去被认为具有遗传的基础,据报道日本和韩国本病的发病率会提高10~20倍,每150个儿童即有1个患者,这些患儿迁移至美国后仍对此病有高度的易感性,本病的患儿的兄弟姐妹患病概率提高10倍。近期对1 000例本病患者及其家庭成员进行的全基因组研究中发现,本病与5个基因密切相关,其中3个基因构成了一个独立的功能网络,该功能网络的核心基因为CAMK2D,编码心肌细胞和血管上皮细胞的丝氨酸/苏氨酸激酶,已证实这些基因存在于心脏和炎症病变中,川崎病患儿的这些基因被明显抑制,其他的基因多态性增加本病的易感性,包括ITPKC和IgG4受体基因。

本病的病因尚不明确。有证据指出,由化脓性链球菌和葡萄球菌产生的超抗原导致T细胞免疫调节缺陷引发本病。超抗原是以非特异性方式激活大量原始T细胞的微生物抗原。除了本病外,据推测超抗原在很多皮肤病的发病机制中发挥作用,如特应性皮炎、银屑病和中毒性休克综合征,但仍然要进一步研究。关于本病发病机制的其他感染因素还包括反转录病毒、立克次体、螺旋体和痤疮短小棒状杆菌。因此认为本病可能是接触多种感染原后发

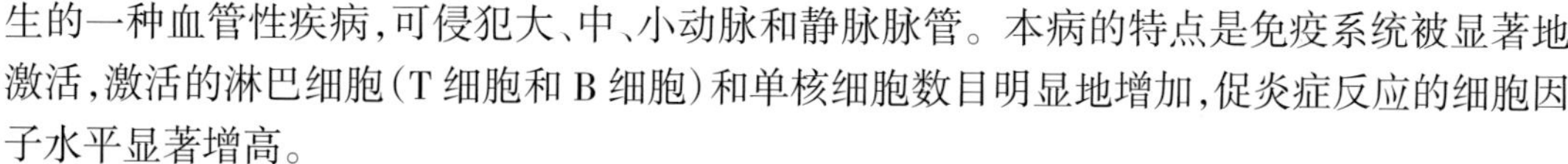

生的一种血管性疾病，可侵犯大、中、小动脉和静脉脉管。本病的特点是免疫系统被显著地激活，激活的淋巴细胞（T 细胞和 B 细胞）和单核细胞数目明显地增加，促炎症反应的细胞因子水平显著增高。

【临床症状】

1. 发热　见于本病全部病例，半数病例持续发热 7~10 天，常突然发生高热，体温高达 39℃以上，80% 患儿经 14 天消退，热度可自然、缓慢下降，严重患者可长期持续，呈双峰热、三峰热，此种病例因冠状动脉病变可发生猝死。

2. 皮损表现　95% 的患儿在发热后 1~3 天出现麻疹样、猩红热样、幼儿风疹样皮损，表现为典型的多形红斑者少见，不痒，也可有脓疱，水疱或大疱。其特征性皮损为会阴部的红斑，常在 48 小时内发生脱屑，病程的早期在手足部位出现硬结，最后在甲周出现脱屑。皮损好发于躯干部位，也可见于颜面与四肢，有的在卡介苗接种的部位出现显著的发红、充血，皮损一般在 2~7 天消退，偶有下肢发生坏疽。

3. 四肢末端变化　80% 的患儿在急性期时，手足背及指趾末端在第 4~5 天出现对称性、弥漫性非凹陷性水肿。90% 的病例在第 2 周末至第 3~4 周掌跖和指趾末端甲与皮肤交界处开始呈膜状脱屑，此种症状可作为诊断的依据。全部的指、趾甲的变化为“横沟”并随甲的生长而向末端移行，至病后的 10~12 周到达甲末端时消失。

4. 眼球结膜充血　可有非渗出性结膜炎，结膜特别是球结膜充血，发病率占 90%，发病第 3~5 天出现至第 2 周消失，一般无出血和脓性分泌物。

5. 口腔黏膜变化　口唇从发病至第 10 天显著地充血呈红色，高热期唇部覆以鳞屑或干燥，具有明显的特异性，口腔、咽部、黏膜弥漫性充血、舌部充血呈草莓状，酷似猩红热样变化。

6. 颈部淋巴结肿胀　75% 的患者有不对称性颈淋巴结肿大，在急性期一侧或两侧颈淋巴结呈一过性肿大，发病后第 5 天最明显，有压痛，但不化脓，多在半个月内消失。

7. 内脏等症状

(1) 心血管系统：累及心血管具特征性，是影响发病率和死亡率的最重要的因素，50% 的患者发生心肌炎、心包积液、充血性心力衰竭，特别重要的是 15%~25% 的患者可发生冠状动脉扩张和冠状动脉瘤，并可伴发冠状动脉缺血、血栓形成和梗死。2% 的患者可导致死亡。

(2) 神经系统：急性期 5%~10% 的患儿有脑膜刺激症状，30% 的患者可累及中枢神经系统，表现有极端易怒、无菌性脑膜炎、脑神经麻痹、癫痫发作和暂时性瘫痪，感觉神经性听力障碍。

(3) 胃肠道受累可有腹泻、腹痛，10% 的患者可发生胰腺炎、胆囊积液、肝功能异常。

(4) 30%~40% 的患者可发生关节痛和关节炎，但均为暂时性，泌尿系统受累可有尿道炎、无菌性脓尿、血尿和肾梗死。

【实验室检查】中性粒细胞显著增多，血红蛋白和红细胞初期有轻、中度的降低，50%~70% 病例血小板显著增加，骨髓巨核细胞增生，在初期和恢复期血小板凝聚力亢进，全部病例 C 反应蛋白强阳性，血沉加快，血清补体升高。在急性期 T 细胞总数减少，Th/Ts 增高，使机体免疫系统处于活化状态，IL-2 受体升高，TXA2 明显升高，约 1/3 的患者血清中红细胞冷凝集素和异常血细胞凝集反应阳性。

【组织病理】一般为非特异性，包括严重的真皮乳头水肿和血管扩张，内皮细胞肿胀和/或变性以及浅表血管外单核细胞浸润，浸润细胞往往包括 $CD4^{+}T$ 淋巴细胞和巨噬细胞。本病的血管炎可累及中等大小以及器官外的大动脉（主要是冠状动脉和其他动脉）、器官内的动脉（主要是心脏的，但也侵犯皮肤、肾脏和消化道等），以及小静脉炎。血栓性疾病可能是死亡最重要的原因。有时可见明显的白细胞碎裂性血管炎，表皮可见轻度的基底细胞变性，水疱脓疱性损害发生在角质层下海绵样脓疱的基础上。系统性损害的病理特征是坏死性血管炎，晚期损害中可见明显的动脉瘤伴管壁血栓形成。Elder 对此病的组织病理提出为非特异性病理变化，如血管周围有淋巴细胞和组织细胞的浸润，在内脏如冠状动脉有典型的动脉炎。

【诊断与鉴别诊断】

1. 诊断

(1) 双侧眼结膜非化脓性充血。

(2) 至少有一种以下的黏膜改变。

1）草莓舌。

2）口腔和鼻黏膜广泛感染。

3）红斑或口唇皲裂。

(3) 急性非化脓性颈淋巴结肿大（至少一个淋巴结≥1.5cm）。

(4) 至少有一种以上的肢端改变。

(5) 周围肢体变化包括红斑、水肿、手脚脱屑。

(6) 多形性皮疹。

发热持续 5 天以上，加上以上 4~5 条标准即可诊断。

任何儿童有较长的原因不明的发热，伴有皮疹的表现均应考虑川崎病。

2. 鉴别诊断

(1) 本病与重症多形性红斑鉴别：后者发病急前驱症状较重，有高热，伴有头痛、咽痛、肌肉痛、关节痛，皮肤损害有红斑、水疱、大疱，也可见到靶形损害，皮损广泛者也可见到淤血和血疱，尼氏征呈阳性，全身中毒症状明显。

(2) 本病与猩红热鉴别：后者有接触传染史，2~8 岁儿童多见，成人少见，有发热、头痛、咽痛、恶心、呕吐等前驱症状，有典型损害如杨梅舌、口周苍白圈、猩红色斑疹，可与之鉴别。

【治疗】一线治疗是静脉注射免疫球蛋白（IVIG）冲击疗法，单次注射剂量为 2g/kg 一次性静脉滴注，持续 10~12 小时，在发病 5~6 天使用疗效最佳。此法被证明比连续多日静脉输注 IVIG 能更加有效地防止发生动脉瘤，也能减少内在并发症的发生。随着 IVIG 的应用，冠状动脉瘤的发生已下降至 25%~10%，死亡率降至 2%~0.3%。其次在急性期也建议用阿司匹林 80~100mg/（kg·d），分 4 次口服。疗程 14 天，直到退热后 48~72 小时，用 3~5mg/（kg·d），每日 1 次给药。维持 6~8 周，如果患儿仍发热，则应给予 IVIG（2g/kg），作第 2 次注射。用糖皮质激素冲击和英夫利昔单抗的治疗，没有显示出优于常规治疗。糖皮质激素可促使冠状动脉病变发生，本病动脉瘤多在病后 1~2 年内自然恢复，而激素会破坏成纤维细胞抑制动脉内膜增殖，有碍动脉瘤的恢复，尚可使血栓形成，加重动脉炎，故应禁用。

注意一般支持疗法，保持水电解质平衡和口腔护理，及时处理心血管并发症，有心肌炎应卧床休息，应尽早控制冠状动脉炎，防止冠状动脉瘤的形成和栓塞。早期应用阿司匹林、双嘧达莫和大剂量免疫球蛋白冲击疗法，避免用糖皮质激素。心肌梗死可采用静脉或冠状动脉腔内溶栓治疗，尿激酶溶栓效果好，无明显不良反应。亦可静脉滴注肝素300~400u/(kg·d)，有心绞痛者可口含硝酸甘油片，其具体用法为：对于急性心绞痛时可给予硝酸甘油片（0.3~0.6mg/每片）置于舌下含服，对于稳定型心绞痛的长期治疗，一般以透皮剂的形式给予，即将此药的贴膜贴敷与皮肤上，药物以恒速进入皮肤，作用时间可长达24小时。

参考文献

[1] BURNS J C. Kawasaki disease [J]. Adv Pediatr, 2001, 48(1): 157-177.

[2] WORTMAN D W. Kawasaki syndrome [J]. Semin Dermatol, 1992, 11(2): 37-47.

[3] JAMES W D. BERGER T G, ELSTON D M, et al. Andrews' Diseases of the Skin [M]. 12th ed. Elsevier, 2016: 846-847.

[4] RIDER L G, MENDELMAN P M, FRENCH J, et al. Group A streptococcal infection and Kawasaki disease [J]. Lancet, 1991, 337(8749): 1100-1101.

[5] COX N, GRIFFITHS C, BURNS T, et al. Rook's Textbook of Dermatology [M]. 8th ed. US: Blackwell Science, 2010: 50.45.

[6] MCKEE P H, CALONJIE E, GRANTER S R. 皮肤病理学与临床的联系[M]. 3版. 朱学骏，孙建方，译. 北京：北京大学医学出版社，2007: 735-737.

[7] ELDER D E. Lever's Histopathology of the Skin [M]. 11th ed. New York: LWW, 2015: 245.

[8] BOLOGNIA J L. 皮肤病学[M]. 2版. 朱学骏，王宝玺，孙建方，等，译. 北京：北京大学医学出版社，2011: 1523.

[9] NEWBURGER J W, TAKAHASHI M, BEISER A S, et al. Single intravenous infusion of gamma globulin as compared with four infusion in the treatment of acute Kawasaki syndrome [J]. N Eng J Med, 1991, 324(23): 1633-1639.

[10] NEWBURGER J W, SLEEPER L A, MCCRINDLE B W, et al. Randomized trial of pulsed corticosteroid therapy for primary treatment of Kawasaki disease [J]. N Engl J Med, 2007, 356(7): 663-675.

[11] 陈新谦，金有豫，汤光. 新编药物学[M]. 17版. 北京：人民卫生出版社，2011: 387.

二、肉芽肿性血管炎（granulomatous angiitis）

（一）中、小脉管

坏死性肉芽肿性血管炎

(necrotizing granulomatous vasculitis, NGV)

【同义名】韦格纳肉芽肿病（Wegener granulomatosis，WG）。

【概述】本病是泛发性系统性中等大及小动、静脉的白细胞碎裂性血管炎，上、下呼吸道坏死性肉芽肿和局灶性坏死性肾小球肾炎组成的三联症。经典型的本病患者死亡率很高，如果不治疗一年内死亡率高达82%，局限性的本病只有三联症的部分表现，较少出现严重的后果。

【历史】Wegener（1939）首次描述了3例30岁的患者，鼻部、咽喉部、肺部及肾脏出现肉芽肿性血管炎，后将此病命名为Wegener肉芽肿病。20世纪80年代发现C-ANCA与此病显著相关。

【流行病学】本病的年发病率为50/100万。白人多见，发病年龄为成人（40~50岁），女性多见，在过去的20年中，本病的发病率增高。

【发病机制】

1. 本病的发病机制尚不完全清楚，可能与体液免疫和细胞免疫的异常反应有关。本病是一种坏死性血管炎及血管外肉芽肿的形成，可能由于对抗原性刺激（如感染）发生过度的免疫反应所致。认为中性粒细胞被细胞因子所激活或凋亡脱颗粒，在其表面表达溶细胞性蛋白（cytosolic proteins），释放有害的氧自由基和化学趋化物（chemoatractent），这有利于抗中性粒细胞胞质抗体（ANCA）结合于中性粒细胞胞质抗原，如蛋白水解酶3（PR3）、髓过氧化物酶（MPO），这些活化的中性粒细胞吸引其他的中性粒细胞，并黏附于血管壁而造成血管内皮的损伤。另一个可能的机制，是位于受损血管部位活化的中性粒细胞释放抗原，再次引起ANCA反应，其中C-ANCA与肺、肾等损害关系更为密切。

2. 可能由呼吸道吸入某些抗原后，与分泌型IgA形成免疫复合物，激活了T细胞与巨噬细胞，于是在血管内外形成肉芽肿性结节。有作者发现患者血清中IgA增高，尿中分泌型IgA和分泌片（Sc）排泄增加，肾小球和肾小管内有IgA沉积，于是认为与其发病有关。50%的患者血中循环免疫复合物、类风湿因子、IgG和IgA增高，肾活检发现血管壁内外CIC、C3、IgG和纤维蛋白为阳性，肺肉芽肿内也以T细胞和巨噬细胞为主，同时炎症血管壁内外有较多的中性粒细胞，大多数患者早期损害内即有白细胞碎裂性血管炎的表现。此外动物实验证明金黄色葡萄球菌作为一种超抗原在部分本病的发病过程中可能起重要作用。本病常伴发过敏性鼻炎和哮喘，有调查在某地区本病的发病率明显高于其他地区。提示本病的发病与环境因素有一定的关系。

3. T细胞的作用　用PPD和念珠菌素作皮肤试验，淋巴细胞转化实验和巨噬细胞游走抑制试验，结果发现均有迟发变态反应低下。研究表明，细胞表型和生物功能的特异性，与正常对照组比较，发现本病的外周T细胞增生明显，主要为带有独特TCRVα和β基因的淋巴细胞扩增，这可能是与细菌、病毒等微生物蛋白作为超抗原的刺激相关。病变的部位有$CD4^+$T细胞浸润，与正常的$CD4^+$T细胞不同，表达CD25、CD38、CD45RO和HLA-DR分子明显增加，提示这是一类被激活的记忆T细胞，但其共同刺激分子CD28表达明显减少，而CD86分子的表达增加。体外研究发现，本病中$CD4^+$、$CD28^-$T细胞明显增加，它们可能是一类已被活化的自身反应性T细胞，主要分泌Th1型细胞因子，而且具有抗原呈递细胞样功能。

4. 体液免疫的作用　主要是ANCA的作用，C-ANCA（PR3-ANCA）对本病具有很高的特异性，目前所知的ANCA致病的机制“ANCA-FcγR理论”，即在促炎性细胞因子如TNF-α、IL-8、IL-1的作用下，血管内皮细胞表达大量黏附分子ICAM-1和E-LAM-1，多形核中性粒细胞（PMN）表达相应的配体，如白细胞功能相关抗原-1（LFA-1）等，使PMN黏附于血管内皮。同时PMN内的PR3从细胞质内的嗜苯胺蓝颗粒转移至细胞表面并与ANCA结合，ANCA的Fc段与PMN表面的FcrRⅡa结合而发生交联，通过受体介导的信号转导系统进一步激活PMN，引起呼吸爆发、脱颗粒、释放活性氧物质及溶酶体酶等，导致血管内皮的损伤。此外，TNF-α等细胞因子还可激活内皮细胞，活化的内皮细胞也可表达PR3-ANCA（C-ANCA）可通过PR3直接结合到内皮细胞上，经抗体依赖细胞介导的细胞毒作用（ADCC）途径溶解血管内皮。目前此理论尚不能完全说明本病的损伤有器官的特异性。

关于抗内皮细胞抗体（AECA）的作用，AECA是ANCA家族中的不均一的抗体，是一组针对内皮细胞相关抗原的自生抗体总称。经临床研究证实AECA的滴度与疾病的活动性成正比。AECA 的病理机制可能主要通过免疫介导的机制导致血管的炎症，而不是直接针对内皮细胞的毒性作用，AECA 还可上调黏附分子（E- 选择素、ICAM-1、VCAM-1）的表达，诱导细胞因子及趋化因子的表达，使白细胞聚集和黏附于血管内皮引发血管炎症病变。

5. 遗传和环境因素 该病发生有一定的家族聚集倾向。此外，研究发现本病患者 HLA-DR1 和 LHA-DQw7 表达的频率增高，但大样本的统计分析尚未证实本病与任何遗传因素相关。

【临床表现】本病有三个主要的特征：①上呼吸道（鼻、鼻窦、鼻咽和喉部）和下呼吸道（气管、支气管和肺）的坏死性、破坏性、肉芽肿性损害，通常二者均有，实际上类似的损害几乎可见于任何器官；②多部位泛发的局灶性血管炎；③肾小球肾炎。

本病好发于 30~40 岁的男性，起病缓慢，全身症状明显，有高热，对抗生素及一般退烧药治疗无效，体重减轻、不适、疲倦和食欲减退，约 40% 的患者皮肤伴黏膜受累，10% 的患者以皮肤黏膜受累为初发症状，即 2/3 的患者自上呼吸道（鼻、鼻窦、鼻咽部及食管周围组织）和 1/3 的病例从下呼吸道（气管、支气管和肺）开始发病，也有少数从口腔、耳和眼部开始发病者。

13%~25% 的初发患者有皮肤损害，最常见的皮损为可触性紫癜、瘀斑、炎性丘疹、水疱，类似于坏疽性脓皮病样的皮下疼痛性结节，溃疡也可见到，丘疹性坏死性皮疹最常见于四肢（特别是肘部），也可累及头部和面部，与类风湿结节不同的是，这些皮损可破溃形成溃疡。

90% 的患者可发生上、下呼吸道损害，70% 的患者以鼻部症状为首发症状；表现为复发性的鼻出血、黏膜溃疡、鼻中隔穿孔以致软骨、骨质破坏，严重者形成鞍鼻或伴上颌窦炎为常见。下呼吸道损害表现为呼吸困难、慢性咳嗽、咳痰、咯血或胸膜炎，胸片可发现 1 个或几个由于肺部坏死性肉芽肿性炎症和肺部出血造成的结节性致密性阴影，直径 1~8cm。可仅有限于上呼吸道而无肾脏受累的局限型，此型预后良好。

28%~58% 的患者有眼损害，可以是原发性的也可以是继发的，角膜、结膜、葡萄膜、视网膜均可受累，而以假瘤性眼球突出为特征；耳部损害为耳痛、流脓和听力减退等；肉芽肿也可发生在耳部、口腔、牙龈及舌部，牙槽残嵴可坏死，舌部出现溃疡，上颚穿孔，是第二常见的体征（图 3-16），以齿龈红肿，呈草莓状增生为特征性表现。肾脏损害主要是局灶性坏死性肾小球肾炎，为本病进展严重的一个症状。开始 20% 的患者以肾脏受累为首发症状，表现为蛋白尿、血尿，进行性发展后，最终约有 77%~85% 的病例发展成肉芽肿性肾小球肾炎。发展很快，许多患者在几周至几个月内死于尿毒症，如果不用环磷酰胺治疗，肾衰竭是本病常见的死亡原因。

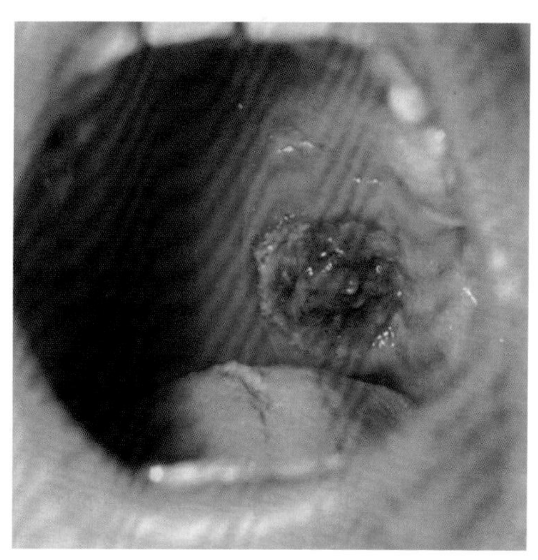

图 3-16 上颚穿孔

其他常受累的器官，70% 的病例有关节症状，1/3 病例大关节非畸形性关节炎，2/3 为多发性关节痛；22%~54% 的病例可侵犯神经系统，最常见的是周围神经病型，特别以多发性单神经炎多见，也有侵犯中枢神经者，表现脑神经病变、眼外肌麻痹和听力丧失；心脏受累占

12%，骨骼肌肉系统累及占 70%，累及胃肠系统约 5%~10%。

泌尿生殖器表现为突发性、阻塞性无尿或肾绞痛及肉眼血尿，检查可见输尿管狭窄；表现为排尿困难，前列腺增生有触痛，均表现为尿潴留，睾丸炎引起单侧睾丸肿大和疼痛，还有膀胱假肿瘤和阴茎溃疡。

【实验室检查】中度贫血和白细胞增高或降低，血沉增快，C 反应蛋白升高，IgA 增高，50% 的患者类风湿因子阳性。80% 经典型或严重型的本病患者抗蛋白酶 3 的特异性 C-ANCA（PR3-ANCA）阳性，本病的活动期 C-ANCA 阳性率 75%~88%，缓解期为 43%，但 60% 的局限性坏死性肉芽肿性血管炎患者 C-ANCA 为阴性，C-ANCA 阳性对本病诊断的特异性和敏感性分别为 99%、60%。约 10% 的本病患者抗髓过氧化物酶抗体 P-ANCA（MPO-ANCA）阳性。伴有肾脏损害者可有蛋白尿、血尿或红细胞管型，同时伴有进行性肾衰竭。CT 检查可见鼻窦云雾状改变，黏膜不规则增厚、上呼吸道骨质侵蚀。肺部最常见且最具特征性的改变为单发或多发的结节，伴有或无空洞，与坏死性血管炎相关；肺部的肺炎样改变是由于肺结节性病变扩展和融合所致，或由于随后出现的间质性肺炎伴支气管阻塞；蜂窝肺可能是多种原因所致的晚期肺部病变，斑片浸润阴影是出血性毛细血管扩张引起。MRI 是实用的检查方法，在 TWI_2 序列中病灶呈明显的低信号，是本病较为特征性的表现，而肿瘤性和炎症性病灶则主要表现高信号。

【组织病理】大约 25%~50% 的患者其皮肤损害的组织病理表现有相当的特征性。其最常见的反应形式是有特色的坏死性 / 白细胞碎裂性小脉管的血管炎和肉芽肿性的炎症。

在小血管的血管炎中，以中性粒细胞为特征，与白细胞碎裂性血管炎不能区别，在白细胞碎裂性血管炎的损害中可有大量的嗜酸性粒细胞，并累及细、小动脉或静脉，管壁呈纤维蛋白样坏死，肌层和弹力纤维破坏，早期常有中性粒细胞浸润及核碎裂，并有血栓形成。Patterson 提出此病是侵犯小脉管到中等大小的脉管的血管炎，Griffiths 将此病放在小脉管 ANCA 相关的血管炎类疾病中。

在肉芽肿的损害中是在血管壁及其周围组织内有以巨噬细胞和 T 淋巴细胞为主，并有较多巨噬细胞及浆细胞形成的肉芽肿，其中无嗜酸性粒细胞和上皮细胞。齿龈损害的活检显示假性上皮瘤样增生，微脓肿形成和多核巨细胞性肉芽肿的表现有诊断价值。

免疫荧光检查在早期有时显示 C3 和免疫球蛋白沉积在脉管壁。

【诊断】根据临床上有上、下呼吸道肉芽肿性炎症，系统性坏死性小血管炎和局灶性坏死性肾小球肾炎三联症，及特征性的病理改变，并有抗蛋白酶 3 特异性 C-ANCA 阳性等即可诊断。

【鉴别诊断】本病首先应与其他 ANCA 相关性血管炎鉴别。

(1) 在临床上本病与变应性肉芽肿病（Churg-Strauss syndrome）很相似，但后者有哮喘、嗜酸性粒细胞增多的病史，更重要的区别是不累及上、下呼吸道、无严重的肾小球肾炎。

(2) 本病与显微镜下多血管炎的鉴别；后者无哮喘，病理上无肉芽肿性炎症浸润，少见眼和上呼吸道受累，60% 抗 MPO 抗体（P-ANCA）阳性，而 C-ANCA 仅 10% 阳性。

【预后】本病如果不治疗，平均生存期为 5 个月，病程 2 年以上的死亡率可达 90%，用环磷酰胺治疗可明显改变其预后。

【治疗】典型病例的最佳治疗为使用糖皮质激素（GC）联合免疫抑制剂。

1. 开始可任选糖皮质激素，用量可按泼尼松的量 1mg/(kg·d)，同时联用环磷酰胺（CTX）

2mg/(kg·d),Hoffman 用此法治疗后,有 91% 的患者达到改善,75% 的患者完全缓解。其具体的治疗经验是:泼尼松 1mg/(kg·d)根据患者的反应情况,持续 2~3 周,减药的方法为泼尼松半年至 1 年内减至隔日 10mg,或至少联合 CTX 2mg/(kg·d),临床缓解后,再用药 12 个月,每隔 2~3 个月减 25mg CTX,直至停药。

2. 氨甲蝶呤(MTX)的应用 Langford 采用 MTX 联合泼尼松治疗 42 例,泼尼松开始用量为 1mg/(kg·d)1 个月,同时用 MTX 开始用量为 0.3mg/(kg·周)不超过 15mg/ 周,1~2 周之后可每周加 2.5mg,一直加至 20~25mg/ 周,无不良反应时此量可维持一年,直至缓解,此后每月减量 2.5mg 直至停药,治疗缓解后观察 29.5 个月(平均 3~7 个月),79% 的患者达到缓解,只有 7% 无效,停药或减药≤15mg/ 周,58% 复发。其不良反应除了卡氏肺囊虫之外,均比 CTX 的不良反应少。治疗结果提示:对中度的韦格纳肉芽肿病(WG),此法是最佳治疗方案,或者作为二线治疗。此外用 MTX 的联合疗法常可作为 CTX 加 GC 治疗缓解后的维持疗法,其维持量为 0.3mg/kg 静滴,每周 1 次。在 16 个月的观察中 86% 的患者达到不发作或完全缓解,而 91% 的患者继续维持缓解。

3. 来氟米特(leflunomide) 此剂为人工合成的异唑衍生物类抗炎及免疫抑制剂,通过抑制嘧啶的全程生物合成从而直接抑制 T 细胞和 B 细胞的增殖。此剂治疗 WG 是氨甲蝶呤的替代药。26 例 WG 用来氟米特 100mg/d 共 3 天,之后 20mg/d 然后在 4 周后增加到 30mg/d,然后每月减 2.5mg。可用泼尼松 10mg/d 或更少一些进行维持。26 例 WG 用 MTX 7.5mg/ 周,超过 9 周增加到 20mg/ 周,叶酸 10mg/ 周。来氟米特组复发率 23%,MTX 组 46%,MTX 组的复发率明显高于来氟米特组。

注:本书作者对于选择何种糖皮质激素的经验,认为曲安西龙(triamcinolone)口服比泼尼松效果好。用甲泼尼龙也有效,其疗效也比泼尼松效果好,而其不良反应比曲安西龙少。曲安奈德肌内注射效果也好但不如复方倍他米松注射液肌内注射疗效好。此观点未经循证医学验证,仅供参考。

4. 环孢素(CyA) 此药用于对 CTX 加 GC 无效病例的替代疗法。用 5mg/(kg·d)联合小量 GC 治疗 5 例对 CTX 不能耐受的患者收到良效,但减到 1~2mg/(kg·d)有轻度的发作。

5. Nowack 等用麦酚酸酯(MMF)联合 GC 治疗 2 例本病 7~10 个月内病情好转,血中抗中性粒细胞抗体明显下降,未见复发。

6. Jayne 等对上述治疗无效或具有并发症,不适合使用 GC 与其他免疫抑制剂的患者,可用免疫球蛋白(IVIG)静滴,有作者对 14 例本病患者用 IVIG 高量 2g/(kg·d),分 5 天静滴后,收到良效,其中对传统治疗方法无效的 8 例,用 400mg/(kg·d)共 5 天 IVIG,69% 的患者达到改善,但未达到完全缓解。

7. Wenznl 用他克莫司 0.1mg(kg·d),成功治疗 1 例表现有坏疽性脓皮病性溃疡的 Wegener 肉芽肿病患者。

8. James 提出磺胺甲噁唑和甲氧苄啶联用可减少复发率。

9. 生物制剂

(1) 目前用英夫利昔单抗(infliximab)联合 GC 和 CTX 治疗本病比传统的治疗更加有效,但感染的发生率增加。英夫利昔单抗具体用法可参考急性泛发性发疹性脓疱病一节。

(2) 用抗 CD20 单克隆抗体消除 B 淋巴细胞的利妥昔单抗(rituximab)治疗难治性 ANCA 相关性血管炎可使病情持续缓解,且使 B 淋巴细胞减少。Jones 对利妥昔单抗与环磷酰胺用随机对照试验治疗泛发的ANCA相关血管炎，其用法为利妥昔静脉内给药（每周375mg/m^{2}体表面积，共4周）及环磷酰胺口服（2mg/kg）。结果发现利妥昔单抗产生缓解的效果比环磷酰胺不差和/或相等，而在患者复发方面优于环磷酰胺。此药的不良反应在用利妥昔的124例患者中有6例发生恶性肿瘤（5%），未用利妥昔的患者73例中发生1例（1%）。其他的严重的不良反应发生率，利妥昔组为42%，对照组为36%，感染率两组相似。

参考文献

[1] 王侠生，廖康煌．杨国亮皮肤病学[M]．上海：上海科学技术文献出版社，2005：671-673.

[2] 普雄明．血管性皮肤病学[M]．乌鲁木齐：新疆人民卫生出版社，2010：188-192.

[3] MCKEE PH，CALONJIE E，GRANTER SR．皮肤病理学与临床的联系[M]．3版．朱学骏，孙建方，译．北京：北京大学医学出版社，2007：727-731.

[4] PATTERSON J W. Weedon's Skin Pathology [M]. 4th ed. US：Elsevier，2016：271-272.

[5] GRIFFTHS C，BARKER J，BLEIKER T，et al. Rook's Textbook of Dermatology [M]. 9th ed. Wiley Blackwell，2016：102.23-102.25.

[6] ELDER D E. Lever's Histopathology of the Skin [M]. 11th ed. New York：LWW，2015：252.

[7] HOFFMAN G S，LEAVITT R Y，FLEISHER T A，et al. Treatment of Wegener's granulomatosis with intermittent high-dose intravenous cyclophosphamide [J]. Am J Med，1990，89(4)：403-410.

[8] NOWACK R，BIRCK R，VAN DER WOUDE F J，et al. Mycophenolate mofetil for systemic vasculitis and IgA nephropathy [J]. Lancet，1997，349(9054)：774.

[9] JAYNE D R，CHAPEL H，ADU D，et al. Intravenous immunoglobulin for ANCA-associated systemic vasculitis with persistent disease activity [J]. QJM，2000，93(7)：433-439.

[10] WENZNL J. Successful treatment of recalcitrant Wegener's granulomatosis of the skin with tacrolimus (Prograf) [J]. Br J Dermatol，2004，151(4)：927.

[11] JAMES W D. BERGER T G，ELSTON D M，et al. Andrews'Diseases of the Skin [M]. 12th ed. Elsevier，2016：839-840.

[12] GAUSE A，ARBACH O，REINHOLD-KELLER E，et al. Induction of remission with infliximab in active generalized Wegener's granulomatosis is effective but complicated bu severe infections [J]. Arthritis Rheum，2003，48(Suppl)：S208.

[13] KEOGH K A，YTTERBERG S R，FERVENZA F C，et al. Rituximab for refractory wegener's granulomatosis：report of a prospective，open-label pilot trial [J]. Am J Respir Crit Care Med，2006，173(2)：180-187.

[14] JONES R B，TERVAERT J W，HAUSER T，et al. Rituximab versus cyclophosphamide in ANCA-associated renal vasculitis [J]. N Eng J Med. 2010，363(3)：211-220.

（二）大、小脉管

Cogan综合征
(Cogan's syndrome)

【历史】Cogan综合征是一种临床少见的急性发作性非梅毒性间质性角膜炎（肉芽肿性炎症性眼病）和双侧听觉前庭功能障碍（audiovestibular deficits）为特征的突发听力下降以及系统性血管炎。此病是Morgan和Baum Garther（1934）首报，1945年美国眼科学家David详细描述了4例听觉-前庭障碍伴发发梅毒性间质性角膜炎的病例，此后即命名为Cogan综合征。

【病因及发病机制】本病的病因不明，但由于发病前常有上呼吸道症状，故认为与感染特别是沙眼衣原体的感染可能有关，同时在角膜和耳窝的组织中发现有单核细胞的浸润，其发病可能与免疫异常有关，也可能是结节性多动脉炎或其他血管炎的早期表现。

【临床表现】本病的发病年龄平均约30岁左右，女性略多于男性，但男女老幼均可发病。发病突然，间质性角膜炎和前庭功能障碍常同时发生，有畏光、流泪和眼痛。而后逐渐恢复，罕见失明。前庭听觉功能障碍在角膜炎前或后的6个月内发生，常为双侧性，包括恶心、呕吐、耳鸣、眩晕、眼球震颤、共济失调、感觉神经性耳聋。皮损表现为非特异性皮疹、紫癜、结节、口腔溃疡，10%病例有耳、鼻的软骨炎样和脓疱、水疱性损害。有63%的病例伴有一个内脏累及，34%的病例有多脏器的损害。可有局限性肠炎，青少年类风湿关节炎、坏疽性脓皮病的表现。

【实验室检查】发作期白细胞数量增高(79%)，可有贫血(39%)，血小板升高，血沉加快(78%)，C反应蛋白升高，肝功能损害(17%)，血清蛋白电泳异常(52%)，连续听力检查发现听力障碍。有1例报道不典型的Cogan病，核周型的抗中性粒细胞胞质抗体(P-ANCA)阳性。典型和不典型Cogan综合征均有听力改变的症状，可伴有眼部症状，也巩膜炎或外层巩膜炎、视网膜炎、视神经炎、青光眼、干眼症或上睑下垂等。

【组织病理】此病的组织学表现为大、小动脉的坏死性血管炎。

【治疗】为了防止耳聋和失明，应用口服强效糖皮质激素为佳，也可联合应用氨甲蝶呤，也有报道应用肿瘤坏死因子-α(TNF-α)拮抗剂治疗有效，此剂常用的有英夫利昔单抗或依那西普，其具体用量参考急性泛发性发疹性脓疱病一节。

参考文献

[1] 赵辨. 中国临床皮肤病学[M].2版. 南京：江苏凤凰科学技术出版社，2017:963-964.

[2] 王侠生，廖康煌. 杨国亮皮肤病学[M]. 上海：上海科学技术文献出版社，2005:674.

[3] INOUE Y, TOMEMORI T, SUZUKI S, et al. Low-dose oral methotrexate for the of management childhood Cogan's syndrome: a case report [J]. Clin Rheumatol, 2007, 26(12): 2201-2203.

[4] FRICKER M, BAUMANN A, WERMELINGER F, et al. A novel therapeutic option in Cogan's disease? TNF-α blockers [J]. Clin Rheumatol, 2007, 27(5): 493-495.

(三) 大、中、小脉管

硬 红 斑

(Erythema induratum)

【同义名】Bazin病(Bazin's disease)、硬结性皮肤结核病(tuberculosis cutis indulativa)、硬红斑和结核引起的血管反应(eyrthema induratum and vascular reaction)、结节性结核(nodular tuberculid)、结节性肉芽肿性静脉炎(nodular granulomatous phlebitis)

【历史】本病为血源性皮肤结核中所见的一种，Bazin(1861)首先描写，好发于中青年女性，患者常伴有周围血液循环不良，多数为站立工作者，如纺织女工或教师。法国皮肤科专家(1900)在硬红斑的病例中伴发结核病，Montgomery(1945)和一些作者报道将那些非结核引起的而临床和病理与本病类似的病例，建议命名为结节性血管炎(Whitfield硬红斑)。

【发病机制】本病部分病例与结核菌的感染关系密切，目前用 PCR 方法在本病的皮损内检测到分枝杆菌 DNA，再次证明了结核是本病的致病因素，利用特异性引物可区分 M 型结核菌 DNA 复合物和其他分枝杆菌病。有作者认为此病是由免疫复合物引起的血管炎，但大多数研究者认为它是一种抗原刺激发生的细胞介导的Ⅳ型变态反应。研究表明硬红斑并发活动性结核病的患者外周血单核细胞在结核菌素纯蛋白衍生物（PPD）刺激下显著增殖，分泌 γ- 干扰素明显增多。这表明 PPD 特异性 T 细胞参与了结核分枝杆菌抗原诱发的迟发型超敏反应。

【临床症状】本病是结核病还是结核疹是有争议的，关于本病与血管炎的关系，有很多当做结节性血管炎的报道。多数临床医师仍然认为硬红斑与结节性血管炎是两个不同的疾病，而 James 认为硬红斑是结核杆菌引起的血管反应。硬红斑主要是在成年肥胖妇女的小腿后侧发生疼痛、暗紫红色的结节或斑块，与寒冷有关的结节可以发生溃疡，愈合很慢，预后遗留萎缩性瘢痕。M 型结核分枝杆菌引起的硬红斑患者皮损可表现为环状排列的结节。一些作者对本病患者进行结核菌素试验阳性，在身体其他部位有结核病，抗结核治疗有效，近期用 PCR 技术在本病 25%~77% 的皮损中分离出结核分枝杆菌 DNA。

【组织病理】表皮萎缩，真皮深层和皮下组织可为一般炎症浸润或结核样结构，但有明显的血管炎和脂膜炎表现，血管病变主要累及小动脉和小静脉，有时也可累及中等大的血管，表现为血管内膜肿胀、水肿、血管壁增厚、管腔阻塞、纤维蛋白样变性或肉芽肿性血管炎，而 Segura 提出本病可累及大、小动、静脉，Schneider 证明此病为白细胞碎裂性血管炎。脂肪细胞有不同程度的坏死，形成干酪样坏死。在脂肪细胞之间有肉芽肿或慢性炎症性浸润（图 3-17A、B），晚期则为纤维变性。

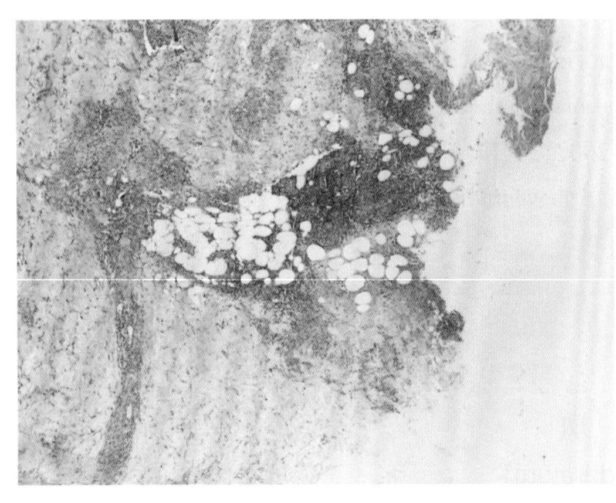

图 3-17A 干酪样坏死

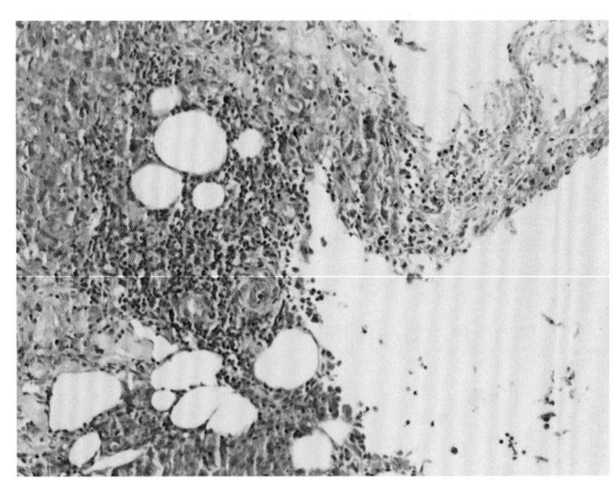

图 3-17B 脂肪组织血管壁纤维蛋白变性

【鉴别诊断】本病应与以下疾病鉴别：①结节性血管炎：硬红斑临床发生溃疡的多见，而且有伴发结核病的证据；②结节性红斑：皮损分布在小腿伸侧较多，皮损压痛明显，此结节无破溃，常伴有关节痛等全身症状，病程 2~3 周，可自行消退，但可反复发作，病理为小灶性浸润，无干酪样坏死。

【治疗】避免吸烟，支持疗法包括尽量卧床休息，应寻找病因，由结核病引起者，抗结核治疗有效，石学波等对 1 例硬红斑用异烟肼 0.3g，乙胺丁醇 0.75g，吡嗪酰胺 1.0g，每日 1 次，治疗 1 个月后明显好转，血常规和肝功能无异常，3 个月后皮损基本消退。此外按正规的抗结核病的三联疗法为利福平 450mg/d、异烟肼 300mg/d、乙胺丁醇 1.2g/d，均早晨 1 次顿服，6~8 个月可取得较好的疗效。如果病理伴有血管炎的患者，在无其他并发症以及血常规正常情况时，可给予 DDS 25mg，每天 3 次；四环素 250mg，每天 3 次；雷公藤多苷 20mg，每天 3 次；维生素 E100mg，每天 3 次，也可加用秋水仙碱 0.5mg，每天 2 次，用药期间定期检查血尿常规及肝肾功能。

其他的治疗方法包括非甾体抗炎药如吲哚美辛 25mg，每天 2 次，糖皮质激素如甲泼尼龙或曲安西龙 4~8mg/d，或麦考酚酯 2g/d［35~45mg/(kg·d)］分 2 次给药。

参考文献

[1] JAMES W D, BERGER T G, ELSTON D M, et al. Andrews' Diseases of the Skin [M]. 12th ed. Elsevier, 2016: 325.

[2] TAN S H, TAN B H, GOH C L, et al. Detection of mycobacterium tuberculosis DNA using polymerase chain reaction in cutaneous tuberculosis and tuberculids [J]. Int J Dermatol, 1999, 38(2): 122-127.

[3] KOGA T, KUBOTA Y, KIRYU H, et al. Erythema induratum in a patient with active tuberculosis of the axillary lymph node: IFN-gamma release of specific T cell [J]. Eur J Dermatol, 2001, 11(1): 4-49.

[4] JACINTO S S, NOGRALES K B. Erythema induratum of Bazin: role of polymerase chain reaction in diagnosis [J]. Int J Dermatol, 2003, 42(5): 380-381.

[5] BARNHILL R L, CROWSON A N, MAGRO C M, et al. Dermatopathology [M]. 3rd ed. New York: McGraw-Hill, 2010: 268-269.

[6] SEGURA S, PUJOL R M, TRINDADE F, et al. Vasculitis in erythema induratum of Bazin: a histopathologic study of 101 biopsy specimens from 86 patients [J]. J Am Acad Dermatol, 2008, 59(5): 839-851.

[7] SCHNEIDER J W, JORDAAN H F. The pathologic spectrum of erythema induratum of Bazin [J]. Am J Dermatopathol, 1997, 19(4): 323-333.

[8] 石学波，邱佳明，宋林毅．硬红斑 1 例[J]．临床皮肤科杂志，2013，42(9)：562.

[9] 靳培英．皮肤科合理用药问答[M]．北京：人民卫生出版社，2010：410.

第二节　淋 巴 细 胞

一、淋巴细胞性血管炎（lymphocytic vasculitis）

（一）小脉管

移植物抗宿主病
(graft-versus-host disease, GVHD)

【同义名】移植物抗宿主反应。

【定义】本病是由于移植物抗宿主反应引起的一种特异性的免疫现象，在同种异基因器官移植中，包括骨髓移植、外周血干细胞移植等主要的并发症。而骨髓移植最重要，皮肤是GVHD一个最易受累也容易被发现的器官。

【发病机制】本病最常发生于造血干细胞移植（HSCT）后，也可以发生在器官移植后或在输入活性淋巴细胞进入免疫缺陷的儿童（产后），甚至在宫内罕见的情况下。用家庭成员或最小遗传异质性人群中的活性淋巴细胞输血给免疫缺陷的患者可以导致GVHD。

本病的发生有三个条件，一是接受足够量的外来的异体免疫活性细胞；二是受体必须免疫功能低下，不能排斥被移植的细胞；三是供者与受者之间必须有组织相容性抗原系统的差异。一般认为这是供体移植物中的免疫活性细胞，对免疫受抑制的受体某些组织不相容性抗原发动的免疫攻击反应。主要的靶器官是皮肤、肝脏、肠道和淋巴系统。

【临床症状】

1. 急性期：最初认为移植术后2~6周内，30天左右是发病高峰期。发生的反应为急性期，现在认为，在HSCT后1年或1年以上也可出现典型的急性GVHD。急性GVHD是根据其临床表现而非移植后的时间。

其临床表现为有发热、肝脏受损（转氨酶升高、黄疸）和腹泻。皮肤症状出现最早，是在移植后第14天和第42天之间，第30天达到最高峰，皮疹常从肢端开始，皮肤疼痛或瘙痒，表现在面颊、颈部或前臂有隐约可见少许斑丘疹，后迅速扩散至躯干和四肢，掌跖红斑、耳周紫色改变，此外有猩红热样红斑，大片皮肤剥脱，导致剥脱性红皮病，预后留有色素沉着。另外还有中毒性表皮坏死松解症样的发疹，最为严重。

2. 慢性期：半数以上发生于同种异体受者移植后首个100天存活者，是异体造血干细胞移植后常见的并发症。90%以上患者均有皮肤受累，多在移植后4个月左右。慢性期的临床表现与很多自身免疫性疾病或免疫异常疾病相似。其皮损在病程中有时隐时现的特征，皮损可沿着Blaschko线分布，黏膜也可受累，以花边状白色斑块和糜烂为特征。硬皮病样型表现为皮肤硬化性斑块，类似于硬皮病或硬化性苔藓，逐步发展成泛发性硬皮病，常导致关节挛缩。面部和躯干可有皮肤异色症样改变，也可表现为多发性血管瘤、结节性纤维瘤、亚急性皮肤LE样皮疹和瘢痕性脱发。少数也有肌无力和疼痛肌纤维坏死的多发性肌炎的表现。肝、肺（阻塞性细支气管炎），胃肠道也可受累，可见血小板减少，嗜酸性粒细胞增多，和多种抗体的产生（如抗核抗体），本病本身和药物治疗引起的感染是本病致死的主要原因。

【组织病理】

1. 急性期的组织学表现为表皮和棘层下区海绵形成，局灶性或弥漫性棘细胞松解，基底细胞不同程度的空泡变性。真皮乳头水肿，小静脉周围有稀疏的淋巴样细胞浸润并向表皮侵犯。最具特征性表现的是表皮出现个别坏死的角质形成细胞，细胞浆呈嗜伊红玻璃样变性，含有或不含有核碎裂，这些坏死细胞常围绕一个或一个以上的淋巴细胞。此现象Woodruff解释为淋巴细胞入侵致使宿主上皮细胞受损的一种免疫现象，后来Grogan等取名为卫星状细胞坏死（satellite cell necrosis，SCN），有时这些凝固坏死细胞掉入真皮上部持久不变，称之为木乃伊化细胞。此种现象多见于早期，是诊断的重要依据。

Domler等研究GVHD急性期的组织病理发现，细胞介导的免疫反应涉及血管内皮细胞肿胀，血管周围淋巴细胞浸润，血管内膜淋巴细胞浸润，血管周围水肿和血管增生。此外血管内皮细胞损伤，包括核碎裂和红细胞外渗，内皮细胞丢失。

免疫荧光检查发现真表皮交界处有中等量的 C3 沉积，在真皮血管壁有 IgG、IgM 和 C3 的沉积，表明细胞免疫反应介导的血管损伤。

2. 慢性期的组织病理示扁平苔藓样反应，表现为角化过度，不规则颗粒层增厚，轻度棘层肥厚，基底层空泡化，表皮细胞角化不良（角质形成细胞凋亡），胶样小体和紧贴表皮的真皮带状淋巴细胞浸润。此浸润比原发的扁平苔藓轻。硬皮病样变化主要以表皮萎缩和真皮纤维化为特征。

【治疗】对急性期的初始治疗可系统大量应用糖皮质激素（以泼尼松的量计算）1mg/(kg·d）及后续的系统应用他克莫司或环孢素的预防性治疗。目前用西罗莫司做预防性治疗增多。也可用糖皮质激素联合环孢素或系统用他克莫司治疗，病情稳定后，糖皮质激素减量至隔日 1 次，再减环孢素或他克莫司。局部可外用强效激素软膏，如适确得乳膏(halometasone cream）或丙酸氟替卡松乳膏等，每日 2 次。对慢性期的患者可用 0.1% 他克莫司乳膏治疗红斑和瘙痒。Tam 用 0.03% 他克莫司乳膏对于慢性眼部皮损也有效。系统用羟氯喹（100mg，每天 2~3 次）或硫唑嘌呤（50mg，每天 2~3 次）或吗替麦考酚酯 1g，每天 2 次，也可采用 PUVA 和体外光化学疗法，对慢性硬皮病样 GVHD 用传统的免疫抑制疗法，对疗效不明显的患者，可用吗替麦考酚酯 1g，每天 2 次和低剂量 UVA1(20J/cm^2，每周 4 次，共 6 周）联合治疗，疗效显著。也可用阿维 A（acitretin)，一般用量按病情个体化用药，成人 10mg，2~3 次 /d，与膳食同服。当系统症状出现后，可用糖皮质激素、环孢素和他克莫司。用抗 CD20 单克隆抗体和其他药物封闭细胞因子对某些患者有效。感染是本病主要的死亡原因，要高度警惕排查感染是治疗本病的关键。

参考文献

[1] HAUSERMANN P, WALTER R B, HALTER J, et al. Cutaneous graft-versus-host disease: a guide for the dermatologist [J]. Dermatology, 2008, 216(4): 287-304.

[2] FERRARA J L, LEVINE J E, REDDY P, et al. Graft-Versus-host disease [J]. Lancet. 2009, 373(9674): 1550.

[3] DUMLER J S, BESCHOMER W E, FARMER E R, et al. Endothelial-cell injury in cutaneous Acute graft-versus-host disease [J]. Am J Pathol, 1989, 135(6): 1197-1103.

[4] JOHNSON M L, FARMER E R. Graft-versus-host reactions in dermatology [J]. J Am Acad Dermatol, 1998, 38(3): 369-392.

[5] TAM P M, YOUNG A L, CHENG L L. et al. Topical 0.03% tacrolimus ointment in the management of ocular surface inflammation in chronic GVHD [J]. Bone Marrow Transplant, 2010, 45(5): 957-958.

[6] GRUNDMANN KOLLMANN M, BEHRENS S, GRUSS C, et al. Chronic sclerodermic graft-Versus-host disease refractory to immunosuppressive treatment responds to UVA1 therapy [J]. J Am Acad Dermatol, 2000, 42(1 Pt 1): 134-136.

[7] JAMES W D, BERGER T G, ELSTON D M, et al. Andrews'Diseases of the Skin [M]. 12th ed. Elsevier, 2016: 87-89.

白细胞碎裂性血管炎消退期的损害

(involution lesions of leukocytoclastic vasculitis)

白细胞碎裂性血管炎一般是免疫复合物沉积在小静脉壁，导致纤维蛋白沉积在脉管壁或脉管腔伴有白细胞碎裂(单核细胞与嗜酸性粒细胞)及核尘的血管炎。此种过程会有不同的临床表现,并有各种典型的皮损,如风团样丘疹(荨麻疹性血管炎)到紫癜性丘疹(可触性紫癜)。

在皮肤血管炎的病理学中认为细胞浸润是一个动态的过程,今天是白细胞碎裂性血管炎,过一段时间可能为肉芽肿,因此对一些患者的取材多表现为白细胞碎裂性血管炎,经过大多数的检查发现,白细胞碎裂性血管炎都是病变早期的结果。

Zax 等对白细胞碎裂性血管炎病理的动态研究,在皮损 0,24,48,120 小时病理取材表现浸润的评分,从表 3-3 的动态观察研究表明,白细胞碎裂性血管炎的晚期血管壁及周围的白细胞碎裂已消失,发现明显的单核细胞浸和纤维蛋白样坏死,后来大量的研究关于白细胞碎裂性血管炎预后的变化,显示损伤的脉管和单核细胞的浸润。表明淋巴细胞性血管炎可能是白细胞碎裂性血管炎的退行性变化,但还要进一步研究。

表 3-3 白细胞碎裂性血管炎的病理表现的动态变化

时间 /h	血管壁中性粒细胞 / 浸润	单核细胞 / 浸润	中性粒细胞	浸润深度
0	+++	+	+	++
24	+	+	+	+
48	++	+	++	+
120	0	++	0	+
	红细胞外溢	**纤维蛋白坏死**	**表皮坏死**	**纤维素栓**
0	+++	++	+	++
24	++	0	0	0
48	+++	+	0	+
120	+	0	0	0

0 = 无,+ = 轻度,++ = 中度,+++ = 重度。

参考文献

[1] ZAX R H,HODGE S J,CALLEN J P. Cutaneous leukocytoclastic vasculitis serial histopathologic evaluation demonstrates the dynamic nature of the infiltrate [J]. Arch Dermatol,1990,126(1):69-72.

[2] SMOLLER B R,MCNUTT N S,CONTRERAS P. The natural history of vasculitis [J]. Arch Dermatol,1990,126(1):84-89.

色素性紫癜性皮病

(pigmented purpuric dermatosis)

【同义名】慢性色素性紫癜(purpura pigmentosa chronica)、毛细血管炎(capillaritis)单纯性紫癜(purpura simplex)、Majocchi-Schamberg 病(Majocchi-Schamberg disease)。

【定义】本病是一组具有临床和组织病理学表现重叠的慢性皮肤病。其损害主要是由毛细血管炎症引起毛细血管扩张、通透性增加所致的红细胞从真皮乳头毛细血管渗出的结果,形成紫癜以及由于含铁血黄素沉积所导致的不同程度的色素沉着。其病因不清。有轻度的血管炎证据的六种异型，有些很难分类的病例还有 12 种不同的类型。

本文仍用过去重要的几种常见类型分述：① Schamberg 病：Schamberg 紫癜、Schamberg 进行性色素性皮肤病、进行性色素性紫癜；② Majocchi 毛细血管扩张环状紫癜：Majiocchi 病、Gougerot 和 Blum 色素性紫癜性苔藓样皮炎；③其他类型：如 Doucas 和 Kapetanakis 湿疹样紫癜、瘙痒性紫癜金黄色苔藓和紫癜性扁平苔藓，不作详细介绍。

参考文献

[1] BOLOGNIA J L. 皮肤病学[M]. 2 版 . 朱学骏，王宝玺，孙建方，等译 . 北京：北京大学医学出版社，2011：417.

[2] PATTERSON J W. Weedon's Skin Pathology [M]. 4th ed. US：Elsevier，2016：263-265.

进行性色素性紫癜性皮病

(progressive pigmented purpuric dermatosis)

【同义名】Schamberg 病、特异性进行性色素性皮病（peculiar progressive pigmentary disease of the skin）、进行性色素性皮病（progressive pigmentary dermatosis）、进行性色素性紫癜（progressive pigmenting purpura）、慢性色素性紫癜（purpura pigmentosa chronica）。

【病因和发病机制】本病的原因不明，有家族性发病的报道，属于淋巴细胞围管性毛细血管炎。重力和静脉压升高是重要的局部诱发因素。有作者认为毛细血管扩张性环状性紫癜，可能是心血管系统和肾脏疾病的一种表现，但大多数患者均健康，血管周围的 $CD4^+$ 淋巴细胞与 $CD10^+$ 的朗格汉斯细胞接触，提示为细胞介导的免疫反应，未发现有免疫复合物的沉积。本病也可能是药物引起。大样本的研究发现 14% 的病例是由药物引起，报道能引起本病的药物有钙通道拮抗剂、β- 受体阻滞剂、血管紧张素转换酶抑制剂、亚硝酸盐、呋塞米、抗组胺药、抗抑郁药、甲氨二氮䓬、对乙酰氨基酚、格列吡嗪、维生素 B_1 衍生物、柠檬、IFN-α、聚乙烯吡咯烷酮等。

【临床症状】男性多于女性，好发于中年，但儿童及老年也可发病，也有家族中发病者。

本病并不少见。发病初期皮肤表现为群集、粟粒至帽针头大小的淡红色瘀点，逐渐密集成形态不规则的斑片，并向外扩展（图 3-18），中心部位由于含铁血黄素的沉积逐渐变成棕褐色，皮损边缘新的损害出现散布在陈旧的皮损内或边缘，呈胡椒粉样小点，此为本病的特点。皮损数目不等，好发于小腿和踝之周围，有时也出现在膝部及大腿，偶尔累及前臂。常不对称发生，无或轻度瘙痒，多数皮损逐渐扩大持续数月长达数年、数十年。

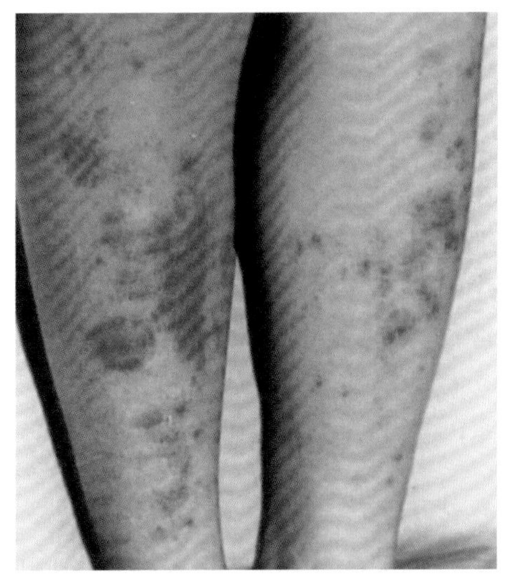

图 3-18 淡红色瘀点和斑片

【组织病理】本病的角质层轻度增厚或角化不全，棘层变薄，排列紊乱，基本病变是大量的淋巴细胞浸润（浸润的细胞为原发的 $CD4^+$ 淋巴细胞）在真皮乳头和血管周围之间，也可侵犯网状层，真皮上部血管损伤的证据是存在的，可以称之为淋巴细胞性血管病变（lymphocytic vasculopathy）或血管炎（vasculitis），或毛细血管炎（capillaritis），不过血管损伤的程度往往比较轻，常常不足以称为血管炎。血管的损伤仅仅包括血管内皮肿胀、红细胞外溢（图 3-19）、含铁血黄素的沉积，但少数可见到纤维蛋白样物质沉积在血管壁，有些病例侵犯表皮可伴有轻度的海绵形成和角化不全，此现象特别发现在色素性紫癜性苔藓样皮炎中（Gougerot-Blum 病）和湿疹样紫癜中。Patterson 认为在活动的病例中淋巴细胞性血管炎累及真皮乳头的脉管常常是存在的。此外有报道血管壁有免疫复合物的沉积，但免疫荧光的检测往往是阴性的，8 例 IgA 相关淋巴细胞血管病变中有 6 例的临床和组织学表明是色素性紫癜性皮病。

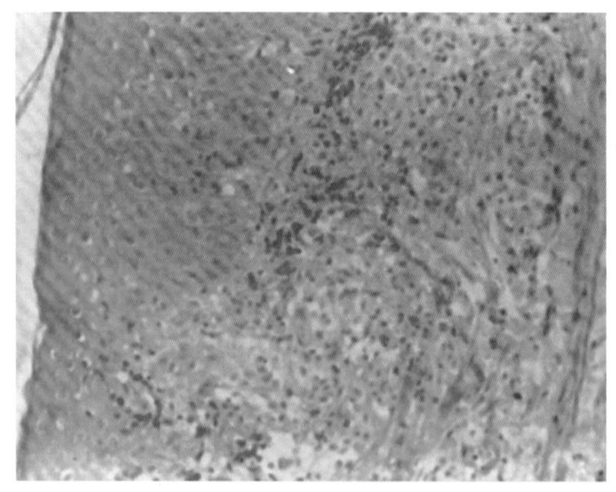

图 3-19 基底细胞液化变性，红细胞外溢

【诊断与鉴别诊断】本病的诊断可根据其皮损为小腿伸面棕褐色斑片外缘有胡椒粉样斑点，压之不褪色，缓慢扩大。本病可与下列疾病进行鉴别：①色素性紫癜性苔藓样皮，此病的皮损呈苔藓样变化；②毛细血管扩张性环状紫癜，此病有呈环状的毛细血管扩张；③过敏性紫癜，此病发病前可有发热咽部感染，全身不适等症状，皮损为散在的紫癜、瘀点，常伴有关节痛或腹痛，可有肾脏的损害。

【治疗】

1. 系统用药　首先要停用可疑的致病药物。有感染要予以抗生素治疗，可选择罗红霉素 0.15mg，每天 2 次，儿童减量。其他系统用药可首选糖皮质激素，一般用量：泼尼松 10mg/d，或曲安西龙 4mg/d，或甲泼尼龙 4mg/d。有用秋水仙碱 0.5mg，每天 2 次，治愈 1 例顽固性的 Schamberg 病。也可系统应用四环素 250mg，每天 3 次或米诺环素 50mg，每天 2 次，治疗有效。Reinhold 用维生素 C 500mg，每天 2 次及复方芦丁（rutoside）50mg，每天 2 次，共 4 周，治愈 3 例进行性色素性紫癜性皮病，达到痊愈 3 个月未复发，该作者认为芦丁可以减低血管的通透性和脆性，维生素 C 也能降低内皮细胞的渗透性。此外 Wahba 用己酮可可碱（pentoxifylline）400mg，每天 2~3 次，治疗 1 例 Schamberg 紫癜伴有急性病毒性肝炎的患者，1 个月后皮疹消失，2 个月后色素消退。因此药能抑制 T 细胞黏附到内皮细胞和角质形成细胞上，局部可用改善血液循环的药物，也用双嘧达莫 25mg，每天 3 次。Okada 对其他治疗无效的患者用环孢素（CyA）5mg/（kg·d）治疗 1 例慢性色素性紫癜的患者，两周后明显改善，用 0.74mg/（kg·d）控制。

2. 局部用药　如维生素 E 乳膏、多磺酸黏多糖乳膏、肝素软膏或积雪苷软膏。皮损色素沉着者，可外用 0.025% 维 A 酸乳膏和 4% 烟酰胺凝胶。

参考文献

[1] JAMES W D, BERGER T G, ELSTON D M, et al. Andrews' Diseases of the Skin [M]. 12th ed. Elsevier, 2016: 828-829.

[2] ELDER D E. Lever's Histopathology of the Skin [M]. 11th ed. New York:LWW,2015:265-267.
[3] BARNHILL R L,CROWSON A N,MAGRO C M,et al. Dermatopathology [M]. 3rd ed. New York:McGraw-Hill,2010:193-194.
[4] PATTERSON J W. Weedon's Skin Pathology [M]. 4th ed. US:Elsevier,2016:263-265.
[5] GRIFFITHS C,BARKER J,BLEIKER T,et al. Rook's Textbook of Dermatology [M]. 9th ed. Wiley Blackwell,2016:102.8-102.9.
[6] GOLDSMITH L A,KATZ S I,GILCHREST B A,et al. Fitzpatrick's Dermatology in General Medicine [M]. 8th ed.New York:McGraw-Hill,2012:2054.
[7] REINHOLD U,SEITER S,UGUREL S,et al. Treatment of progressive pigmented purpura with oral bioflavonoids and ascorbic acid:an open pilot study in 3 patients [J]. J Am Acad Dermatol,1999,41(2 Pt 1):207-208.
[8] WAHBA-YHAV A V. Schamberg's purpura:association with persistent hepatitis B surface antigenemia and treatment with pentoxifylline [J]. Cutis,1994,54(3):205-206.
[9] OKADA K. ISHIKAWA O,MIYACHI Y. Purpura pigmentosa disease successfully treated with oral cyclosporine A [J].Br J Dermatol,1996,134(1):180-181.

色素性紫癜性苔藓样皮病 / 皮炎

(pigmented purpuric lichenoid dermatosis/dermatitis)

【同义名】Gougerot-Blum 病 / 综合征、伴苔藓样皮损有瘙痒性血管硬化性紫癜。

【历史】本病是 Gougerot-Blum(1925)首报 1 例 41 岁男性患者,在下肢出现色素性发疹。

【病因与发病机制】病因与 Schamberg 病相似,有人认为是局灶感染所致的变态反应性疾病。

【临床症状】本病好发于中老年人,男性多于女性,40~60 岁男性多见。与其他亚型的不同点是其皮损为红棕色多角形或圆形苔藓样的丘疹,伴发紫癜或毛细血管扩张,个别的丘疹融合成边缘不规则的斑块,有或无脱屑,有轻度痒感,临床描写为苔藓样,而非组织学特征。与其他亚型相似的是均发生在双小腿,偶尔见于臂部、躯干和上肢。其病程缓慢,往往持续存在,并留有色素沉积而自愈。

【组织病理】大致与 Schamberg 病相同,主要变化为血管扩张、炎性细胞致密浸润。血管的损伤表现为内皮细胞肿胀、红细胞外渗、含铁血黄素沉积在毛细血管附近,可以见到但不是太常见,特别是在本病见到纤维蛋白物质沉积在脉管壁,毛细血管扩张和内皮细胞增生。

【治疗】与 Schamberg 病相同,皮损消退后遗留的色素沉着可外用 4% 烟酰胺凝胶,每天 2 次或曲酸衍生物霜。

毛细血管扩张性环状紫癜

(purpura annularis telangiectodes)

【同义名】Majocchi 紫癜、环状毛囊性毛细血管扩张(telangiectasia follicularis annularis)。

【历史】本病是 Majocchi(1986)描写的 1 例 21 岁男性患者,在下肢出现毛囊周围的环状斑片和点状红棕色斑,伴有毛细血管扩张和紫癜。

【病因与发病机制】病因不明,可能是由于某种感染或中毒因素所致的局部血管炎改变。

【临床症状】本病比较少见，男性少于女性，青年人多见，初发皮损为对称性及各种形态的毛细血管扩张，往往排列为环状、纹状、匐形状甚至呈直径 1~3cm 的斑片状。毛细血管扩张在斑的边缘明显，随后在其中央出现点状的出血和淡褐色的色素沉着，出血点的数目比毛细血管扩张的数目为少。斑状损害可继续离心性扩大(图 3-20)，并在其边缘又出现新的毛细血管扩张与出血点，经过一段时间，斑的色调变淡而呈黄褐色，色素沉着逐渐消失，常可形成轻微的皮肤萎缩，患部的毳毛脱落。

本病好发于小腿的伸侧，数目可多可少，也可发生在大腿、前臂、臀及躯干部。无黏膜损害。病程缓慢，斑状损害可自然消退，在其边缘可再发新的损害，如此反复，迁延难愈。一般无自觉症状，有时有轻度瘙痒，少数患者在发疹前有神经痛或风湿性疼痛。

【组织病理】病理变化与 Schamberg 病相似(也应有极轻微的血管炎的变化)，其主要的病理变化为毛细血管扩张和闭塞性血管内膜病变，周围是以淋巴细胞为主的浸润，红细胞外溢及不同程度的水肿(图 3-21)，毛囊可萎缩或变性。

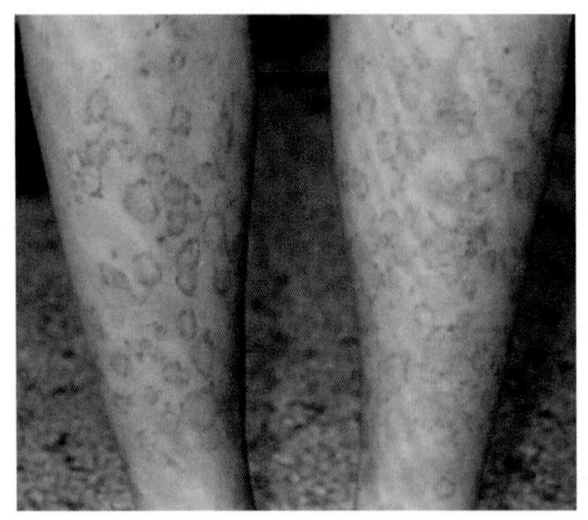

图 3-20　双小腿可见离心性环状红斑

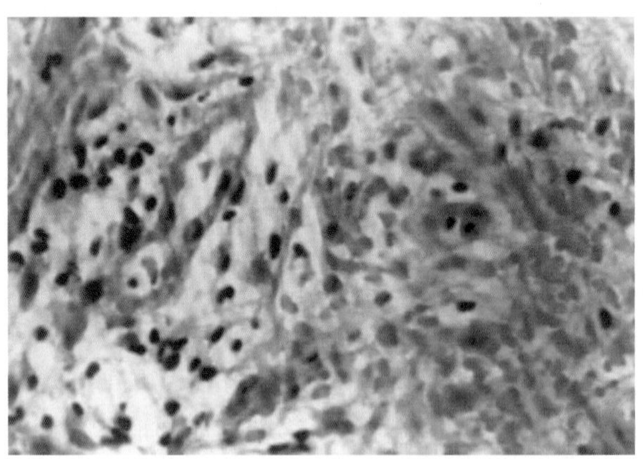

图 3-21　红细胞外溢及不同程度的水肿

【诊断与鉴别诊断】根据本病皮损特征性的改变，即毛细血管扩张性及出血点、色素沉着所组成的环状损害，可与其他紫癜性皮肤病相鉴别。

【治疗】与 Schamberg 病相同。

参考文献

[1] BARNHILL RL，CROWSON AN，MAGRO CM，et al. Dermatopathology [M]. 3rd ed. New York：McGraw-Hill，2010：193.

冻疮样红斑狼疮

(chilblain lupus erythematosus)

【定义】冻疮样红斑狼疮可以是盘状红斑狼疮和系统型红斑狼疮的一种临床症状，是一种慢性持续性红斑狼疮，本病的临床和病理与原发性冻疮有很多相似之处。

【临床症状】此病主要多见于女性，多在冬季发病，皮损特征性的表现为多个部位发生瘙痒或疼痛性、红色或蓝紫色丘疹、斑块和结节，好发于指尖、耳缘、小腿腓肠肌和足跟。通常在颜面部位先有典型的盘状红斑狼疮皮损发生后出现，有时也可见系统性受累，偶尔冻疮样皮损是唯一的症状。

约有 15% 的本病患者可以发展成系统性红斑狼疮，特别是那些同时发生盘状和冻疮样皮疹的患者，以及那些除有冻疮外还有盘状红斑狼疮 - 多形性红斑样综合征的患者。与原发性冻疮相比，严重的冻疮持续至温暖季节者发生红斑狼疮的概率很大，这些患者出现了结缔组织病的症状，但尚不能达到某种结缔组织病的诊断标准的患者，诊断“不典型冻疮”，这些患者最终发展成红斑狼疮的可能性很大。

【组织病理】 Carlson（1996）将此病分类于小静脉的病变，本病的血管周围有袖口状淋巴细胞浸润，伴有水肿、红细胞外溢和不同程度的纤维蛋白样变性，有时可见明显的淋巴细胞性血管炎，炎细胞往往延伸至真皮深层和皮下组织层，浸润的细胞大多数为 T 细胞，偶尔有巨噬细胞和散在的 B 细胞。常见表皮的界面改变，从局灶性的液化变性到苔藓样组织反应均可见到。汗腺周围可见慢性炎细胞浸润。

【鉴别诊断】 本病的诊断主要根据临床症状和血清学的检查结果进行分析和判断，组织病理的证据与原发性冻疮的表现不能区别。所有血管周围有袖口状的淋巴细胞浸润和淋巴细胞性血管炎的患者，均需与本病鉴别。与原发性冻疮的组织学比较，淋巴细胞性血管炎和界面变化更多见于冻疮样红斑狼疮，但不能作为鉴别诊断的主要根据，血清学检查是比较可靠的诊断依据。

【治疗】 针对红斑狼疮的轻重不同进行适当的治疗，对轻型者给予糖皮质激素，按泼尼松的量不超过 3 片 /d 或曲安西龙 4mg/d，薄芝片 2 片，每天 2 次，双嘧达莫 25mg，每天 3 次，用羟氯喹 0.1，每天 2 次可有效。对不同类型的红斑狼疮的治疗应参考有关红斑狼疮的治疗进行。局部治疗可用多磺酸黏多糖乳膏（hirudoid）、肝素冻疮软膏或维生素 E 软膏，每日 2 次。

参考文献

[1] JAMES W D, BERGER T G, ELSTON D M, et al. Andrews'Diseases of the Skin [M]. 12th ed. Elsevier, 2016: 155.

[2] ROWELL N R. The natural history of lupus erythematosus [J]. Clin Exp Dermatol, 1984, 9(3): 217-231.

[3] DOUTRE M S, BEYLOT C, BEYLOT J, et al. Chilblain lupus erythematosus report of 15 cases [J]. Dermatology, 1992, 184(1): 26-28.

[4] CARLSON J A, CHEN K R. Cutaneous vasculitis update neutrophilic muscular vessel and eosinophilic, granulomatous, and lymphocytic vasculitis syndromes [J]. Am J Dermatopathol, 2007, 29(1): 32-43.

[5] VIGUIER M, PINQUIER L, CAVELIER-BALLOY B, et al. Clinical and histopathologic feature and immunologic variables in patients with severe chilblain [J]. Medicine, 2001, 80(3): 180-188.

皮肌炎性脂膜炎

(panniculitis of dermatomyositis)

【定义】 本病是皮肌炎的一种少见的临床症状，但镜下表现脂膜炎的更常见。

【临床症状】 本病表现为持久、硬性、触痛性斑块或结节，可以形成溃疡，预后遗留萎缩性瘢痕，好发于臀部、腹部、大腿、手臂。可与其他的皮肌炎表现同时出现，或以疾病首发的症状出现，其他临床表现、实验室特征以及和恶性肿瘤的发生率与不伴有脂膜炎的皮肌炎患者相似。合并脂膜炎皮肌炎的患者对治疗的反应好,因此将脂膜炎作为皮肌炎患者预后较好的体征。

【组织病理】主要表现为脂肪小叶的淋巴细胞和浆细胞的浸润,有时可见淋巴样滤泡形成伴生发中心,局灶性脂肪坏死,淋巴细胞性血管炎,皮下脂肪间隔进行性增厚和透明变性。晚期有钙化改变。皮损的表皮可见基底细胞空泡化变性的界面改变,有淋巴细胞移入,基底膜区直接免疫荧光检查常为阴性,也有报道在真皮浅层的血管壁有 C3 和 IgM 沉积。

【鉴别诊断】本病与狼疮性脂膜炎的区别主要是后者更易于出现玻璃样变性和淋巴结肿大,而狼疮性脂膜炎的许多患者其他部位有 DLE,但仍需要根据临床表现和实验室的结果对两者进一步鉴别,基底膜带免疫荧光检查多为阳性。

【治疗】由于脂膜炎是与皮肌炎同时出现的病变,因此治疗可参考皮肌炎的治疗,首选不带氟的糖皮质激素(GC),GC 可减轻肌肉炎症,应早期、及时、足量应用,剂量及给药的方式取决于疾病的轻重情况,急性期开始宜用大剂量。可按相当泼尼松 1~2mg/(kg·d),住院患者可选用甲泼尼龙(MP)60~100mg 静脉滴注,皮损明显好转、肌酶降至正常后改为口服并减量。对有呼吸肌受累、吞咽困难者,则要用 MP 1g 加入 5% 葡萄糖溶液中静滴,每天 1 次,连续 3 天,以后每周 1 次或每 2 周 1 次为一个疗程,同时联合免疫调节剂薄芝注射液 4ml,肌内注射,每周 2 次。

对 GC 治疗的效果反应差或存在禁忌证的重症患者可静脉注射免疫球蛋白(IVIG),剂量为 400mg/(kg·d)共 5 天或 1g/d 共 2 天,每月 1 次,所用疗程根据病情而定,此种疗法对肌炎和皮损均有效。

用 GC 有并发症或不能耐受大剂量 GC 的患者可联合免疫抑制剂,如氨甲蝶呤(MTX)口服 2.5mg,每 12 小时 1 次,每周连用 3 次,病情严重也可将 10~15mg MTX 溶于 5% 或 10% 葡萄糖注射液 500ml 静脉滴注,每周一次,根据病情的变化可适当调整剂量。也可用环磷酰胺(CTX)100~200mg 加生理盐水 20~30ml 静脉注射,或口服 50~150mg/d 或隔日 1 次。也可联合硫唑嘌呤(AZA)50mg,每天 2 次治疗,用此药的用量取决于巯基嘌呤甲基转移酶(TPMT)的测定,以达到保证疗效的同时避免骨髓受抑制。其中以氨甲蝶呤或吗替麦考酚酯最常用。但由于氨甲蝶呤可增加间质性肺炎的风险,有些作者建议避免对患有肺病或 Jo-1 抗体阳性患者使用该药。

对皮肌炎脂膜炎的针对性治疗,在用 GC 的基础上,可加用雷公藤多苷 20mg,每天 3 次,氨苯砜 50~100mg/d,分 2~3 次口服,沙利度胺 25mg,每天 2 次以及羟氯喹 100mg,每天 2 次[儿童可按 2~5mg/(kg·d)]等。注意要定期查血尿常规和肝肾功能。

对局部脂膜炎的治疗,可外用醋酸氟轻松二甲亚砜(flucinolone acetonide DMSO)或外用 0.1% 他克莫司软膏。

参考文献

[1] SOLANS R, CORTES J, SELVA A, et al. Panniculitis: a cutaneous manifestation of dermatomyositis [J]. J Am Acad Dermatol, 2002, 46(5 Suppl): S148-S150.

[2] NEIDENBACH P J, SAHN E E, HELTON J. Panniculitis in juvenile dermatomyositis [J]. J Am Acad Dermatol, 1995, 33(2 Pt 1): 305-307.

[3] MOLNAR K, KEMENY L, KOROM I, et al. Panniculitis in dermatomyositis report of two cases [J]. Br J Dermatol, 1998, 139(1): 161-163.
[4] CALLEN J P, JORIZZO J L, BOLOGNIA J L. 内科疾病的皮肤表现[M]. 4 版 . 方红, 乔建军, 译 . 北京: 人民卫生出版社, 2012: 10-17.
[5] JAMES W D, BERGER T G, ELSTON D M, et al. Andrews'Diseases of the Skin [M]. 12th ed. Elsevier, 2016: 165-166.

牛痘样水疱症
(hydroa vacciniforme)

【同义名】痘疱样水疱病。

【定义】本病为原发性光照性皮肤病，慢性病程，Bazin(1862)首报，主要为日晒后在暴露部位发生红斑、丘疹、水疱，继而糜烂、结痂、溃疡，预后遗留豆状凹陷性萎缩性瘢痕，90% 初发于儿童，2/3 患者在青春期后逐渐痊愈。

【病因与发病机制】病因尚不清楚，在部分患者中可能与先天性机体代谢异常有关，对日光敏感性增高，有时可见到某些家族中有相同的患者，可能与遗传有关，但遗传方式尚不清楚。患者对日光敏感性增高，致病光谱为 UVA，或 UVA、UVB 的共同作用。Sonnex 等和许多其他作者发现反复的 UVA 照射(其光谱为 330~360nm 时)，可使损害复发。国内徐子刚(2006)研究发现部分患者发病与 EB 病毒感染及 T 细胞淋巴瘤有关。Cho(2004)等报道本病可发展成致命的 EB 病毒相关的自然杀伤(NK)T 细胞淋巴瘤或嗜血细胞综合征。本文作者曾报道 1 例牛痘疱样水疱病样原发性皮肤 CD8 阳性 T 细胞淋巴瘤。但 EB 病毒感染和其他种族真性光敏性种痘疱样水疱病之间的关系尚待进一步研究。现在的观点是经典型种痘样水疱病是一种光敏性疾病，和 EB 病毒相关的淋巴增生性疾病是一类病谱类疾病，良性端预后良好，恶性端可以发展为淋巴瘤，这种淋巴瘤往往有亲血管性，破坏血管的结构。

【临床症状】本病多见于儿童，男稍多于女，在日光曝晒后数小时内在暴露部位出现对称性、成簇、瘙痒或刺痛的红斑，逐渐发展成触痛性的丘疹和水疱，呈脐凹状，可为出血性，数日后形成血痂，数周后，脱痂形成散在和孤立的痘状萎缩性瘢痕和色素沉着。EB 病毒感染相关的淋巴增生性疾病，常伴有全身症状，如发热。疾病的发作和季节没有关系，皮疹除了曝光部位以外，反复发作后皮损可播散至非暴露的部位(图 3-22A、B)。

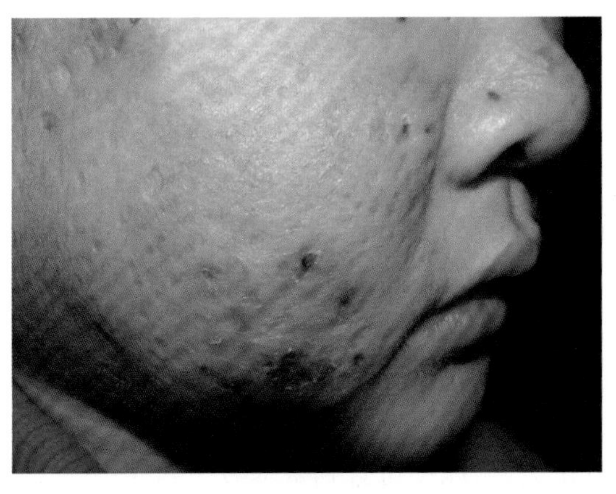

图 3-22A　面部痘状萎缩性瘢痕

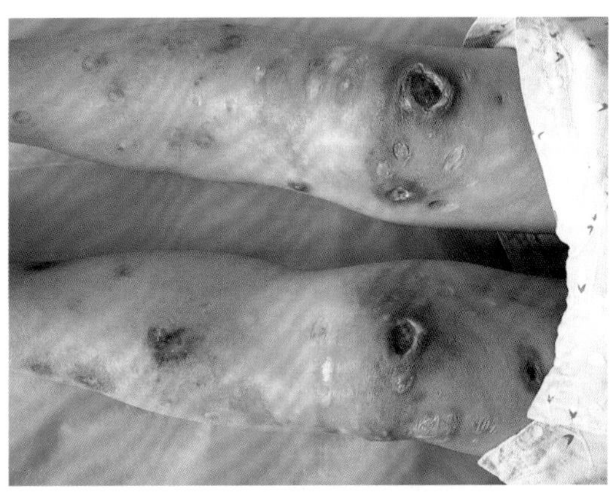

图 3-22B　皮损播散至非暴露的部位

顾恒等报道9例重型此病的患者的皮损呈大片溃疡，反复发作导致手指关节僵直或屈曲等，指骨部分吸收破坏，耳廓部分缺损，鼻梁塌陷，下唇瘢痕挛缩，角膜混浊。本病春夏季恶化，入冬减轻或完全消退。发疹前有瘙痒或灼热感，全身症状少见。本病在青春期或成年的早期可缓解。

【组织病理】表皮进行性海绵水肿，继而出现明显的角质形成细胞网状变性，表皮内水疱形成和融合性表皮坏死，水疱内含有中性粒细胞、淋巴细胞和纤维蛋白，基底细胞液化变性，偶见真皮上部局灶性的坏死。真皮浅层毛细血管扩张，早期可见淋巴细胞浸润，继而为中性粒细胞浸润，真皮血管可有血栓形成，结缔组织均质化、嗜伊红性坏死，吸收后形成萎缩性瘢痕。在真皮汗腺周围有致密的小、中等大小的淋巴细胞浸润。有些严重的病例可见小叶性和间隔性脂膜炎（图3-23A），淋巴样细胞呈异型性（图3-23B）。

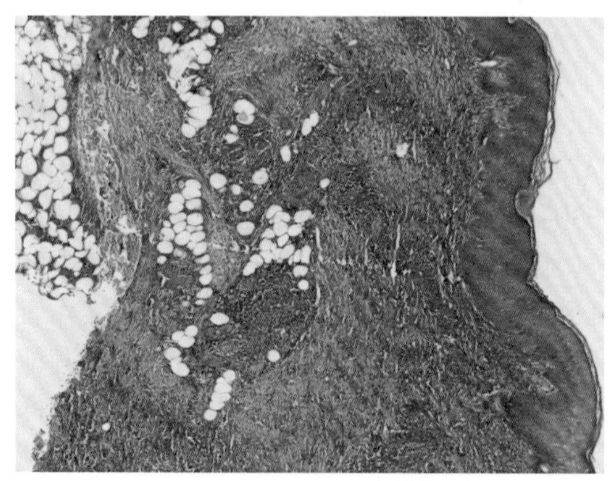

图3-23A　小叶性间隔性脂膜炎

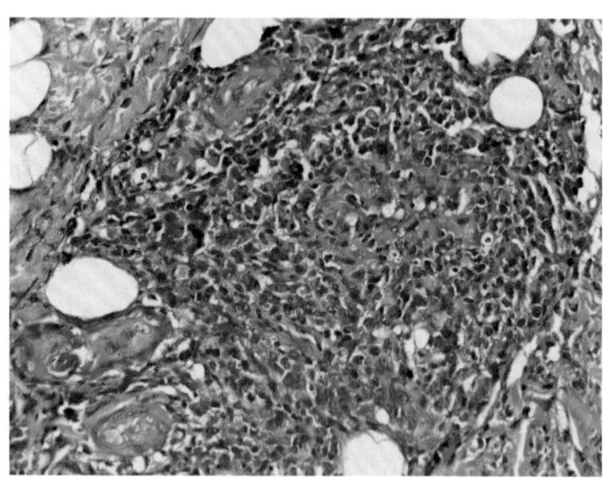

图3-23B　淋巴细胞呈异型性

有一特殊的病例在水疱下面可见淋巴细胞性血管炎，有淋巴细胞聚集，但尚不清楚是否是本病还是血管中心性T细胞淋巴瘤。直接免疫荧光检查有时可见散在的颗粒状C3沉积在真表皮交界处，EBV-编码的RNA被证实在真皮的淋巴细胞中。Carlson将此病属于小静脉的病变。

【诊断】儿童发病，日光暴露部位出现红斑、水疱、糜烂、结痂，预后遗留点状凹陷性瘢痕。皮损发生有季节性，青春期可自愈，光敏试验对UVA反应异常。

【鉴别诊断】

1. 红细胞生成性原卟啉病　虽然也发生在儿童，在日晒后发生，在暴露部位有红斑、水疱、糜烂，但此病的皮损急性发作时常有较严重的疼痛，病程长者面部多毛，口唇有放射状的萎缩纹。末梢血荧光红细胞阳性等特点可以鉴别。

2. 先天性红细胞生成性卟啉病　皮损虽然与其相似，但发病较早（多于1岁以内），牙釉质呈褐色，Wood灯下呈橘红色荧光，末梢血荧光红细胞阳性，尿卟啉检查阳性。

3. Hartnup综合征　本病在儿童发病，也在日晒后暴露部位出现红斑、水肿、严重可出水疱，但皮损表现类似烟酸缺乏症样变化，小脑共济失调，尿中可查到氨基酸。

4. 多形性红斑　皮损为多形性，有靶形损害可以鉴别。

【治疗】

1. 局部用药

(1) 有糜烂轻度渗出者可外用 0.1% 雷夫诺尔糊膏，每天 2 次。

(2) 有溃疡皮损时可用莫匹罗星软膏或 1% 金霉素或 0.5% 呋喃西林软膏外用，每天 2 次。

(3) 治疗后皮损消退外出时，可外用防晒乳膏或维生素 E 乳膏。

(4) 要防治继发感染，减缓瘢痕形成。

2. 系统用药

(1) 羟氯喹 200mg/d 或氯喹 100~125mg/d 可降低患者对 UVA 的敏感性，改善临床症状。

(2) 口服 β 胡萝卜素(此剂 1 粒 =15mg)，60mg，每天 3 次，剂量范围 30~200mg(2~13 粒 /d) 儿童 30~150mg/d，分 2~3 次服用。服用 2~6 周出现疗效，如 6 周疗效不明显可加量，至掌心皮肤出现黄染，再逐渐减量。

(3) 严重患者可以联合用药：沙利度胺 25mg，每天 1~2 次，羟氯喹 200mg/d，分 2 次服用，泼尼松 20mg/d 或曲安西龙每天早晨 4~8mg，氨苯砜 25mg，每天 2~3 次，也可用口服烟酰胺片，成人 300mg，每天 3 次，在一定程度上增加对日光的耐受性，减轻病情。

(4) 对特别病情严重的患者在联合用药时，根据轻重的不同情况也可加用雷公藤多苷 20mg，每天 3 次，病情缓解时再逐渐减量。

3. 辅助治疗

(1) 尽量避光，可外用维生素 E 乳膏。

(2) 维生素 B_6 0.9~1.2g/d。

4. 对于 EB 病毒感染相关的种痘样水疱病样淋巴瘤，可用使用 α- 干扰素 300 万单位，肌内注射或者皮下注射，每周 2 次，严重的患者可以使用氨甲蝶呤治疗。

参考文献

[1] MCGRAE J D，PERRY H O，MINN R. Hydroa vacciniforme [J]. Arch Dermatol，1963(5)，87：618-625.

[2] 徐子刚，马琳，申昆玲，等．牛痘样水疱病与 Epstein-Barr 病毒潜伏感染的关系[J]. 中华皮肤科杂志，20-05，38(4)：238-239.

[3] CHO K H，LEE S H，KIM C W，et al. Epstein-Barr virus-associated lymphoproliferative lesions presenting as a hydroa vacciniforme-like eruption an analysis of six cases [J]. Br J Dermatol，2004，151(2)：372-380.

[4] 冯素英，靳培英，曾学思，等．牛痘样水疱病样原发性皮肤 CD8 阳性 T 细胞淋巴瘤 1 例[J]. 中华皮肤科杂志，2007，40(10)：598-590.

[5] 顾恒，钱恒林，常宝珠等．重型种痘样水疱病的临床研究[J]. 中华皮肤科杂志 1994，27(4)：203-205

[6] OONO T，ARATA J，MASUDA T，et al. Coexistence of hydroa vacciniforme and malignant Lymphoma [J]. Arch Dermatol，1986，122(11)：1306-1309.

[7] PATTERSON J W. Weedon's Skin Pathology [M]. 4th ed. US：Elsevier，2016：623-624.

[8] CARLSON J A，CHEN K R. Cutaneous vasculitis update neutrophilic muscular vessel and eosinophilic，granulomatous，and lymphocytic vasculitis syndromes [J]. Am J Dermatopathol，2007，29(1)：32-43.

暴发性痤疮

(acne fulminans)

【历史】本病是 Burns(1959)首先描述，命名为菌血症的聚簇性痤疮，Kelly(1971)等称此病为伴多关节痛的急性发热性溃疡性聚合性痤疮（acute febrile ulcerative Conglobata acne with polyarthralgia），也有称系统性痤疮（systemic acne），也称发热性溃疡性痤疮（febrile ulcerative acne），直到 1975 年 Plewing 等重命名为暴发性痤疮。

【病因与发病机制】本病的病因不明，本病限于男性，提示有激素的影响，偶见于 HLA 表型相同的同胞中，有报道在单卵双生子同时发生本病。其他重要的因素有感染，但细菌培养是阴性，对痤疮丙酸杆菌的异常免疫反应、免疫复合物沉积和药物的不良反应，有研究提示本病与 Crohn 病相关。

【临床症状】本病是一种非常少见的系统性疾病，一般仅见于十几岁的男孩，极少有女孩发病。患者一般都有寻常性痤疮的背景，在面、颈、上胸、背部及手臂出现多发的疼痛性、炎症性结节和斑块。皮损很快广泛的液化坏死，伴有血痂。经常形成溃疡，可导致严重的瘢痕。有时可出现结节性红斑。溶骨性损害可伴随皮肤表现，锁骨和胸骨最常受累，其次是踝骨、肱骨和骶髂关节。全身症状有发热、贫血、头痛、关节痛、肌痛、肝脾大和严重的衰竭，有时会出现关节水肿。

【实验室检查】白细胞增多，有时呈类白血病样反应，C 反应蛋白水平升高，肝酶升高，血沉加快。

【组织病理】表现为毛囊皮脂腺破坏伴脓肿形成，随后表皮坏死形成溃疡，在溃疡的深处可见有血栓形成的透明化血管和出血，周围的真皮中有中性粒细胞、嗜酸性粒细胞、组织细胞、浆细胞和巨噬细胞的浸润，早期损害可有淋巴细胞性血管炎，晚期则以瘢痕形成为特征。偶尔有 IgM 和纤维蛋白呈线状沉积在基底膜区，伴皮脂腺周围纤维蛋白沉积。

【治疗】糖皮质激素对本病当为首选，以泼尼松为例，根据病情的轻重，对重度患者可用的初始剂量以 0.5~1mg/（kg·d），如果用曲安西龙，初始用量可先给曲安奈德 50mg 针剂注射一次，再每日口服 4~8mg/d 即可，James 提出要检测肝肾功能，轻型的患者可适当减少用量。症状控制后逐渐减量，至停药至少需要 2~4 个月，一旦皮损明显平伏则逐渐减药，减量过快可导致复发。非甾体抗炎药，如吲哚美辛缓释片 25mg，每天 2 次，对发热、肌痛、关节痛和骨病变均有效。近期有用异维 A 酸治疗取得成功的报道，使用剂量为 0.5~1mg/（kg·d），也有认为用异维 A 酸治疗有加重病情的可能，目前倾向用异维 A 酸、抗生素、糖皮质激素联合非甾体抗炎药治疗。

参考文献

[1] WONG S S，PRICHARD M H，HOLT P J. Familial acne fulminans [J]. Clin Exp Dermatol，1992，17(5)：351-353.

[2] KELLETT J K，BECK M H，CHALMERS R J. Erythema nodosum and circulating immune complexes in acne fulminans after treatment with isotretinoin [J]. BMJ，1985，290(6471)：820.

[3] SEUKERAN D C，CUNLIFFE W J. The treatment of acne fulminans：a review of 25 cases [J]. Br J Dermatol，1999，141(2)：307-309.

[4] TAN B B，LEAR J T，SMITH A G. Acne fulminans and erythema nodosum during isotretinoin therapy responding to dapsone [J]. Clin Exp Dermatol，1997，22(1)：26-27.

[5] KUROKAWA S，TOKURA Y，NHAM N X，et al. Acne fulminans coexisting with pyoderma gangrenosum like eruption and posterior scleritis [J]. J Dermatol，1996(1)，23：37-41.

[6] JAMES W D，BERGER T G，ELSTON D M，et al. Andrews'Diseases of the Skin [M]. 12th ed. Elsevier，2016：233-234.

斑状动脉炎

(macular arteritis)

【历史】本病是Fein(2003)描述的一种原因不明的疾病，又名斑状淋巴细胞动脉炎(macular lymphocytic arteritis)。

【临床症状】本病多数为无症状的或轻度瘙痒的色素沉积斑片，发生在躯干或四肢，皮损触之有轻度的硬度，有时呈线状或网状。

【组织病理】可侵犯深部皮下脂肪层小动脉，主要表现在脉管周围有淋巴细胞浸润或有淋巴细胞性血管炎，有些病例混合有浆细胞的浸润，并可发生血管外膜纤维蛋白样坏死伴有管腔的狭窄最终阻闭，但弹力膜是完整的。没有白细胞碎裂和肉芽肿的形成，也没有含铁血黄素的沉积或色素失禁。

【鉴别诊断】本病与皮肤结节性多动脉炎的区别是本病的原发疹是色素沉积斑不伴发网状青斑，无溃疡、无色素性真皮结节和皮损的疼痛，从患者足背作病理提示此病可能是潜在的非结节形成的皮肤结节性多动脉炎的异型。患者一般情况良好，无肾损，ANCA阴性，其他血液学无异常。

【治疗】参考血管炎的一般治疗，同时给予促进色素减退的药物，如4%的烟酰胺凝胶或曲酸衍生物霜外用，避免寒冷潮湿的环境，保持干燥与保暖。有报道用硝苯地平对70%的患者有效，控制复发也有效，也可口服双嘧达莫25mg，每天3次，外用肝素冻疮软膏或外用维生素E乳。

参考文献

[1] PEIN H,SHETH A P,MUTASIM D F. Cutaneous arteritis presenting with hyperpigmented macular:macular arteritis [J]. J Am Acad Dermatol,2003,49(3):519-522.

[2] JAMES W D,BERGER T G,ELSTON D M,et al. Andrews'Diseases of the Skin [M]. 12th ed. Elsevier,2016:235.

[3] AI DARAJI W,GREGORY A N,CARLSON J A. Macular arteritis:a latent form of cutaneous polyarteritis nodosa? [J]. Am J Dermatopathol,2005,30(2):145-149.

淋巴细胞性栓塞性动脉炎

(lymphocytic thrombophilic arteritis)

【同义名】斑状淋巴细胞性动脉炎(macular lymphocytic arteritis)、斑状动脉炎(macular arteritis)。

【历史】Lee(2008)首报。Patterson(2016)将斑状动脉炎和本病放在结节性多动脉炎中，认为此两病组织表现属于结节性多动脉炎的病谱，是结节性多动脉炎临床痊愈的晚期，Lee对斑状动脉炎称之淋巴细胞性血栓性动脉炎，James认为这两个病为同一疾病。

【临床症状】在5例年轻的妇女出现逐渐发展的网状色素沉积斑，在下肢出现明显的皮下硬结区，具有葡萄状青斑，有1例有疼痛，另1例有雷诺现象。

【组织病理】在深部真皮和表浅的皮下肌型小动脉壁有淋巴细胞浸润，在所有受累的脉管腔有纤维蛋白的沉积，少量或无中性粒细胞，在受累脉管的内膜有浓密的炎症浸润，结合淋巴细胞性血管炎和血栓性血管内膜炎提示淋巴细胞性血栓性动脉炎。

【实验室检查】4例抗磷脂抗体阳性,3例有抗核抗体(但有两例重复实验阴性),有3例血沉极度升高。

【分类】本病的分类学曾被LeBoit讨论,本病可能与斑状动脉炎是同一疾病。临床上要与结节性多动脉炎或具有青斑和抗磷脂抗体的胶原血管病鉴别。

【治疗】可参考斑状动脉炎。

参考文献

[1] COX N,GRIFFITHS C,BURNS T,et al. Rook's Textbook of Dermatology [M]. 8th ed. US:Blackwell Science,2010:50-51.

[2] LEE J S,KOSSARD S,MCGRATH M A. Lymphocytic thrombophilic arteritis,a newly described medium-sized vessel arteritis of the skin [J]. Arch Dermatol,2008,144(9):1175-1176.

[3] PATTERSON J W. Weedon's Skin Pathology [M]. 4th ed. US:Elsevier,2016:243-245.

[4] JAMES W D,BERGER T G,ELSTON D M,et al. Andrews'Diseases of the Skin [M]. 12th ed. Elsevier,2016:835.

[5] LEBOIT P E. The enigma of lymphocytic vasculitis [J]. Arch Dermatol,2008,144(9):1215-1216.

红斑狼疮性脂膜炎
(lupus erythematosus panniculitis)

【同义名】深在性红斑狼疮(lupus erythematosus profundus)、皮下红斑狼疮(subcutaneous lupus erythematosus)、狼疮性脂膜炎(lupus panniculitis)。

【历史】Kaposi(1869)首次描述了狼疮性脂膜炎的临床特征,Irgang(1940)认为它是红斑狼疮的一种临床表现,Arnold(1956)发表论文指出狼疮性脂膜炎是红斑狼疮的一种特殊亚型。

【流行病学】本病占全部红斑狼疮患者的2%~3%,好发于中年人,儿童亦可发生,本病的女男比例为2∶1~4∶1,常可伴发盘状红斑狼疮或系统性红斑狼疮。

【发病机制】本病的自身免疫学的机制与其他类型的红斑狼疮相似,本病以T淋巴细胞和巨噬细胞浸润为主。补体C4部分缺陷的患者可发生狼疮性脂膜炎,是因为补体缺乏导致对免疫复合物的调理缺陷,进而导致本病的发生。

【临床特点】本病可出现成批的皮下触痛性结节和斑块,皮损好发于面部、上臂、髋部和躯干,四肢远端不受累。皮损的表面呈淡红色或有盘状红斑狼疮的表现,有时皮损表现轻微无明显的特征,有时皮肤表面与皮下结节或斑块粘连,表面出现凹陷(图3-24),偶尔发生溃疡。病程慢性,反复发作,最终发展成毁容性的皮下萎缩。

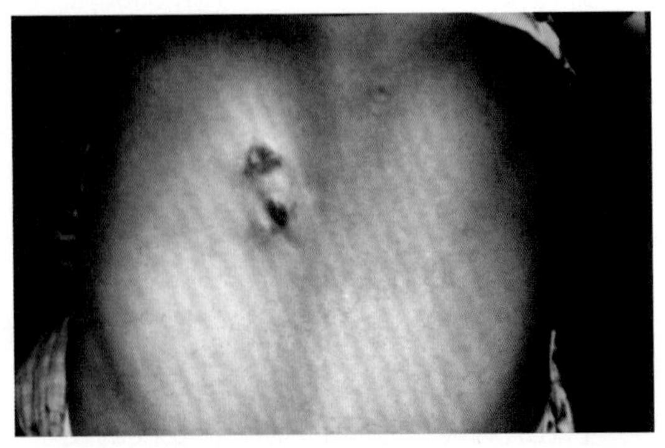

图3-24　凹陷性皮肤萎缩

本病经常发生在红斑狼疮的其他表现之前,如盘状红斑狼疮的皮损在脂膜炎出现之后10年才出现，但系统性红斑狼疮或盘状红斑狼疮的表现也可能在脂膜炎之前很久发生。1/3的狼疮脂膜炎同时有盘状红斑狼疮的皮损，而只有10%~15%的患者满足系统性红斑狼疮的诊断标准。大部分后者的系统症状比较轻微，可有关节痛或雷诺现象。抗核抗体、抗DNA抗体、抗ENA抗体和类风湿因子可阳性，部分患者可能仅有抗核抗体滴度升高的血清学异常，查不出任何支持红斑狼疮诊断的异常。也可有白细胞减少、血沉加快或低补体血症。

【组织病理】皮损上部的表皮和真皮浅层的组织中可出现DLE的表现，皮下脂肪小叶出现玻璃样变性，并形成肉芽肿侵入小叶间隔，并见到密集的炎症细胞浸润，主要是淋巴细胞团块和浆细胞(图3-25)。

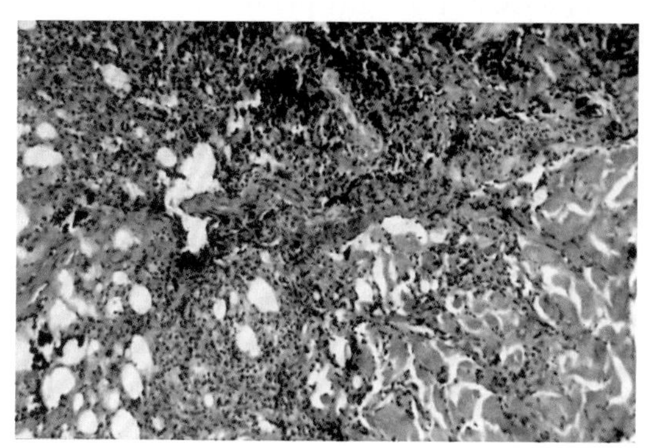

图3-25　密集的淋巴细胞浸润

淋巴细胞性血管炎是最常见的，血管壁纤维素坏死和血管腔内血栓形成在基底膜区，有时也可见到在真皮浅表的血管周围沉积。James免疫荧光检查：在真表皮交界处，可见连续性颗粒状免疫球蛋白和补体C3沉积。在活动性的病例脂膜中常见大量纤维蛋白。Carlson将此病分类于小脉管的淋巴细胞血管炎中。

【鉴别诊断】本病与其他类型的脂膜炎相似，但本病很少累及肢体的远端，可有助于与结节性红斑和硬红斑鉴别，但要注意红斑狼疮患者也可发生其他类型的皮下炎症，如结节性红斑、血栓静脉炎和近关节的风湿性结节样皮损。当病变上方的表皮或真皮出现狼疮样的表现时则可与其他脂膜炎，如局限性硬皮病和皮肌炎相关的脂膜炎及创伤性脂膜炎相鉴别，但疾病的晚期皮损与其他原因引起的局限性的脂肪萎缩很难鉴别。

【治疗】主要用羟氯喹100mg，每天2~3次，可使大部分患者得到改善。由于病程慢性，经历数年的治疗是必要的。系统用糖皮质激素应当在疾病的早期，其他可用氨苯砜、环磷酰胺和沙利度胺治疗有效，Ujiie用氨苯砜75mg/d治疗6周成功治愈1例56岁女性本病患者。

参考文献

[1] PETER M S，SU W P. Lupus erythematosus panniculitis [J]. Med Clin North Am，1989，73(5)：1113-1126.

[2] PETER M S，SU W P. Eosinophils in lupus panniculitis and morphea profunda[J]. J Cutan Pathol，1991，18(3)：189-192.

[3] NG P P，TAN S H，TAN T. Lupus erythematosus panniculitis：a clinicopathologic study [J]. Int J Dermatol，2002，41(8)：488-490.

[4] JAMES WD，BERGER TG，ELSTON DM，et al. Andrews'Diseases of the Skin [M]. 12th ed. Elsevier，2016：156.

[5] CARLSON J A，MIHM M C，LEBOIT P E. Cutaneous lymphocytic vasculitis：a definition，a review，and a proposed classification [J]. Semin Diagn Pathol，1996，13(1)：72-90.

[6] BARNHILL R L，CROWSON A N，MAGRO C M，et al. Dermatopathology [M]. 3rd ed. New York：McGraw-Hill，2010：272.

[7] BURROWS N P，WALPORT M J，HAMMOND A H，et al. Lupus erythematosus profundus with partial C4 deficiency responding to thalidomide [J]. Br J Dermatol，1991，125(1)：62-67.

[8] UJIIE H, SHIMIZU T, ITO M, et al. Lupus erythematosus profundus successfully treated with dapsone: review of the literature [J]. Arch Dermatol, 2006, 142(3): 399-401.

α1-抗胰蛋白酶缺乏性脂膜炎

(α1-anti trypsin deficiency associated with paniculitis)

【同义名】α1-蛋白酶缺乏性脂膜炎。

【定义】本病为红斑结节或溃疡病排出液体，其发病与α1-抗胰蛋白酶的缺乏有关，症状严重的患者，其血清中蛋白酶抑制剂的水平显著降低。容易出现是中性粒细胞浸润可形成溃疡的脂膜炎。

【病因与发病机制】α1-抗胰蛋白酶(α1-AT)是一种蛋白酶抑制剂，产生于肝脏，是血清中含量最丰富的丝氨酸蛋白酶抑制剂(PI)，编码该蛋白的基因超过120对不同的等位基因，根据这些等位基因编码蛋白质电泳迁移率分三类(M=中，S=慢，Z=很慢)，最常见的蛋白酶表型为MM(M等位基因纯合子)此种情况下血清中α1-抗胰蛋白酶浓度正常，约120~200mg/dl。当等位基因的表型为MS或MZ时(PiMS和PiMZ，1%~3%高加索人为该类型)血清中出现α1-胰蛋白酶轻度到中度的缺乏，当基因表型为纯合子ZZ型时(PiZZ，约1/1 500~1/5 000高加索人为该类型)，血清中此酶的水平出现显著的降低，约20~45mg/dl，此时异常的此酶大部分沉积在肝细胞内质网中，少量分泌到血液循环中的此酶减弱，容易形成无活性的聚合物，此聚合物可能对中性粒细胞有趋化作用。

α1-抗胰蛋白酶对血中多种蛋白溶解酶、水解酶有抑制活性，不仅抑制胰蛋白酶，也能抑制丝氨酸蛋白酶、中性粒细胞弹性酶、胰弹性酶、血清蛋白酶、胶原酶、因子Ⅷ和激肽释放酶。

α1-抗胰蛋白酶对免疫系统有重要的调节作用，有两条途径抑制补体的活化，一是直接抑制补体释放相关蛋白酶，二是抑制对补体系统活化有重要作用的中性粒细胞蛋白酶。

除了引起脂膜炎，α1-抗胰蛋白酶缺乏还可以引起肝纤维化，肺气肿、胰腺炎、膜增生性肾小球肾炎、类风湿关节炎、抗中性粒细胞胞质抗体阳性的血管炎及其他血管炎和血管性水肿(蛋白酶抑制剂缺乏造成的)。此酶的缺乏引起脂膜炎的诱因，有些病例创伤是重要的诱因。此酶的缺乏导致淋巴细胞和巨噬细胞活化及补体系统级联活化受到抑制减弱，各种趋化因子增多中性粒细胞聚集并释放蛋白水解酶，进而破坏脂肪组织和邻近的结缔组织。皮下脂肪容易受累，可能与大量的脂肪酸使附近的弹性蛋白酶对蛋白水解酶更加敏感有关。

【临床症状】此病常见于20~40岁的患者，也可见于儿童，无性别差异。皮损往往发生在轻微的外伤之后，主要表现为大的、红色至紫色、疼痛性结节或斑块，并逐渐坏死破溃排出油性液体，可融合成大斑块并有多个排出的窦道。早期损害类似于蜂窝织炎、Marshall综合征。皮损主要发生在躯干或肢体的近端，有些患者有发热、胸腔积液和肺栓塞。脂膜炎的病程长，对治疗抵抗，预后形成瘢痕伴皮下组织萎缩。最严重的临床症状出现在蛋白酶抑制剂严重缺乏的患者。

【组织病理】早期表现为以中性粒细胞浸润为主的脂膜炎，随后迅速出现坏死和脂肪小叶破坏。真皮网状层胶原束间出现中性粒细胞散在浸润是本病早期的诊断线索，真皮胶原分解，继而液化性坏死，同时伴有脂肪小叶与间隔分离。严重坏死性脂膜炎病灶的周围有散在的脂肪组织，其周边有慢性炎症和出血，已发现有小血管炎，而且有淋巴细胞性血管炎、有大量中性粒细胞浸润引起的继发性血管炎以及血栓形成的证据，但大部分学者仍未找到白细胞碎裂性血管炎的证据。中度胰蛋白酶抑制剂缺乏的患者内噬脂细胞和巨细胞显著聚集，皮损愈合后脂肪小叶消失，瘢痕形成。

本病是间隔性还是小叶性的脂膜炎还存在争议，脂肪小叶受累明显，因此有些作者将此病归类于小叶性脂膜炎，有些强调脂肪间隔血管的炎症，胶原纤维溶解和晚期纤维化明显。

【鉴别诊断】本病为复发性的不同程度的炎症、溃疡形成和液体排出，主要应与溃疡性皮肤病进行鉴别，几何形状的溃疡应符合人工性脂膜炎，本病一般无坏疽性脓皮病的坏死和潜行性损害。病理上应与 Sweet 综合征和类风湿关节炎引起的中性粒细胞性小叶性脂膜炎相鉴别。

【治疗】用氨苯砜（DDS）25~100mg/d，联合四环素 250~500mg，每天 3 次治疗有效。因上述药物可抑制白细胞的趋化作用，能较好的控制脂膜炎，对 DDS 不能耐受的患者可用秋水仙碱 0.5mg，每天 2~3 次。对较严重的病例最有效的疗法即用静脉输入 α1- 抗胰蛋白酶，一般每周 60mg/kg，连续给药 3~7 周，起效快，3 周后脂膜炎就可能消退。当体内 α1- 抗胰蛋白酶水平低于 50mg/dl 时，此病可再发，其他疗法包括血浆置换、肝移植。此外注意避免外伤，并注意禁酒，因为乙醇（一种肝细胞毒素）可加重本病相关性肝炎。

参考文献

[1] MCKEE P H，CALONJIE E，GRANTER S R. 皮肤病理与临床的联系[M]. 3版. 朱学骏，孙建方，译. 北京：北京大学医学出版社，2007：349.

[2] SMITH K C，MR，SU W P. Panniculitis associated with severe α1-antitrypsin deficiency treatment and review of the literature [J]. Arch Dermatol，1987，123(12)：1655-1661.

[3] JAMES W D，BERGER T G，ELSTON D M，et al. Andrews'Diseases of the Skin [M]. 12th ed. Elsevier，2016：484.

[4] GELLER J D，SU W P. A subtle clue to the histopathologic diagnosis of early alpha-1-antitrypsin deficiency panniculitis [J]. J Am Acad Dermatol，1994，31(1)：241-245.

[5] VIRABEN R，MASSIP P，DICOSTANZO B，et al. Necrotic panniculitis with α1 antitrypsin deficiency [J].J Am Acad Dermatol，1986，14(4)：684-687.

[6] SU M P，SMITH K C，PITTELKOW M R，et al. Alpha1-antitrypsin deficiency panniculitis：a histopathologic and immunopathologic study of four cases [J]. Am J Dermatopathol，1987，9(6)：483-490.

[7] PITTELKOW M R，SMITH K C，SU W P. Alpha-1-antitrypsin deficiency and panniculitis perspectives on disease relationship and replacement therapy [J]. Am J Med，1988，84(6)：80-86.

妊娠瘙痒性荨麻疹性丘疹与斑块

(pruritic urticarial papules and plaques of pregnancy, PUPPP)

【同义名】妊娠期中毒性红斑（toxic erythema of pregnancy）、妊娠期晚发痒疹（late onset prurigo of pregnancy）、妊娠期多形性发疹（polymorphic eruption of pregnancy，PEP，此名常用于欧洲和英国）。

【临床症状】此病常表现为强烈的瘙痒性丘疹和风团，有时有小水疱，也有靶样的损害。皮损发生在妊娠最后的数周，分布在腹部的妊娠纹部位，随后则泛发于躯干和四肢。与妊娠疱疹相反，很少发生在脐周部位，皮损全部受累包括面部和掌跖部位是很少见的，虽然在产后皮损发生在掌跖部位曾有报道。本病可以自然缓解，近来有报道在产后皮损一直持续 10

周。本病对胎儿无不良影响。

【组织病理】真皮乳头有不同程度的水肿，有淋巴细胞血管炎混有少量的嗜酸性粒细胞浸润，有时可见在胶原间隙中有嗜酸性粒细胞浸润，很像节肢动物叮咬的反应，但所不同的是没有楔形浸润，也并不深，有时真皮血管周围水肿，少数病例有核尘，但没有纤维蛋白的外渗。表皮有局灶性的海绵形成角化不全，陈旧的损害有海绵状小水疱，有炎性细胞的渗出。

免疫荧光的检查往往是阴性的，与妊娠疱疹不同的是，在妊娠疱疹基底膜区（BMZ）有C3的沉积，但本病非特异性的免疫反应出现在真、表皮交界处附近的脉管，曾发现循环抗体IgM沉积在BMZ，后来的研究表明在正常的妊娠者也可会有低水平的IgM自身抗表皮蛋白的反应。

【治疗】局部外用糖皮质激素和润肤剂，对多数患者均可控制症状。系统用抗组胺类药也有效，对外用无效或皮损广泛的病例可考虑用泼尼松，在妊娠的晚期应用可能无不良反应。

参考文献

[1] PATTERSON J W. Weedon's Skin Pathology [M]. 4th ed. US:Elsevier, 2016:256-258.

淋巴瘤样丘疹病

(lymphomatoid papulosis, LyP)

【定义】本病是Macaulay（1968）首次命名。此病是一种慢性复发性、自愈性的丘疹坏死性或丘疹结节性皮肤病。病因不明，预后通常（并不绝对）良性，而组织学表现为CD30阳性的恶性淋巴瘤特殊疾病。根据EORTC分类的标准，将其列为惰性淋巴瘤，也被包括在WHO新的淋巴瘤分类中，虽然过去关于本病是急性痘疮样苔藓样糠疹的变异还是淋巴瘤的早期表现一直存在争论。目前普遍认为本病为一种癌前病变，有10%~19%的患者发展成淋巴瘤，其中包括$CD30^+$大细胞淋巴瘤、蕈样肉芽肿和霍奇金淋巴瘤。本病在临床和组织学表现与原发性皮肤间变性大细胞淋巴瘤（primary cutaneous anaplastic cell lymphoma，C-ALCL）及中间界限类型在临床、病理及免疫表型上有一定的重叠性，形成一谱系，如T细胞免疫表型表达异常，60%~70%的患者可检测到克隆性的TCR受体基因重排，本病的皮损和相关淋巴瘤皮损中发现相同的T细胞克隆。根据上述特征，目前认为此病是低度恶性的CTCL，但Callen提出本病发展为恶性淋巴瘤的概率为5%~50%，大样本研究表明，5%更接近于通常的预期值。

【流行病学】本病约占皮肤T细胞淋巴瘤（cutaneous T-cell lymphoma，CTCL）的15%，任何年龄均可发病，平均发病年龄为35~45岁。也可见于儿童，男女发病率之比为1.5∶1。

【发病机制】本病发病机制尚不清楚，曾认为与病毒感染有关，但一直未检测到HTLV-1，EBA或其他疱疹病毒，包括（单纯疱疹病毒Ⅰ型和Ⅱ型、人类疱疹病毒-6），有些患者皮损和肿瘤可自然消退，其消退的机制不明。有研究表明CD30与其配体CD30L间的相互作用有助于肿瘤细胞的凋亡和皮损的消退，但确切的机制尚不明了。

【临床症状】本病的皮损为多形性，典型的皮损为分批出现的无症状的、直径在0.5~1.0cm的棕红色、丘疹和结节，3~4周后发展成出血和坏死结痂的皮损（图3-26），逐渐缓解，形成表浅性萎缩性瘢痕，其特征性的表现为各期皮损同时存在。其临床表现与急性痘疮样苔藓样糠疹相似，有时也出现更大的结节性皮损，预后遗留痘疮样瘢痕。皮损好发于躯干和四肢，也可见于面部、头皮、掌跖和生殖器。黏膜受累比较少，口腔损害表现为自行缓解的硬结性溃疡，其形态与发生在皮肤上的相似。皮损的数量多少不一，从数个到数百个，不同的患者皮损从数周到数月可以缓解，可反复发作，其病程很长，常持续 5~10 年，甚至更长。一般全身体检无异常发现，但要注意观察溃疡性的结节和肿瘤的发生。

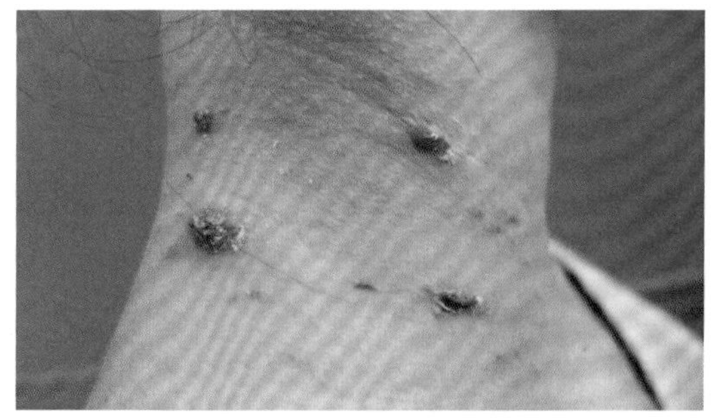

图 3-26　红棕色的丘疹和结节

【组织病理】本病的组织学改变主要有 A、B、C、D、E、F 六种类型：

A 型（占 80% 的病例）：A 型的病理表现为真皮内广泛分布的以小淋巴细胞、中性粒细胞和 / 或嗜酸性粒细胞为主的楔形炎症浸润，其间有散在或片状的异型 $CD30^+$ 大淋巴细胞，此型的浸润细胞即为大间变细胞（直径为 15~30μm），胞核明显呈多形性，深染或空泡状，核仁明显，胞质丰富，有形态上与 R-S 细胞相似的多核巨细胞，常见有丝分裂为其特征。此种异型的大细胞在形态上、免疫表型上类似于 C-ALCL 中的肿瘤细胞，此类细胞在早期皮损中较少，在充分发展的皮损中数量明显增多，消退期皮损中可完全消失。

B 型（<10% 的病例）：其真皮乳头层血管周围有淋巴细胞为主的炎症浸润，部分呈带状分布，早期浸润出现在表皮基底层及其周围，偶尔真皮深部血管周围有淋巴细胞浸润，其浸润的细胞以形态不规则染色质深的异型细胞，核呈脑回状，肿瘤细胞表达 CD3 和 CD4，不表达 CD30，此种免疫表型与蕈样肉芽肿细胞相类似，亲表皮性也明显，但很少见 Pautrier 小脓肿，和淋巴细胞栅栏状排列的现象。炎症细胞浸润不明显。同一患者的不同皮损既可表现为 A 型组织学变化，也可表现为 B 型改变。有同一皮损兼有 A 型和 B 型的组织学的特征。

C 型（占 10% 的病例）：A 型间变细胞呈片状和成簇状排列，与间变性大细胞性淋巴瘤比较，仅在分布上不同，在大细胞性淋巴瘤中，其病灶中心位于皮下脂肪层，因此要诊断 C 型淋巴瘤样丘疹病时，必须排除继发性皮肤大细胞皮肤淋巴瘤的可能。文献报道 A 型和 B 型淋巴瘤样丘疹病与淋巴瘤有关，文献报道的数据一般为 5%~10%，但也有报道高达 29%。另在 UCSH 的统计中 40% 的患者与淋巴瘤有关。淋巴细胞性血管炎的表现为血管内皮增生、扩张和充血，有一些血管壁有渗出，多为小淋巴细胞，偶有大淋巴细胞，此外又有中性粒细胞和嗜酸性粒细胞组成的异质性浸润。Carlson 将此病分类于小静脉病变中，也证实脉管壁内有纤维蛋白的沉积，真皮周围常有组织水肿和出血。也可累及表皮，有些血管表现为纤维蛋白沉积和闭塞，偶见坏死性血管炎。

D 型：$CD8^+$ 细胞亲表皮型，病理和皮肤侵袭性亲表皮 $CD8^+$ 细胞毒性 T 细胞淋巴瘤相似，但临床过程和其他类型的淋巴瘤样丘疹病相似，预后良好。

E 型：亲血管型，在这型的淋巴瘤样丘疹病中，病理可以见到明显的淋巴细胞围血管分布，破坏血管壁，有时可以见到血栓，皮损有血管炎的特点。

F 型：亲毛囊型，淋巴细胞围绕毛囊分布。

【鉴别诊断】本病与痘疮样苔藓样糠疹的皮损相似，但后者好发于青年人，皮损不会发展成结节性损害，病理无 CD30^{+} 恶性淋巴瘤的表现，极少数发展成淋巴瘤。

【治疗】本病为自限性，预后良好，大部分的患者不需要特殊治疗，治疗的主要目的是为了控制症状，减少复发的次数。对于有瘢痕形成或有多数丘疹和结节的患者，口服小剂量氨甲蝶呤（每周 5~20mg）是最有效的疗法。目前有报道用 PUVA、体外光化学疗法、化疗、手术切除，局部或外用干扰素 α-2a、维 A 酸或 5% 咪喹莫特霜（imiquimod）有效，但这些疗法都不能防止复发。局部或系统用糖糖皮质激素或抗生素无效。此病有发展成淋巴瘤的潜能，要长期随访观察。

参考文献

[1] Macaulay W L. Lymphomatoid papulosis a continuing self-healing eruption, clinically benign histologically malignant [J]. Arch Dermatol, 1968, 97(1): 23-30.

[2] AOKI M, NIIMI Y, TAKEZAKI S, et al. CD30^{+} Lymphoproliferative disorder: Primary cutaneous anaplastic large cell lymphoma followed by lymphomatoid papulosis [J]. Br J Dermatol, 2001, 145(1): 123-146.

[3] BOLOGNIA J L. 皮肤病学[M]. 2 版. 朱学骏，王宝玺，孙建方，等，译. 北京：北京大学医学出版社，2011: 2298-2302.

[4] CALLEN J P, JORIZZO J L, BOLOGNIA J L. 内科疾病的皮肤表现[M]. 4 版. 方红，乔建军，译. 北京：人民卫生出版社，2012: 160-161.

[5] CHIMENTI S, FARGNOLI M C, PACIFICO A. Mucosal involvement in a patient with Lymphomatoid papulosis [J]. J Am Acad Dermatol, 2001, 44(2): 339-341.

[6] JAMES W D, BERGER T G, ELSTON D M, et al. Andrews' Diseases of the Skin [M]. 12th ed. Elsevier, 2016: 734-735.

[7] CARLSON J A, MIHM M C, LEBOIT P E. Cutaneous lymphocytic vasculitis: a definition, a review and a proposed classification [J]. Semin Diagn Pathol, 1996, 13(1): 72-90.

[8] MCKEE P H, CALONJIE E, GRANTER S R. 皮肤病理学与临床的联系[M]. 3 版. 朱学骏，孙建方，译. 北京：北京大学医学出版社，2007: 1401.

[9] VARGA F J, VONDERHELD E C, OLBRICHT S M, et al. Immunohistochemical distinction of lymphomatoid papulosis and pityriasis lichenoides et varioliformis acuta [J]. Am J Pathol, 1990, 136(4): 979-987.

[10] VONDERHELD E C, SAJJADIAN A, KADIN M E. Methotrexate in effective therapy For lymphomatoid papulosis and other primary cutaneous CD30-positive Lymphoproliferative disorder [J]. J Am Acad Dermatol, 1996, 34(3): 470-480.

[11] HABIF T P. Clinical Dermatology A Color Guide to Diagnosis and Therapy [M]. 6th ed. US: Elsevier, 2016: 849-850.

（二）中、小脉管

冻　疮

(pernio)

【同义名】冻疮病。

【定义】本病是一种对寒冷、潮湿、非冰冻环境的异常炎症反应，即冷敏感的炎症性皮肤病，表现为伴有瘙痒或灼热感的肢端皮肤红绀和异色。多发生在寒冷的季节，往往由于暴露于寒冷、潮湿，在肢端部位皮肤局限性淤血性炎症，病程缓慢，容易复发。

【流行病学】长期暴露于寒冷潮湿的环境是发生此病的主要危险因素，在欧洲西北部很常见，特别是家庭供暖缺乏的家庭，妇女、儿童、老人是最常受累的人群。

【发病机制】本病的发病机制尚不清楚，本病是机体对寒冷发生的异常反应，寒冷是发病的必要条件之一，受冻部位的皮下动脉由于寒冷的刺激而收缩，导致血流淤滞，持续时间过长，则动脉持续痉挛。血管收缩力丧失导致静脉淤血，毛细血管扩张渗透性增加血浆渗入组织间隙，从而引起局部的组织水肿，形成水疱、组织坏死和溃疡。长期暴露于寒冷、潮湿的环境中，加之患者末梢血液循环较差，是本病发病的主要因素，自主神经功能紊乱，缺乏运动、鞋袜过紧，户外工作、贫血、营养不良及慢性消耗性疾病等常为诱发本病的原因。此外有一些患儿，循环中有冷球蛋白，对冻疮的发病有一定作用。

【临床症状】本病是由于潮湿、寒冷，特别常见于长期处于冷湿的天气或与热隔离的室内，引发本病。本病好发于青年或中年妇女，肢端(指，趾)上出现单个或多数的红色、紫蓝色斑疹、丘疹或结节，严重者可出现水疱和溃疡。足跟部、鼻、耳部比较少见。很多的患者受冷并不立即发生皮损，往往受冷数日之后出现。深在的冻疮可发生在大腿、小腿和臀部，表现为红色和红绀性斑块，有瘙痒、灼热或疼痛。皮损多在 1~3 周内消退。

如果皮损持续存在于温暖的季节，则发生红斑狼疮的风险较高，临床上有必要进一步检查，可及早发现是否有红斑狼疮的证据。

【组织病理】血管壁有不同程度的纤维蛋白样变性，常为淋巴细胞血管炎，具有明显的淋巴细胞在表浅和深部真皮小和中等大小的脉管内和周围的浸润(图 3-27)，淋巴细胞血管炎的表现为内皮细胞水肿和肿胀，淋巴细胞浸入血管壁，管壁的纤维蛋白样坏死不是一贯出现的。表浅的皮下组织、真皮乳头有明显的水肿以及表浅的局灶性的界面炎症反应，小动脉可有淋巴细胞黏附在管壁。

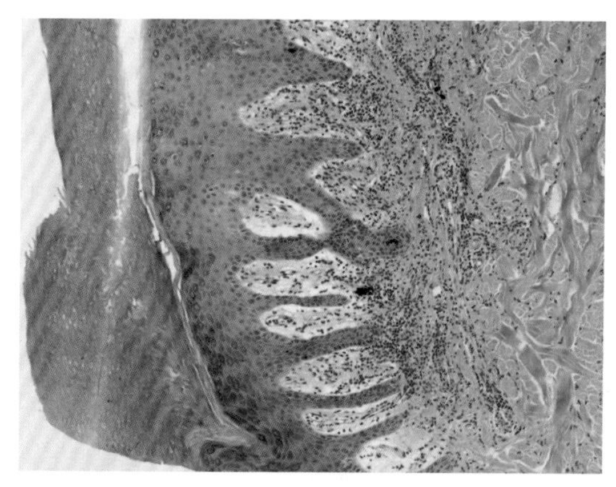

图 3-27 中小脉管内及周围有淋巴细胞浸润

【治疗】对受累的部位要保暖，避免寒冷潮湿的环境，保持干燥与保暖。可服用扩张血管的药物，如硝苯地平对 70% 的冻疮患者有效，控制复发也有效。其用法为硝苯地平(nifedipine)20mg，每天 3 次，或口服双嘧达莫(dipyridamole)25mg，每天 3 次，可改善血液循环。外用肝素冻疮软膏、维生素 E 乳膏、复方貂油防冻膏对各种类型的冻疮均有较好的防治作用。

参考文献

[1] WESTON W L，MORELLI J G. Childhood pernio and cryoproteins [J]. Pediatric Dermatol，2000，17(2)：97-99.

[2] VIGUIER M，PINQUIER L，CAVELIER-BALLOY B，et al. Clinical and histopathology features and immunologic variables in patients with severs chilblains [J]. Medicine，2001，80(3)：180-188.

[3] ELDER D E. Lever's Histopathology of the Skin [M]. 11th ed. New York：LWW，2015：416.

[4] JAMES W D，BERGER T G，ELSTON D M，et al. Andrews'Diseases of the Skin [M]. 12th ed. Elsevier，2016：22-23.

二、肉芽肿性血管炎

(一) 中、小脉管

类脂质渐进性坏死

(necrobiosis lipoidica, NLD)

【同义名】糖尿病性类脂质渐进性坏死(necrobiosis lipoidic diabeticorum)。

【历史】最初曾报道糖尿病性萎缩性皮炎,后又改名为糖尿病性类脂质渐进性坏死,Goldsnith(1935)报道1例不伴发糖尿病的类脂质渐进性坏死的病例,从而广义的命名为类脂质渐进性坏死。

【流行病学】Muller等研究发现在171例NLD的患者中有65%的患者伴发糖尿病,另有12%~15%患者糖耐量异常,目前尚无证据表明患者血糖水平与出现NLD间具有相关性,糖尿病患者NLD的发生率仅为0.03%,女∶男约为3∶1。

【发病机制】本病病因不明,免疫介导性血管病变被认为是本病出现胶原改变的始动因素,该假说是根据患者皮损及非皮损区的血管壁均存在免疫反应物的沉积,ULLman等证明本病存在免疫复合物性血管炎。另有作者认为胶原病变是本病的原发损害,炎症是继发的反应。本病的电镜检查发现胶原横纹消失,胶原纤维粗细不一,体外培养的皮损区成纤维细胞比非皮损区胶原合成能力降低。

【临床症状】起病年龄多为青壮年,女性多见,皮损特点为边界清楚、坚硬而无症状的紫红或褐色斑块,边缘稍隆起,皮损表面呈瓷样光泽,中心凹陷,常有毛细血管扩张,少数可有溃疡(图3-28A),纤维化显著者可似硬皮病。好发于胫前,常呈对称性分布(图3-28B)。

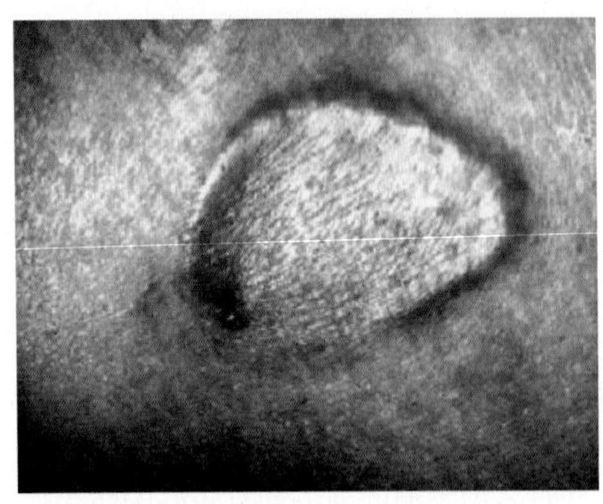

图3-28A 褐红的边界清、微高起、中心凹陷的斑块

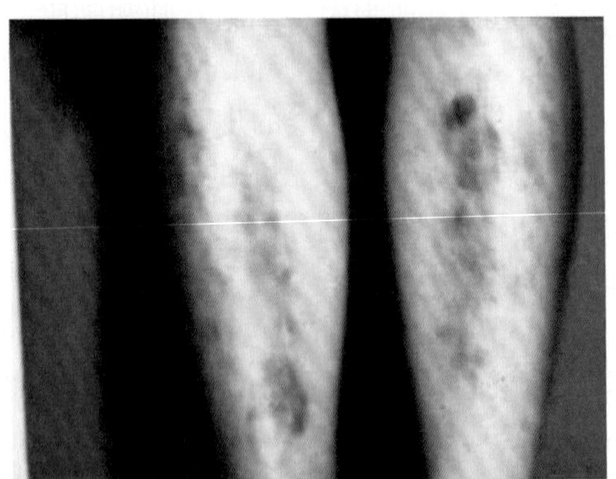

图3-28B 皮损呈对称性分布

本病慢性经过。皮损常多发,双侧对称性分布,溃疡发生率约占35%,皮损也可发生在上肢、面部、头皮,此处皮损常呈环形或匐行性,萎缩少见。多无自觉症状,部分患者可有瘙痒,溃疡处常有疼痛。

【组织病理】病变表现为弥漫性栅栏状和间质性肉芽肿性皮炎,肉芽肿浸润呈层状分布，与表皮平行排列，累及整个真皮及皮下脂肪间隔，灶状胶原变性区个别可见到胶原渐进性坏死区（图 3-29A）。有数量不等的散在多核异物巨细胞，常位于变性胶原纤维附近（图 3-29B），巨细胞内可见星状小体。肉芽肿浸润中主要为组织细胞、淋巴细胞，也可见到上皮样细胞、浆细胞，呈团状浸润。结缔组织硬化区可见弹力纤维性缺失，在炎性细胞层间可见水平排列、大小形状不一的变性胶原。

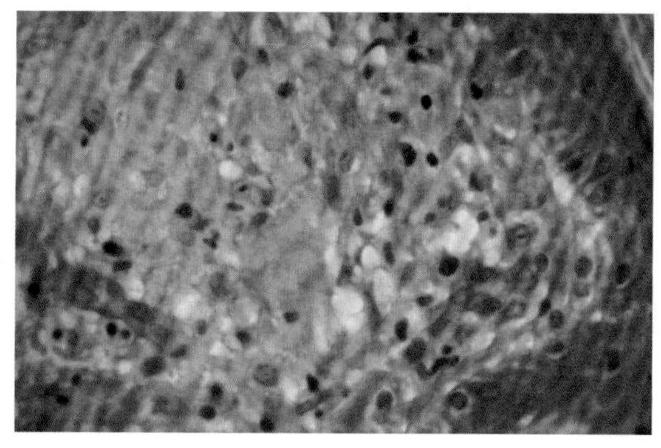

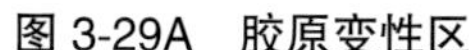

图 3-29A　胶原变性区

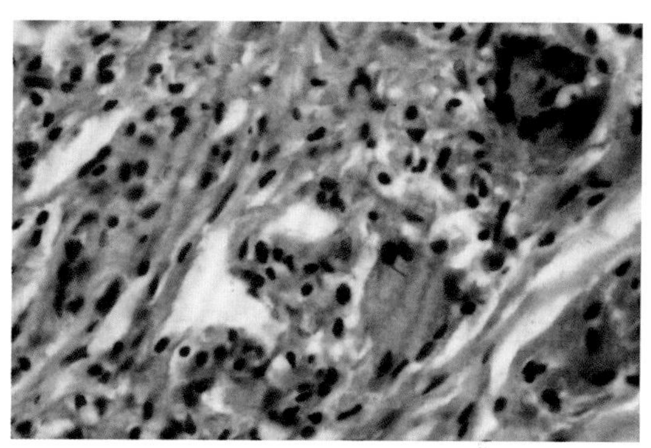

图 3-29B　胶原变性区可见异物巨细胞

病变早期可出现局灶性白细胞碎裂，血管的变化非常明显，特别是深部的血管，其变化从内皮细胞的肿胀到淋巴细胞性血管炎及血管周围炎，内皮细胞的肉芽肿可出现在脉管壁及其附近。在陈旧性损害的脉管壁纤维化增厚，较小而又比较表浅的血管数量增多和扩张。

【治疗】

1. 系统应用糖皮质激素（GS）　有作者用泼尼松龙 1mg/（kg·d）治疗 6 例非溃疡性 NLD 患者，共 5 周，紫色的皮损边缘消失，停止进展，观察 7 个月未复发，萎缩无改进。也有用甲泼尼龙 0.5mg/（kg·d）治疗有效，根据疾病改进的变化逐渐量。此外也可口服双嘧达莫（dipyridamole）25mg，每天 3 次，己酮可可碱（pentoxifylline）100mg，每天 3 次，国外用 400mg，每天 2 次，烟酰胺 300mg，每天 3 次，其有效可能是通过抑制淋巴因子的释放及巨噬细胞的迁移。Darvay 用环孢素（CyA）3~5mg（kg·d），每天 2 次，治疗 4 例严重的下肢溃疡性本病获得成功。Nguyen 等用氯喹 500mg/d 治疗 1 例 3 个月皮损消退。

2. 局部治疗　用丙酸氯倍他索乳膏局部封包，每日 1 小时，3 周后皮损完全消退，也可用曲安奈德 5ml 加 1% 利多卡因 5ml，1∶1 进行皮损内注射，此法能减轻早期皮损的活动性和皮损边缘的炎症反应。注意不能长期注射，要避免皮肤萎缩等不良反应。此外 Clayton 等外用 0.1% 他可莫司软膏治疗有溃疡的本病患者获得成功。Zeichner 等用依那西普对局部皮损每隔 1cm 皮损内注射，总量 25mg，每周 1 次，1 个月后明显好转，连续治疗 8 个月持续好转，未见不良反应。

参考文献

[1] ULLMAN S，DHL M V. Necrobiosis lipoidica. an immunofluorescence study[J]. Arch Dermatol，1977，113(12)：1671-1673.

[2] PATTERSON J W. Weedon's Skin Pathology [M]. 4th ed. US: Elsevier, 2016: 203-205.
[3] DARVAY A, ACLAND K M, RUSSELL-JONES R. Persistent ulcerated necrobiosis lipoidica responding to treatment with cyclosporine [J]. Br J Dermatol, 1999, 141 (4): 725-727.
[4] NGUYEN K, WASHENIK K, SHUPACK J, et al. Necrobosis lipoidica diabeticorum treated with chloroquine[J]. J Am Acad Dermatol, 2002, 46 (2 Suppl Case Reports): S34-S36.
[5] ZEICHNER J A, STERN D W, LEBWOHI M. Treatment of necrobiosis lipoidica with the tumor necrosis factor antagonist etanercept [J]. J Am Acad Dermatol, 2006, 54 (3 Suppl 2): S120-S121.

第三节　中性粒细胞 / 淋巴细胞混合

一、白细胞核碎裂性血管炎与淋巴细胞血管炎

(一) 小脉管

药物诱发血管炎
(drug induced vasculitis)

【定义】药物可以导致任何形式的病损，其中有血管炎类的发疹。药物诱发血管炎常表现为皮肤小血管血管炎(cutaneous small vascular vasculitis, CSVV)，又称白细胞碎裂性血管炎，但其他形式的血管炎也可见到。药物诱发血管炎是继发性血管炎，而引起血管炎的药物非常多，药物本身、药物赋形剂、疫苗、和食物添加剂均可引起血管炎。本文综合性、重点讨论药物诱发血管炎的类型和病因发病机制。

【病因和发病机制】45% 白细胞碎裂性血管炎患者的促发因素是由于上呼吸道感染后的药物治疗，许多药物都可以诱发血管炎，往往容易忽视，可卡因可引起系统性血管炎。在 CSVV 中药物诱发血管炎可以达到 10%~20%，虽然曾在血管壁上发现磺胺晶体，但大多数的证据都是间接的。能导致血管炎的药物有各种抗生素、利尿药、非甾体抗炎药(nonsteroidal antiinflammatory drugs, NSAIDs)、抗癫痫大多数药物诱发血管炎的发病机制都是超敏反应。有免疫复合物参与，主要是抗体直接和药物相关的半抗原形成免疫复合物沉积在毛细血管后静脉，此种沉积导致补体级联反应的激活和血管活性胺及炎症细胞因子的释放，增加了血管通透性，吸引中性粒细胞聚集，免疫复合物与激活的补体直接激活血小板，释放血小板活化因子(PAF)，它使中性粒细胞、血小板等聚集，促使炎性细胞分泌毒性中间氧 O_2、溶酶体及花生四烯酸等炎症介质，损伤血管壁、增加血管通透性(比组胺及缓激肽强 1 000~10 000 倍)，形成白细胞碎裂性血管炎。

【临床症状】白细胞碎裂性血管炎的临床表现为紫癜样丘疹，也可表现为荨麻疹样发疹、结节、溃疡、出血性水疱及脓疱或指、趾端坏死，尽管很多种药物均可引起白细胞碎裂性血管炎，多数表现为皮肤损害，但可有系统性受累，如发热、肌痛、关节痛、头痛、关节炎，末梢神经炎、外周水肿、呼吸急促等体征。通过实验室检查血尿常规、肝肾功能是否异常。血管炎一般发生在用药后的 7~12 天，再次激发少于 3 天，停用致病药物症状会很快消退。引起

白细胞碎裂性血管炎最常见药物有青霉素、噻嗪类利尿剂和磺胺类药物，其他包括：硫氧嘧啶、噻嗪类利尿药、呋塞米、别嘌醇、苯妥英钠、喹诺酮及生物制剂。ANCA 阳性的血管炎与一些药物相关，如肼屈嗪、丙硫氧嘧啶及米诺环素，也有乙肝疫苗引起结节性多动脉炎的报道。肝素（heparin）的不良反应有出血、荨麻疹、红斑与脱发，其中最重要的是血小板减少和皮肤坏死，此种皮肤坏死表现为广泛分布的浅层小血管（毛细血管和静脉）血栓形成伴出血和坏死，其组织学表现为海绵水肿性皮炎，真皮浅层血管周围有淋巴细胞浸润，伴有数量不等的嗜酸性粒细胞，淋巴细胞以辅助性 T 淋巴细胞为主，有时可见白细胞碎裂性血管炎。

【组织病理】有白细胞碎裂性血管炎的典型病理表现，也可有淋巴细胞性血管炎的表现。药物也可引起脓疱性血管炎，ANCA 可为阳性。

【治疗】首先要详细询问用药史，立即停用可疑药物。对表现为白细胞碎裂性血管炎患者的治疗，病情轻者可用曲安奈德注射液 50mg 肌内注射，并每日早晨口服曲安西龙（triamcinolone）4mg 或甲泼尼龙 4mg，其他的治疗可参考荨麻疹性血管炎等白细胞碎裂性血管炎，表现为结节性动脉炎，可参考结节性动脉炎一节的详细治疗。

参考文献

[1] MARTINEZ-TOBOADA V M, BLANCO R, GARCIA-FUENTES M, et al. Clinical features and outcome of 95 patients with hypersensitivity vasculitis [J]. Am J Med, 1997, 102(2): 186-191.

[2] ELDER D E. Lever's Histopathology of the Skin [M]. 11th ed. New York: LWW, 2015: 259.

[3] DAVIDSON K A, RINGPIFEIL F, LEE J B. Ibuprofen-induced bullous leukocytoclastic vasculitis [J]. Cutis, 2001, 67(4): 303-307.

[4] SCHAPIRA D, BALBIR-GURMAN A, NAHIR AM. Naproxen-induced leukocytoclastic Vasculitis [J]. Clin Rheumatol, 2000, 19(3): 242-244

[5] DE KEYSER F, NAEYAERT J M, HINDRYCKX P, et al. Immune-mediated pathology following Hepatitis B vaccination Two cases of polyarteritis nodosa and one case of pityriasis rosea-like drug eruption [J]. Clin Exp Rheumatol, 2000, 18(1): 81-85.

[6] WUTSCHERT R, PILETTA P, BOUNAMEAUX H. Adverse skin reactions to low molecular weight heparins: frequency, management and prevention [J]. Drug Saf, 1999, 20(6): 515-525.

干燥综合征

(Sjögren syndrome, SS)

【同义名】Mikulicz 病（Mikulicz disease）。

【定义】本病累及全身外分泌腺，为一种系统性的自身免疫性结缔组织病，主要侵犯的部位是泪腺、唾液腺，经典的三联症为干燥性角膜结膜炎，口腔干燥常伴有类风湿关节炎和/或其他结缔组织病。干燥综合征（SS）分为原发型和继发性，前者为眼干、口干的症状单独存在，后者指眼干、口干的症状是其他自身免疫性疾病症状之一，最常见的自身免疫疾病是类风湿关节炎。近年来，报道日益增多的伴发其他系统，如肺、肾脏和中枢神经系统的损害。本病发病率较高，但皮肤的临床症状不明显，因此常被皮肤科医师忽略，但 SS 发病率高，而且有出现皮肤血管炎的危险性，值得对此病进一步有所认识。

【历史】SS 为 Hadden（1888）首报，4 年后 Mikulicz 报道 1 例男性患者双侧腮腺和泪腺肿大，伴有大量的淋巴细胞浸润，称 Mikulicz 综合征。直到 1933 年 Herrict Sjögren 报道 19 例干燥性角膜结膜炎和口腔干燥的女性患者，其中 3 例伴有慢性关节炎，此后本病即以 Sjögren 综合征命名，又称干燥综合征。Alspaugh（1975）和 Tan 描述了该病患者体内有 SS-A 抗体和 SS-B 抗体，随后与实验室的合作确定了抗 Ro 抗体与 SS-A 抗体、抗 La 抗体与 SS-B 抗体是同一种抗体。

【流行病学】本病的好发年龄为 40~50 岁，但也有儿童发病的报道。本病男、女发病率为 9∶1。男性病例病情缓和，腺体外的表现较少，美国人中干燥综合征的患者约 50 万 ~200 万人，仅次于类风湿关节炎的结缔组织病，在希腊和英国老年人患病率为 3%~5%。

【对本病修订的分类标准】

1. 眼综合征　至少有 1 个。

（1）眼干至少 3 个月。

（2）感觉眼内有沙子。

（3）每天要换擦泪布超过 3 次。

2. 口腔综合征　至少有 1 个。

（1）口干超过 3 个月。

（2）成人唾液腺反复或持续肿大。

（3）需要流食。

3. 眼的体征　两次试验至少有 1 次阳性。

（1）Schirmer 试验，无麻醉（≤5mm，5 分钟内）。

（2）Rose Bengal 评分或其他的眼干的评分。

4. 小唾液腺的组织病理　局灶性淋巴细胞性唾腺炎（评分≥1）。

5. 唾液腺受累　以下诊断试验结果至少有一个是阳性。

（1）非刺激唾液腺的流量（5 分钟，≤1.5ml）。

（2）腮腺的唾液摄影显示弥漫性涎管扩张（涎管腔呈毁坏状态）大部分导管无阻塞证据。

（3）腮腺闪烁显像示踪器显示摄入缓慢、浓度减低和 / 或排泄缓慢。

6. 自身抗体，血清中存在抗 SS-A 或 SS-B 或两者的抗体。

【病因学】

1. 遗传因素　SS 为一个多基因遗传性疾病。人类白细胞抗原与本病特异抗原相关。白种人的女性，原发性 SS 患者伴有 SS-A、SS-B 阳性的患者常与半倍体 HLA-B_8、DR_3、DQW_2、DRW_{52} 相关。

2. 感染因素　最重要的是病毒感染，疱疹病毒（包括 EB 病毒、巨细胞病毒、人疱疹病毒 6）、丙型肝炎病毒、HIV 等均可与 SS 有关，其发病可出现与 SS 相似的临床症状。

3. 免疫因素　免疫异常表现有 T 细胞和 B 细胞功能异常，在患者中唾液腺周围 $CD4^+T$ 淋巴细胞浸润；B 细胞免疫异常表现在高 γ 球蛋白血症、自身抗体的产生、B 细胞增殖状况的变化；从浆细胞浸润到假性淋巴瘤，甚至发展到 B 细胞淋巴瘤。SS 患者也可出现 ANA 抗体，但浓度比较低，为斑点型，类风湿性抗体以及 SS-A、SS-B 特异抗体，具有 SS-A 阳性的患者，具有特殊的临床表现，容易发生皮肤血管炎。

【发病机制】现认为本病是一种自身免疫性疾病，患者血清中高频出现的 Ro/SS-A 和 La/SS-B 自身抗体，Cummins 等用 IIF 法在 10%~70% 的患者血清中检测到一种抗唾液腺导管的抗体,已证明患者小唾液腺中有小淋巴细胞浸润灶,主要由B淋巴细胞和浆细胞组成,较大病变主要在浸润的中央由淋巴细胞组成,周围为B细胞和浆细胞,T细胞主要是$CD4^+$细胞,其组织损伤的机制可能是抗体依赖细胞介导的淋巴细胞毒反应,均说明本病是以唾液腺和泪腺病变为主的自身免疫性疾病。现有证据表明遗传与本病的发病相关,原发性的本病与HLA-B8、DR3相关,继发的Sjögren综合征伴有类风湿关节炎时与DR4有关。也有报道用PCR和原位杂交的方法发现在唾液腺上皮中有EB病毒颗粒,患者血清中也发现有抗EB病毒的抗体,现认为病毒并非本病的直接致病因素,可能是本病的激发因素。本病以女性为多,可能雌激素能使免疫反应活动过强。因此本病的发病可能涉及遗传、免疫、激素和感染等因素。

【临床症状】本病以女性为多,好发年龄集中在20~40岁。原发性的患者不伴有其他疾病,继发性的患者常伴有类风湿关节炎、系统性红斑狼疮或系统性硬皮病等结缔组织病。临床症状主要是皮肤、黏膜干燥。

1. 眼的症状为视力模糊、异物感、明显畏光、眼有烧灼感,明显的缺乏泪液,干眼症的并发症为角膜炎、角膜变薄和溃疡及反复的细菌、病毒和真菌感染。

2. 口腔的症状以干燥的口腔炎为主要表现,唾液分泌减少、口渴、味觉异常、咀嚼困难,20%~50%的患者发生腮腺肿大、舌下腺和颌下腺肿大,除泪腺和唾液腺外,鼻腔、咽喉、气管支气管和胃等黏膜分泌减少,导致鼻出血、声音嘶哑及反复发作的中耳炎、支气管炎和肺炎,甚至汗腺和阴道分泌也减少。

3. 皮肤最常见的症状是干燥,表现为皮肤瘙痒、表面有鱼鳞病样,可触及和不可触及的紫癜、荨麻疹性血管炎、结节性红斑、结节状淀粉样变性和Sweet综合征,血管炎是本病最重要的皮肤表现,一些患者出现不可触及的色素性紫癜皮损(毛细血管炎),有皮肤血管炎和不可触及的紫癜患者可能有冷球蛋白血症(Ⅱ型或Ⅲ型)。

4. 腺体外和皮肤外损害由于累及不同器官可有多种症状。如肺部受累表现间质性肺炎,肾受累表现间质性肾炎,周围和中枢神经系统出现周围神经病变、短期记忆丧失、抑郁、免疫介导的听力丧失及多发性硬化样表现,常见的是慢性、进行性和多关节性的关节炎,不对称,好发于膝踝关节。患者发生淋巴结外淋巴瘤的危险增加。

【实验室检查】轻度贫血(25%),白细胞降低(6%~33%),血沉增快(80%~94%),免疫球蛋白IgG增多明显,有高水平的IgA和IgM类风湿因子。血清和唾液中β_2微球蛋白增高,血清浓度可用作观测疾病活动的指标。血清中巨球蛋白和冷球蛋白可阳性。血清循环免疫复合物增高,CH50和C3增高,有血管炎者降低。外周血T淋巴细胞减少,Ts细胞降低明显。

原发性干燥综合征与3种主要抗体相关,抗唾液腺导管上皮抗体阳性(约25%),而在本病合并类风湿关节炎的患者阳性率可达70%~80%,抗RO/SSA抗体阳性(约70%~75%)该抗体敏感性高,并有一定的特异性。抗La/SSB抗体(约20%),其特异性强,但敏感性差。继发性干燥综合征可有其他的抗体,取决于其特定的自身免疫性结缔组织病。

【组织病理】下唇内侧小唾液腺进行活检,在$4mm^2$唾液腺组织中发现两处或更多处炎症细胞聚集(≥50个淋巴细胞)是诊断条件之一。淋巴细胞性血管炎导致的皮肤损害,其病理表现为单核细胞浸润,小血管结构破坏。其荨麻疹样损害的病理表现为白细胞碎裂性血管炎。

【治疗】对眼干症状可用0.05%环孢素滴眼液，但起效慢，常需要数月，也可用0.5%羧甲基纤维素(carboxy methyl cellulose)作为人造泪液。严重者可将泪小管封闭或堵塞鼻泪管。用羟基氯喹6mg/(kg·d)可缓解眼干症状。口干患者可以频繁饮水或无糖液体饮料，或咀嚼无糖口香糖或果脯可改善口干的症状，也可口服枸橼酸或柠檬汁解渴。进行按摩唾液腺增加唾液的流量。齐多夫定口服可增加唾液流量，其用法每次100~200mg，每4小时1次，用药期间应定期做血常规检查。也可口服溴苄环己胺(溴己新)16mg，每天3次，此药可增加支气管的分泌，减少黏稠度，能明显缓解眼和口的干燥。注意避免减少唾液腺分泌的药物，如利尿剂、阿托品类药、某些抗高血压的药、抗抑郁药及抗组胺类药。

对有血管炎和内脏受累的患者，可用免疫抑制剂，如吗替麦考酚酯，成人1.5~2.0g/d，或环磷酰胺成人口服50~100mg/d，要定期查血。合并结缔组织病的患者应积极进行治疗，引起肾损的严重系统性血管炎可用糖皮质激素，也可与环磷酰胺联合应用，根据病情的轻重选择用量。麦考酚酯和利妥昔单抗可用于治疗症状严重的干燥综合征，在双盲、安慰剂对照的随机研究中证实利妥昔单抗有效，其具体用法可参考原发性混合性冷球蛋白血症性紫癜一节。

参考文献

[1] FOX R I, STERN M, MICHELSON P. Update in Sjögren syndrome [J]. Curr Opin Rheumatol, 2000, 12(5): 391-398.

[2] GRIFFITHS C, BARKER J, BLEIKER T, et al. Rook's Textbook of Dermatology [M]. 9th ed. Wiley Blackwell, 2016: 55.5

[3] RAMOS-CASALS M, ANAYA J M, GARCIA-CARRASCO M, et al. Cutaneous vasculitis in primary Sjögren syndrome: classification and clinical significance of 52 patients [J]. Medicine (Baltimore), 2004, 83(2): 96-106.

[4] MORGEN K, MCFARLANG H F, PILLEMER S R. Central nervous system disease in primary Sjögren syndrome: the role of magnetic resonance imaging [J]. Semin Arthritis Rheum, 2004, 34(3): 623-630.

[5] STEINFELD S D, DEMOLS P, VAN VOOREN J P, et al. Zidovudine in primary Sjögren's syndrome [J]. Rheumatology (Oxford), 1999, 38(9): 814-817.

[6] JAMES W D, BERGER T G, ELSTON D M, et al. Andrews'Diseases of the Skin [M]. 12th ed. Elsevier, 2016: 174.

单纯疱疹
(herpes simplex)

【定义】人类单纯疱疹病毒(herpes simplex virus, HSV)引起的为单纯疱疹(herpes simplex)。根据其抗原性质不同，单纯疱疹病毒有Ⅰ、Ⅱ两型(HSV-Ⅰ、HSV-Ⅱ)。HSV-Ⅰ主要在面部感染，感染后常无临床症状，身体可产生相应的中和抗体，约10%的个体出现临床症状。HSV-Ⅱ主要发生在生殖器部位，通过性交传染，是最常见的性传播疾病之一。

【流行病学】单纯疱疹病毒在世界上广泛分布，可产生原发、潜伏和复发性的感染，在病毒流行期世界上超过1/3的人群具有传播病毒的能力。在10岁以下的儿童，疱疹感染一般无症状而且病原体主要是HSV-Ⅰ(80%~90%)。全球分析显示20~40岁人群大约90%体内存在HSV-Ⅰ抗体。生殖器疱疹主要由HSV-2引起(70%~90%)，HSV-Ⅱ和性活动相关，因此

HSV-Ⅱ抗体在青春期前的人群中很少发现。生殖器疱疹传播的相关的危险因素包括:15~30岁、性伴侣增加,女性、同性恋和HIV阳性人群。

【发病机制】HSV传播可发生在病毒排出的无症状期和有症状期,HSV-Ⅰ通过直接接触被污染的唾液或其他体液而传播,HSV-Ⅱ通过性接触传染。病毒能在感染部位复制并经轴突逆行性转入神经节背根潜伏,病毒可自发或在某种适当的刺激下(应激、紫外线、发热、组织的损害或免疫抑制)被激活而重新活化,在皮肤局部引起水疱样损害,如果病毒复制未限于皮肤表面,则可引起广泛的内脏器官受累(免疫低下的患者)。

【临床症状】

1. 原发性单纯疱疹 最常见的皮损表现是在红斑的基础上出现水疱、脓疱性丘疹、糜烂和结痂。少数患者伴有发热、疲倦等全身症状,皮损呈族状分布,有不适感及瘙痒,好发于口唇边缘,也可发生在面部或其他部位,因此原发性单独疱疹有许多的类型如:

(1) 疱疹性龈口炎(herpetic gingivostomatitis):此型好发于儿童,主要表现为口腔黏膜、咽部水疱,容易破溃形成糜烂,可有剧痛,同时伴有高热,局部淋巴结肿大。

(2) 疱疹性湿疹(herpes eczema):此型主要在特应性皮炎、湿疹等皮肤病的基础上感染了HSV-Ⅰ所致,在皮损处及其周围发生多数脐窝状水疱、脓疱,伴有不同程度的全身症状。

(3) 播散性单纯疱疹(disseminated herpes simplex):此型多发生于营养不良、特应性皮炎、使用免疫抑制剂等免疫低下的患者,初起为严重的疱疹性龈口炎,有高热,甚至惊厥,继而全身出现泛发性水疱,水疱呈脐窝状,同时可发生病毒血症,导致疱疹性肝炎、脑炎、等内脏损害,常导致死亡。

(4) 生殖器疱疹(herpes genitalis):此型多由HSV-Ⅱ感染所致,初发的症状为局部疼痛,小水疱迅速破溃形成溃疡,男性好发于龟头、包皮,常伴有全身不适,女性好发于外阴、阴道及宫颈等处,黏膜红肿继而形成溃疡,其上覆以灰黄色假膜,阴道分泌物增多,可有排尿困难。

2. 复发性单纯疱疹 此型为在原发性单纯疱疹病毒感染后,不管是有症状的感染或呈潜伏性感染,以后可能无症状,但在某些诱发因素刺激下可复发,常在同一区域多次反复是此型的特点,以面部和生殖器最常见,一般无全身症状。

【组织病理】单纯疱疹早期变化发生在表皮,其角质形成细胞水肿,胞浆气球变性、部分角质形成细胞出现棘刺松解,由于严重的气球变性导致网状变性,棘刺松解和气球变性导致含有成群角质形成细胞的表皮内水疱。单纯疱疹的晚期,其水疱性损害在真皮中的脉管壁内和管腔有纤维蛋白沉积。有些病理切片中可见内皮细胞核病毒性的核染色质边缘化,小静脉坏死及核尘。McSorley等报道有时可见到白细胞碎裂性血管炎,Ferguson等报道2例单纯疱疹病毒性的界面皮炎有淋巴细胞浸润,称为苔藓样淋巴细胞血管炎。很多显微镜下的照片描绘有致密的淋巴细胞浸润并侵入小静脉血管壁,Barnhill对本病的病理描述中,本病的真皮有淋巴细胞、中性粒细胞和嗜酸性粒细胞组成的可变的致密炎症浸润,伴有淋巴细胞和中性粒细胞性血管炎。Patterson描写真皮上部有淋巴细胞和组织细胞的浸润,表皮伴有苔藓样变化和真皮淋巴细胞性血管炎。

【实验室检查】

1. 疱液涂片检查 取新鲜水疱疱底的疱液做涂片,用Giemsa染色,可见许多棘刺松解、气球细胞及嗜伊红性核内包涵体。

2. 其他有条件可作免疫荧光检查、血清抗体测定、PCR 等。

【治疗】

1. 对本病的治疗基本原则是缩短病程、减少复发，预防和治疗继发感染和并发症。对轻症及发作不频繁者，可不予以全身用药。

2. 对原发性单纯疱疹，可口服阿昔洛韦 400mg，每天 5 次，或伐昔洛韦 300mg，每天 2 次，或泛昔洛韦 250mg，每天 3 次，疗程 7~10 天。对有疱疹性直肠炎、口炎、咽炎者可适当增加剂量或延长疗程 10~14 天。

3. 对严重的原发性单纯疱疹和免疫力低下或频繁发作者，应予以全身治疗，尤其对播散性 HSV 感染或有肺炎、肝炎和脑膜炎等中枢神经系统并发症者，应尽早使用阿昔洛韦 5~10mg/kg 静脉滴注，每 8 小时 1 次，疗程 5~7 天或至症状消失。

4. 对复发性单纯疱疹的患者，最佳治疗是在有前驱症状或皮损出现 24 小时之内就开始用药。

5. 对轻型复发性患者可给予外用阿昔洛韦软膏或喷昔洛韦软膏每天 3 次即可。一旦皮损出现，及时地口服阿昔洛韦 200mg，每天 5 次，疗程 5 天。对复发频繁者可采用抗病毒的长期抑制疗法，阿昔洛韦 400mg，每天 2 次，或泛昔洛韦 125~250mg，每天 2 次，持续用药 4 个月为 1 个疗程。

6. 避免单纯疱疹复发的药物有细胞免疫增强剂，如西咪替丁 200mg，2~3 次，甘露聚糖肽 5mg，每天 3 次及转移因子胶囊 1 粒，每天 3 次。

7. 局部治疗　局部可外用 1% 喷昔洛韦乳膏或阿昔洛韦软膏。有糜烂渗出时可外用雷夫诺尔氧化锌糊膏，既有收敛作用又有杀菌作用，锌制剂有促进伤口愈合的作用。

参考文献

[1] MCSORLEY J，SHAPIRO L，BROWNSTEIN MH，et al. Herpes simplex and varicella-zoster：comparative histopathology of 77 cases [J]. Int J Dermatol，1974，13(2)：69-75.

[2] FERGUSON D L，HAWK R J，COVINGTON N M，et al. Lichenoid lymphocytic vasculitis with a high component of histiocytes histogenetic implications in a specified clinical setting [J]. Am J Dermatopathol 198-9，11(3)：59-63.

[3] BARNHILL R L，CROWSON A N，MAGRO C M，et al. Dermatopathology [M]. 3rd ed. New York：McGraw-Hill，2010：504.

[4] PATTERSON J W. Weedon's Skin Pathology [M]. 4th ed. US：Elsevier，2016：724-727.

[5] 靳培英. 皮肤科合理用药问答[M]. 北京：人民卫生出版社，2010：1-4.

带状疱疹

(herpes zoster)

【定义】本病是水痘-带状疱疹病毒感染引起，初次感染后临床表现水痘或呈隐性感染，此后病毒侵犯皮肤的感觉神经末梢，持久地潜伏在脊髓后根神经节的神经元中。在各种诱发因素刺激下，病毒再活动，导致神经节发炎及坏死，引起神经痛，活动的病毒沿着周围神经纤维移动到皮肤，在皮肤上产生特有的节段性的水疱。

【临床症状】皮损沿着病毒所侵犯的神经分布，主要在红斑的基础上出现有脐窝的水疱，严重时可出现血疱，多发生在身体的一侧，高龄的患者疼痛剧烈至皮损消退后仍可持续很长时间。由于病毒侵犯的部位不同，因此在临床中形成各种类型，如三叉神经带状疱疹（trigeminalnerve zoster）、耳带状疱疹（herpes zoster oticus）、带状疱疹性脑膜炎（herpes zoster meningoencephalitis）、运动麻痹、内脏带状疱疹等。

【实验室检查】血常规检查白细胞多半在 5.0×10^9/L 以下。疱液涂片可见多核气球状细胞，病毒培养可发现水痘 - 带状疱疹病毒。

【组织病理】本病皮损的病理变化与单纯疱疹的病理变化以及水痘的病理变化不能区别，但也有学者认为单纯疱疹的炎症更重，详见单纯疱疹一节。

【治疗】

1. 系统用药　一般的治疗原则是止痛、缩短病程和防止感染。全身治疗以抗病毒治疗为主，可减轻疼痛和缩短病程。应用抗病毒药最好在发疹 24 小时内用药疗效最佳，阿昔洛韦（aciclovir）用药量为 800mg，每天 5 次，疗程 7 天，或 10mg/kg 每 8 小时 1 次静脉滴注，或伐昔洛韦（valaciclovir）300mg，每天 2 次，饭前服用，疗程 10 天，或泛昔洛韦（famciclovir）250~500mg，每天 3 次，或阿糖腺苷每天 15mg/kg，静脉注射 10 天，早期应用可减少急性神经痛和后遗神经痛。

儿童带状疱疹可用阿昔洛韦 30mg/kg，每天静脉滴注，或 40~60mg/kg，每天口服，对疼痛剧烈者，可给予吲哚美辛 25mg，每天 2 次或布洛芬等止痛药。

其他可用维生素 B_1 10mg 每天 3 次、维生素 B_6 10mg 每天 3 次、维生素 B_{12} 0.5mg 每天 3 次等。

2. 局部用药　外用阿昔洛韦软膏，有渗出者可外用 1% 金霉素软膏预防感染，可外用 1% 利多卡因乳膏或达克罗宁霜止痛。

参考文献

[1] GHATAK N R, ZIMMERMAN H M. Spinal ganglion in herpes zoster. a light and election microscopic study[J]. Arch Pathol, 1973, 95(6): 411-415.

苔藓样糠疹
(pityriasis lichenoides)

【定义】苔藓样糠疹（pityriasis lichenoides, PL）是一种少见的、原发性或获得性疾病，有三种不同类型，分别为发热溃疡坏死性苔藓样糠疹（pityriasis lichenoides with ulceronecrotic hyperthermia, PLUH）、急性痘疮样苔藓样糠疹（pityriasis lichenoides et varioliformis acuta, PLEVA）、慢性苔藓样糠疹（pityriasis lichenoides chronica, PLC），在三型之间有一些移行状态，分别具有不同亚型特点，说明这三种亚型之间是有联系的，一些患者身上可以同时看到 PLEVA 和 PLC 的皮损表现。

【历史命名】1894 年 Neisser 报道了急性苔藓样糠疹，同年 Jadassohn 描述了慢性病例，1899 年 Juliusberg 命名了慢性苔藓样糠疹，1902 年 Brocq 根据此病与点滴性银屑病很相似，将其称为点滴状副银屑病，放在副银屑病的范畴，1925 年 Habermann 将急性苔藓样糠疹命名为急性痘疮样苔藓样糠疹，将该病从副银屑病中分出，取消了点滴状副银屑病的诊断。现今大部分文献都已经取消了副银屑病中的点滴型，保留了小斑块型和大斑块型，并且发现小斑块型副银屑病和大斑块型副银屑病都有可能发展为蕈样肉芽肿（mycosis fungoides, MF）的可能，所以要注意随访患者。苔藓样糠疹却不同，虽然皮损中存在T细胞优势克隆，但很少有报道发展为皮肤淋巴瘤，并且该病和淋巴瘤样丘疹病更接近一些。

【流行病学】苔藓样糠疹是一种不常见的炎症性的皮肤病，发病没有种族差异。在儿童和年轻人中发病率高，但可以累及任何年龄患者，男女比例为1.5∶1至3∶1，慢性苔藓样糠疹的发病率较急性痘疮样糠疹发病高3~6倍。

【病因和发病机制】苔藓样糠疹的发病机制不清，现主要有3种学说。感染学说，免疫异常学说和淋巴细胞增生异常性疾病学说。

其中一个最有影响的病因假设为：PL是易感机体对外来因素的不典型免疫反应。在文献中认为一些病原体与PL发病有关系，如HIV、水痘—带状疱疹病毒、EB病毒、巨细胞病毒、细小病毒B19，腺病毒、葡萄球菌、链球菌、支原体和弓形虫等，有趣的是，PL也可以作为HIV感染的早期皮肤表现。一些药物，如化疗药物氟尿嘧啶、黄体激素、抗组胺药物（阿司咪唑）和麻疹疫苗也有报道与PL发病有关。在儿童病例中切除扁桃体能使该病得到缓解，从另一个侧面说明了感染可能是PL发病的原因之一，也有报道对于与乙型肝炎病毒感染相关的PL，干扰素和利巴韦林联合治疗有效。

在PL中有免疫反应参与，主要是免疫复合物和细胞介导的免疫反应。一些患者的血清中有高水平免疫复合物，在皮损的真表皮交界处有IgM和C3沉积；在PLEVA中，血管周围和真表皮交界处均可见到IgM和C3沉积，也说明免疫复合物参与了发病过程，同时在PLEVA中，也发现抑制T细胞（Ts）在真皮中增多，并有移向表皮的倾向，朗格汉斯细胞数量减少。因此也有研究者称PL是机体对特定外来物质的淋巴细胞毒性反应，与移植物抗宿主反应的机制很相似，Khosrotehrani等发现在儿童PL患者中存在母体来源嵌合角质形成细胞，推测儿童PL可能是一种特殊类型的宿主（儿童）抗移植物（母亲）反应。

PL是一种与T细胞增生异常有关的疾病，T细胞受体基因的PCR结果显示，三种亚型的PL患者均能在一些皮损处检测到优势T细胞克隆。PLUH具有较大破坏性，在理论上更具有潜在的致肿瘤性。PLUH的T细胞浸润以$CD8^+$T细胞为主，但具有$CD8^+$T细胞克隆表达形式并不一定代表该病是恶性疾病，事实上，它可能代表了具有T细胞克隆增殖特点的良性状态，这种情况多见于反复接受超抗原刺激和其他的皮肤病。在PLEVA中大约一半患者的皮损中能发现$CD8^+$T细胞的克隆性增生，在少数PLC皮损中也有CD4或者$CD8^+$T细胞的克隆性增生。

由于PLC具有T细胞克隆的性质，故有人推测PLC是皮肤淋巴细胞增殖疾病谱系中的一个，位于良性的一端。PL的某些临床和组织学特点均与淋巴瘤样丘疹病相似，淋巴瘤样丘疹病是一种低度恶性的淋巴瘤，一些慢性苔藓样糠疹与血管萎缩性皮肤异色症有关，这是大斑块状副银屑病中的一种，可以转变成为皮肤淋巴瘤。尽管PL与皮肤淋巴增生性疾病有关，但很少有PLEVA或者PLC转变为皮肤淋巴瘤的报道，这说明了PL是一种不典型淋巴增生性疾病。

另外，其他还发现PL与一些其他皮肤疾患相关，Garcia等最近描述了1例与原发性血小板减少性紫癜合并发生的PL，原发性血小板减少性紫癜常与儿童病毒感染有关，这个现象进一步说明了该病与病毒感染可能有关系，PLC也可以偶然发生在MF、霍奇金淋巴瘤或其他类型淋巴瘤患者中。

【本病的归属】

由于历史的原因和该病本身的特点，使该病的归属问题不是非常明确，在不同的文献中可能会不同，一些皮肤科著作中在不同章节中均会出现该病，为了更好地认识此病，有必要对此进行阐述。

该病属于副银屑病的一种类型，在一些文献中虽然将点滴状副银屑病取消，也承认苔藓样糠疹和传统意义的副银屑病不同，但同时将副银屑病的范围扩大，包括斑块副银屑病和苔藓样糠疹两种类型，前者包括大斑块型和小斑块型，后者包括急性痘疮样苔藓样糠疹和慢性苔藓样糠疹两种类型。

作为一种血管炎加以描述，由于在 PL 中，尤其是在 PLEVA 和 PLUH 中可见到血管炎的改变，如血管壁纤维素样坏死，血栓形成，表皮和血管周围有红细胞溢出，直接免疫荧光检查发现血管壁上有 IgM 和 C3 沉积和纤维素沉积，现认为 PL 的血管受累是由慢性抗原刺激导致的免疫复合物反应。

作为皮肤淋巴增生性疾病中的一种，PLEVA 和 PLUH 的皮损中浸润的细胞主要为 $CD8^+$ 细胞，在 PLC 皮损中浸润的细胞主要为 $CD4^+$ 细胞，并且发现这些细胞均有克隆形成的能力，而且发现少数 PLEVA，PLC 的皮损中的克隆 T 细胞受体基因有重排的现象，尽管很少，但也有学者报道发现，PLEVA 数年后转化为皮肤 T 细胞淋巴瘤，但至今为止，一般还认为苔藓样糠疹是一种良性疾病，发展为恶性疾患的可能性小，但也需要长期对其随访观察。

【临床表现】

1. PLC 和 PLEVA 在临床和组织学上均表现为连续性过程，一些患者可同时或者先后表现出急性痘疮苔藓样糠疹和慢性苔藓样糠疹的表现，皮损常常没有症状，但在 PLEVA 中可有瘙痒或者烧灼感。典型的 PLC 无明显自觉症状，为反复发作的红斑脱屑性丘疹，没有坏死，结痂，数周或者数月后可以自行消退（图 3-30）。

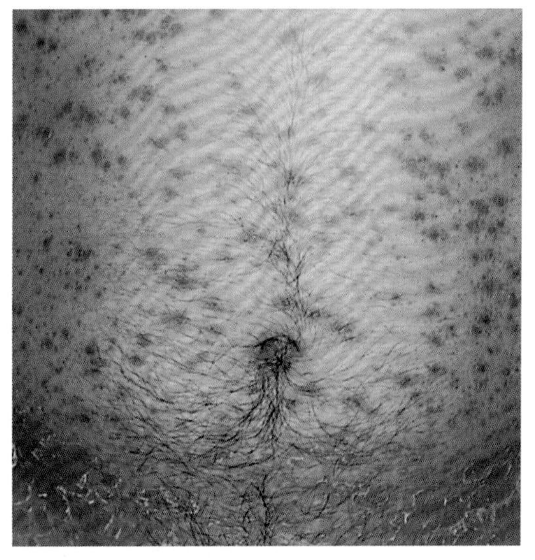

图 3-30 红斑脱屑性小红斑丘疹

2. PLEVA 表现为反复发作的红斑丘疹，伴有水疱，脓疱，小溃疡，坏死和结痂，持续数周（图 3-31A、B）。

3. 最严重的类型为 PLUH，除了上述的皮疹外，还伴有高热，溃疡大而深，可以达到数厘米，有明显坏死（图 3-32A、B），患者血沉快。苔藓样糠疹的皮疹分布在躯干或者四肢的近心端，但该病可发生于身体任何部位，甚至黏膜也可受累，少见的节段或者区域性受累的情况也有报道。几种亚型的苔藓样糠疹愈合后均可有炎症后色素减退或者色素沉着斑，PLC 很少见到瘢痕形成，但在 PLEVA 中经常可以看到痘疮样瘢痕，多种形态的皮疹同时存在也是痘疮样糠疹的一个特点。

【组织病理】与苔藓样糠疹的临床表现相对应，其组织病理也表现为一个连续的过程，表现为急性、亚急性和慢性过程。在 PLEVA 中，表皮细胞内和细胞外水肿，可见角质形成细胞坏死和基底细胞液化变性，有红细胞移入表皮（图 3-33）。真皮乳头层水肿，淋巴细胞和组织细胞浸润，呈楔形伸向真皮网状层，也可见到血管壁纤维素样坏死，呈血管炎的改变（图

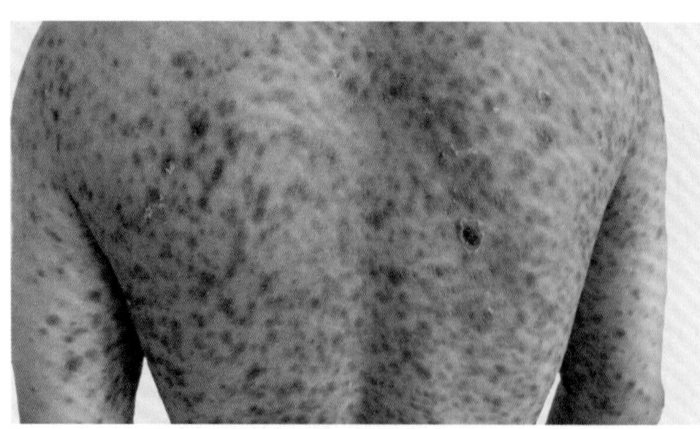
图 3-31A 密集的红斑、丘疹、水疱和脓疱

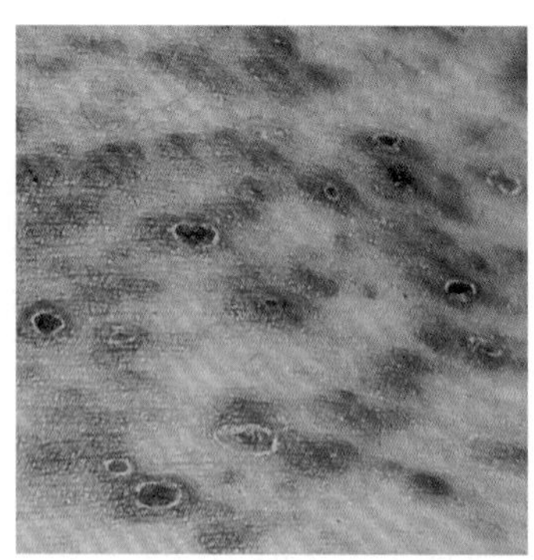
图 3-31B 小的溃疡、坏死和结痂

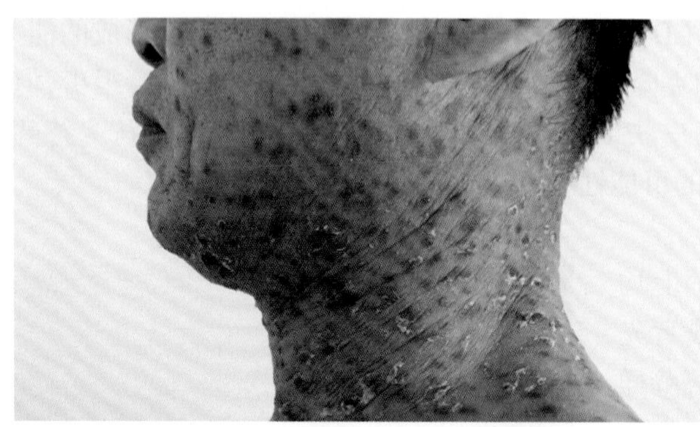
图 3-32A 面颈部有大小不等的小溃疡

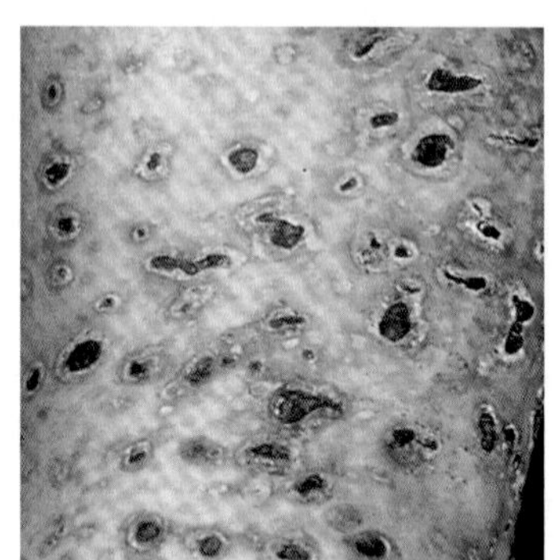
图 3-32B 大而深的溃疡有明显的坏死

3-34)。在 PLC 中,角化过度和角化不全的角质层内有小群淋巴细胞聚集,棘层肥厚,少量角质形成细胞空泡变性和坏死。真皮浅层和乳头血管外有淋巴细胞浸润,红细胞移入表皮不明显(图 3-35)。在 PLUH 中,其炎症表现较 PLEVA 中更加明显,表皮与真皮有坏死,可见到白细胞碎裂性血管炎或者淋巴细胞性血管炎(图 3-36)。

【免疫病理】在 PLEVA 和 PLC 新鲜皮损中均可见到真皮浅层血管壁和基底膜带有 IgM

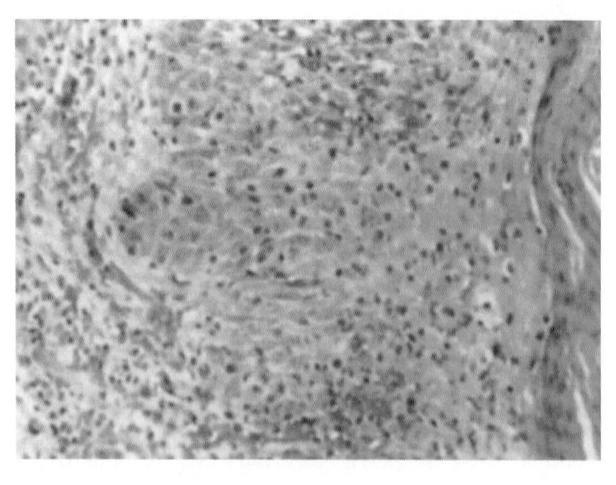
图 3-33 基底细胞液化变性,红细胞移入表皮

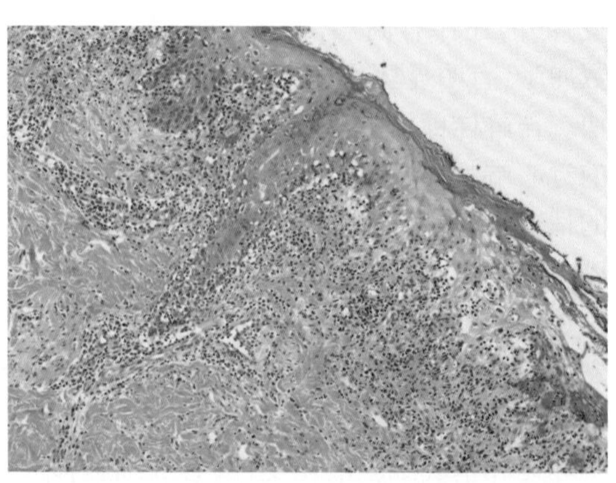
图 3-34 淋巴细胞和组织细胞伸向真皮网状层

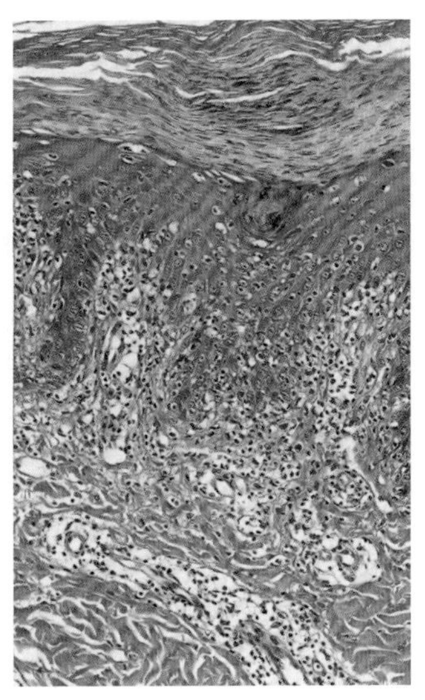

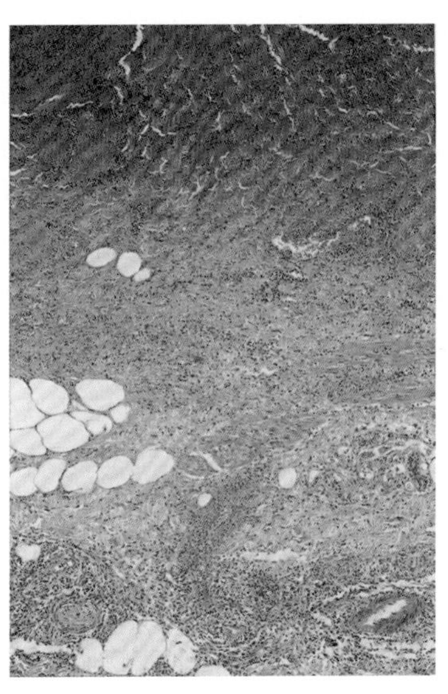

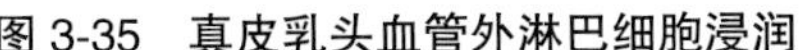

图 3-35　真皮乳头血管外淋巴细胞浸润　　图 3-36　表皮真皮坏死，可见血管炎

和 C3 沉积(图 3-37)。

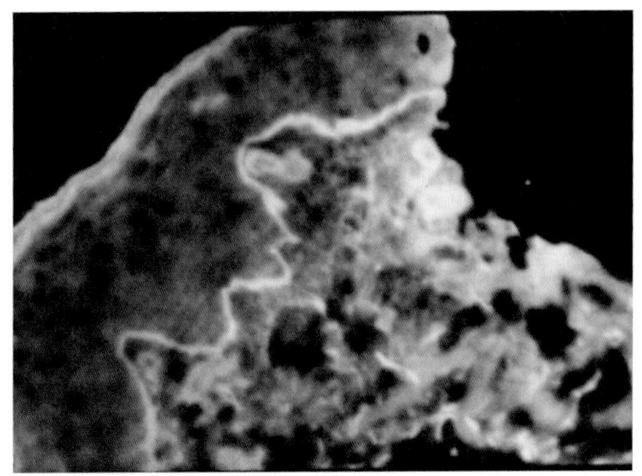

图 3-37　BMZ 真皮浅层小血管壁有 IgM、C3 沉积

【免疫组织化学】在 PLEVA 皮损浸润的淋巴细胞主要表达 CD8，在 PLC 中皮损浸润的淋巴细胞表达 CD4，PLUH 中主要表达 CD8，而 CD30 是阴性的。

【鉴别诊断】急性水疱型 PLEVA 要与水痘鉴别，急性坏死性皮疹可与坏死性皮肤感染、血管炎或者坏死性脓皮病鉴别。慢性苔藓样糠疹要与点滴状银屑病或扁平苔藓区别。PLC 的肢端型很像银屑病，梅毒也可以模仿 PLC，尤其是掌跖受累或者有黏膜受累的表现。虫咬皮炎和药疹也要与 PLC 鉴别。

PLEVA 与淋巴瘤样丘疹病鉴别较困难，但很重要，淋巴瘤样丘疹病被认为是原发性 $CD30^+$ 的淋巴增生性疾患，5%~20% 淋巴瘤样丘疹病患者可能转变为皮肤恶性淋巴瘤，淋巴瘤样丘疹病以男性略占优势，好发年龄为 50 岁左右，临床表现与 PLEVA 相似，为成批出现的红斑、丘疹，丘疹中心可出血、坏死、溃疡和结痂，愈合后有瘢痕，在淋巴瘤样丘疹病中溃疡面往往较 PLEVA 大，坏死更加明显。但两者最主要的区别是组织病理的表现，淋巴瘤样丘疹病皮损中常常能见到大的、不典型 $CD30^+$ 的单个核细胞，细胞核异形，可见到异常有丝分裂象。免疫组织化学发现在淋巴瘤样丘疹病中浸润细胞以 $CD30^+$、$CD4^+$ 细胞为主，然而在 PLEVA 中，$CD30^+$ 细胞很少，通常表现为 $CD8^+$ 细胞。

【治疗】光疗在 PL 中是首选的治疗方式，尤其是 PLC。可以选择多种方式，如 UVB、窄谱 UVB、PUVA 或者 UVA1，UVB 在治疗中的安全性最好，可以用于儿童患者。光疗治疗 PLEVA 的确切机制不清楚，可能是 UV 免疫调节在发挥作用。对于医师来说，最重要的是采用合适的剂量和疗程。Pavlotsky 等的研究结果表明，窄谱 UVB 对于 PLC 和 PLEVA 是一种非常有效的治疗，93% 的患者可以完全缓解，随访 5 年，其中 73% 患者未见复发。PLC 对窄谱 UVB 反应好，需要逐渐减量，逐渐减量在预防 PL 复发中有重要意义。

如果考虑外来抗原是可疑的致病因素，就要停用可疑药物或者针对可疑的因素进行治疗。抗生素如红霉素、四环素、DDS 以及抗病毒药物阿昔洛韦都可用作 PL 的基础治疗方案，尤其是在 PLEVA 中针对外来抗原的治疗尤为重要。这些药物也被用于治疗相关的或者继发感染。四环素和红霉素对 PLC 的治疗也有益处，主要是因为它的抗炎作用。对于这些抗生素也主张逐渐减量，对预防疾病复发有利。红霉素是儿童患者的较好选择，因为四环素可能造成四环素牙齿。若在 HIV 患者中发生 PL，可以用合适的抗病毒药物，如沙奎那韦和拉米夫定等，使患者外周血中 CD4 细胞计数增多，使 PL 皮疹消退。

外用糖皮质激素和煤焦油对轻度到中度 PL 有效，主要是可以缓解炎症和瘙痒，抗组胺类药物对严重瘙痒也有效。皮肤的保湿剂对皮损处的干燥、脱屑有效。然而保湿剂、外用糖皮质激素和抗组胺药物均不改变病程。在一项非对照研究中，外用免疫调节剂他克莫司在治疗 PLC 和 PLEVA 中有效，并且可以缩短病程，推测可能与该药的抗炎作用影响了 T 细胞的功能有关。

系统治疗药物如糖皮质激素、MTX、维生素 D_2、己酮可可碱、金制剂、硫苯哒唑、DDS、静脉用免疫球蛋白、环孢素和维 A 酸类可以用在临床表现很重的 PL 中，如 PLUH 或者对其他治疗抵抗的 PLEVA 中。系统糖皮质激素（如泼尼松 40mg/d，逐渐减量）也可以用于一些反复发生且伴有全身症状如发热、关节痛、肌痛的患者。在儿童 PL 患者中使用免疫抑制剂一定要慎重。在 PLUH 中用药需要积极，大剂量免疫抑制剂和有效的支持疗法是必要的。一些报道证实 MTX 和大剂量糖皮质激素联合治疗 PLUH 有效。暴发性 PLUH 是皮肤科急症之一，通常需要紧急医护，由于在 PLUH 中有高水平表达肿瘤坏死因子 α 和 T 细胞的激活，肿瘤坏死因子 α 抑制剂在将来的治疗中可能发挥良好的作用。

【并发症】继发感染是苔藓样糠疹最常见的并发症。PLEVA 可能有低热、乏力、肌痛、关节痛等。PLUH 会伴发高热、肌痛、关节痛、胃肠道和中枢神经系统症状，严重病例可能死亡。有报道在儿童 PLC 与原发性血小板减少性紫癜伴发。虽然苔藓样糠疹有明显的 T 细胞克隆的特点，PLC 和 PLEVA 均被认为是良性病变，一般不会转变为淋巴瘤或者其他恶性疾患。

【预后】苔藓样糠疹呈慢性，病程长，它的特点为反复成批、群集性出现的皮损，可自动消退。疾病可在数周、数月或者数年后缓解，一般 PLEVA 较 PLC 持续时间短。也有研究发现，苔藓样糠疹的病程与急性期和慢性期关系不大，因为急性期和慢性期皮损往往同时在一个患者身上均有表现，但与皮损的分布情况关系密切，皮损位于外周（肢体远侧）者病程长，近心端（躯干）次之、弥漫性分布最短。

参考文献

[1] FREEDBERG I M, EISEN A Z, WOLFF K, et al. Fitzpatrick's Dermatology in General Medicine [M]. 7th ed. New York: McGraw-Hill, 2008: 341-343.

[2] BOWERS S, WARSHAW E M. Pityriasis lichenoides and its subtypes [J]. J Am Acad Dermatol, 2006, 55(4): 557-572.

[3] ZECHINI B, TEGGI A, ANTONELLI M, et al. A case report of pityriasis lichenoides in a patient with chronic hepatitis C [J]. J Infect, 2005, 51 (2): e23-e25

[4] TOMASINI D, TOMASINI C F, CERRI A, et al. Pityriasis lichenoides: a cytotoxic T-cell-mediated skin disorder. Evidence of human parvovirus B19 DNA in nine cases [J]. J Cutan Pathol, 2004, 31 (8): 531-538.

[5] TAKAHASHI K, ATSUMI M. Pityriasis lichenoides chronica resolving after tonsillectomy [J]. Br J Dermatol, 1993, 129 (3): 353-354.

[6] KHOSROTEHRANI K, GUEGAN S, FRAITAG S, et al. Presence of chimeric maternally derived keratinocytes in cutaneous inflammatory diseases of children: example of pityriasis lichenoides [J]. J Invest Dermatol, 2006, 126 (2): 345-348.

[7] KHACHEMOUNE A, BLYUMIN ML. Pityriasis Lichenoides pathophysiology, classification, and treatment [J]. Am J Clin Dermatol, 2007, 8 (1): 29-33.

[8] SOTIRIOU E, PATSATSI A, TSOROVA C, et al. Febrile Ulceronecrotic Mucha-Habermann disease: a case report and review of the literature [J]. Acta Derm Venereol, 2008, 88 (4): 350-355.

[9] LAM J, POPE E. Pediatric pityriasis lichenoides and cutaneous T-cell lymphoma [J]. Curr Opin Pediatr, 2007, 19 (4): 441-445.

[10] KADIN M E. T-cell clonality in pityriasis lichenoides: evidence for a premalignant or reactive immune disorder? [J]. Arch Dermatol, 2002, 138 (8): 1089-1099.

[11] GARCIA B, CONNELLY EA, NEWBURY R, et al. Pityriasis lichenoides and idiopathic thrombocytopenic purpura in a young girl [J]. Pediatr Dermatol, 2006, 23 (1): 21-23.

[12] SEHGAL V N, SRIVASTAVA G, AGGARWAL AK. Parapsoriasis: a complex issue [J]. Skinmed, 2007, 6(6): 280-286.

[13] GIBSON L E. Cutaneous vasculitis update [J]. Dermatol Clin, 2001, 19 (4): 603-615.

[14] KOSSARD S. Acral pityriasis lichenoides [J]. Australas J Dermatol, 2002, 43 (1): 68-71.

[15] CLIFF S, COOK MG, OSTLERE LS, et al. Segmental pityriasis lichenoides chronica [J]. Clin Exp Dermatol, 1996, 21 (6): 464-465.

[16] TILLY J J, DROLET B A, ESTERLY N B. Lichenoid eruptions in children [J]. J Am Acad Dermatol, 2004, 51 (4): 606-624.

[17] MIYAMOTO T, TAKAYAMA N, KITADA S, et al. Febrile ulceronecrotic Mucha-Habermann disease: a case report and review of the literature [J]. J Clin Pathol, 2003, 56 (10): 795-797.

[18] SLATER DN. The new World Health Organization-European Organization for Research and Treatment of Cancer classification for cutaneous lymphomas: a practical marriage of two giants [J]. Br J Dermatol, 2005, 153 (5): 874-880.

[19] PAVLOTSKY F, BAUM S, BARZILAI A, et al. UVB therapy of pityriasis lichenoides: our experience with 29 patients [J]. J Eur Acad Dermatol Venereol, 2006, 20 (5): 642-647.

[20] SIMON D, BOUDNY C, NIEVERGELT H, et al. Successful treatment of pityriasis lichenoides with topical tacrolimus [J]. Br J Dermatol, 2004, 150 (5): 1033-1035.

[21] TSIANAKAS A, HOEGER PH. Transition of pityriasis lichenoides et varioliformis acuta to febrile ulceronecrotic Mucha-Habermann disease is associated with elevated serum tumor necrosis factor-alpha [J]. Br J Dermatol, 2005, 152 (4): 794-799.

[22] MALNAR T, MILAVER-PURETIC V, RADOS J, et al. Febrile ulceronecrotic pityriasis lichenoides et varioliformis acuta with fatal outcome [J]. J Eur Acad Dermatol Venereol, 2006, 20 (3): 303-307.

立克次体感染

(rickettsia infection)

【定义】立克次体是一类微小的专性细胞内寄生的革兰氏阴性微生物，其大小介于细菌和病毒之间，在其生命周期中，其自然宿主是吸血的肢解动物，通过昆虫叮咬传播于人而发病。

【分类】人类主要的立克次体病有3种：

1. 斑疹伤寒组（typhus group）

(1) 流行性斑疹伤寒（epidemic typhus）是由携带普氏立克次体（*Rickettsia prowazekii*）的体虱传染人类。

(2) 散发性复发性斑疹伤寒（sporadic typhus）又称Brill-Zinsser病

(3) 地方性鼠斑疹伤寒（endemic typhus），是由携带莫氏立克次体（*Rickettsia mooseri*）斑疹伤寒立克次体的鼠为媒介传染。

2. 斑点热组（spotted fever group）

(1) 落基山斑疹热（rocky mountain spotted fever）是由立氏立克次体（*Rickettsia rickettsii*）通过家犬、家鼠的蜱为媒介传染于人类。

(2) 蜱斑疹伤寒（tick typhus）又称地中海热（Mediterranean fever）是由康诺尔立克次体（*Rickettsia conorii*）通过犬、啮齿动物的蜱传染于人类。

(3) 立克次体痘（rickettsial pox）是由寄生于鼠的螨携带螨立克次体（*Rickettsia akari*），当螨咬人时而传染于人类。

3. 丛林斑疹伤寒（scrub typhus）又称恙虫病（tsutsugamushi disease），是由恙虫立克次体（*Rickettsia tsutsugamushi*）通过各种鼠类传播。

【临床症状】地方性斑疹伤寒和立克次体痘比较轻，落基山斑疹热是严重的多系统疾病，恙虫病的临床症状可从无症状到严重的症状，不治疗死亡率很高。斑点热组（除了落基山斑疹热）和恙虫病特征性皮损为节肢动物叮咬部位出现一焦痂，水疱和焦痂也是立克次体痘的特征性皮损。斑疹伤寒组无焦痂形成，其表现为丘疹或丘疱疹。流行性斑疹伤寒、落基山斑疹热和其他斑疹热的皮疹表现为瘀斑或出血性皮疹。

【发病机制】立克次体的发病主要是病原体侵入血管内皮细胞中。当虫蚊叮咬后立克次体黏附于血管内皮细胞并向内侵入细胞质。复制后发生血行传播。立克次体还具有侵入和诱导血管平滑肌细胞坏死的独特能力，此乃导致本病的严重性和多器官受累的原因。

【组织病理】焦痂的病理表现为表皮和真皮浅层的凝固性坏死，斑丘疹皮损的病理可见到不同程度的小血管淋巴细胞性血管炎，此种表现在流行性斑疹伤寒和恙虫病中很轻微。落基山斑疹热的真皮血管却显示严重受累，伴有内皮增生、非闭塞血管内血小板纤维蛋白性血栓形成、局灶性淋巴细胞性血管炎和白细胞碎裂性血管炎，真皮中红细胞外溢是瘀斑和出血性皮疹的特征。取自立克次体痘的水疱损害则表现为表皮内水疱，有时在基底部伴有中性粒细胞浸润或表皮下水肿。

【治疗】立克次体痘是自限性疾病，最多2周就能痊愈，治疗可用多西环素100mg，每天2次，一般持续抗感染至少退热3天后，也有建议10天为1个疗程，其他的四环素类也有效。

参考文献

[1] PATTERSON J W. Weedon's Skin Pathology [M]. 4th ed. US:Elsevier,2016:671.

[2] KAO G F,EVANCHO C D,IOFFE O,et al. Cutaneous histopathology of Rocky Mountain spotted fever [J]. J Cutan Pathol,1997,24(10):604-610.

[3] JAMES W D,BERGER T G,ELSTON D M,et al. Andrews'Diseases of the Skin [M]. 12th ed. Elsevier,2016:278-279.

[4] HOLMAN R C,PADDOCK C D,CURNS A T,et al. Analysis of risk factors for fatal Rocky Mountain spotted fever:evidence for superiority of tetracycline for therapy [J]. J Infect Dis,2001,184(11):1437-1444.

狼疮性血管炎
(lupus vasculitis)

【定义】本病属于胶原血管病的一种，主要发生在系统性红斑狼疮肾炎中的血管炎，而狼疮性血管炎系指在狼疮肾炎的血管损害中，表现为血管内血栓形成、动脉和小动脉的坏死性动脉炎等。狼疮性血管炎是一种免疫原性的微血管病，可能属于Ⅱ型免疫反应，导致炎症不多的形成血栓的血管病变和/或淋巴细胞血管炎，但系统性红斑狼疮和类风湿性疾病在特殊的情况也能伴有中性粒细胞碎裂性血管炎，在狼疮肾炎病情活动的指标中，其临床表现有皮肤血管炎的症状。

【流行病学】Wilson&Jordan(1950)的综述中，全面的描述了系统性红斑狼疮的各种皮肤损害，对265例SLE中皮肤血管炎的发病率：在不同的作者的报道中，分别为21%、70%、20%。

【临床症状】皮肤血管炎的主要表现为指(趾)末端、甲周、前臂和小腿的伸侧红肿块、血疱、紫癜，随着局部的皮损的坏死变黑，焦痂脱落，形成溃疡，呈圆形，其直径约1~4cm大小不等，边缘有红晕，不易愈合。此种表现的血管炎，多提示红斑狼疮是活动状态。

【实验室检查】血清中抗DNA抗体和循环免疫复合物浓度增高，血清补体下降，血清抗心磷脂抗体、抗内皮细胞抗体阳性。

【组织病理】早期的红斑、水肿的皮损中，只见轻度非特异性的改变，发展成熟的损害，则见真皮上部有中等量的单一核细胞浸润，具有明显的真皮水肿、基底细胞液化变性及表皮下的空泡变性、色素沉积和局灶性的出血。在红斑、水肿的损害中，在皮肤的结缔组织中有纤维蛋白样沉积，这种沉积物呈明显的嗜酸性颗粒，PAS染色阳性，病程持续则沉积物进一步沉积在胶原束之间、真皮血管壁内、真皮乳头或表皮下和基底膜区。这些常见于血管壁的损伤。Elder提出在SLE中偶见可触性紫癜，病理表现为内皮细胞肿胀、中性粒细胞的浸润、核尘、小静脉周围有纤维素的沉积，组织学表现为白细胞碎裂性血管炎与其他原因引起的白细胞碎裂性血管炎不能区别。

【治疗】由于本病的基础病为红斑狼疮，因此要根据红斑狼疮的病情给予适当的治疗(本书不叙述)。针对狼疮血管炎的治疗，首先对较重或经久不愈的患者，可用复方倍他米松注射液1ml深部肌内注射，每天早晨加用曲安西龙8mg顿服，在没有禁忌的情况下，可加用雷公藤多苷2片，每天3次，两周后皮损明显消退时，则可减至2片，每天2次，此外可加用秋水仙碱0.5mg，每天2次，羟氯喹0.1g，每天2次，其他促进血液循环的药有双嘧达莫25mg，每天3次等。

参考文献

[1] CROWSON A N, MIHM M C, MAGRO C M. Cutaneous vasculitis: a review [J]. J Cutan Pathol, 2003, 30(3): 161-173.

[2] 叶任高,张道友,刘冠贤. 红斑狼疮[M]. 北京:人民卫生出版社,2003:134-141.

[3] ELDER D E. Lever's Histopathology of the Skin [M]. 11th ed. New York: LWW, 2015: 338.

荨麻疹性血管炎
(urticarial vasculitis, UV)

【同义名】静脉炎表现的慢性荨麻疹、少见的狼疮样综合征(unusual lupus-like syndrome)、低补体血症性血管炎、低补体血症性血管炎综合征(hypocomplementemic urticarial vasculitis syndrome)。

【定义】本病是临床上表现为持续性荨麻疹性的皮损,而病理的表现为白细胞碎裂性血管炎,其中有 1/3 患者血中补体水平降低。有荨麻疹损害的患者约有 5%~10% 的荨麻疹性血管炎。此病为慢性疾病,其风团损害最常发生在躯干和肢体的近端,常伴有血管性水肿,其与单纯性荨麻疹不同点是皮损持续 24 小时以上,并发生紫癜和炎症后色素沉着,引起烧灼感。本病分为 UV 伴有低补体血症和 UV 不伴有低补体血症两种类型。

【历史与命名】荨麻疹性血管炎是 Agnello 等(1971)首次报道 1 例,有多形性红斑样皮损,血清中有低分子量 C1q 沉淀素(7S),此外还有高 γ- 球蛋白血症、血清中 C1~C3 水平降低,并命名为异常性红斑狼疮相关综合征(unusual SLE related syndrome)。McDuffie 等(1973)作为低补体血症伴有皮肤血管炎和关节炎综合征报道 4 例中年妇女,反复发生红斑样损害、关节痛、腹痛、严重持久性低补体血症,组织病理显示白细胞碎裂性血管炎,1 例真皮血管壁有 IgA、IgM、β_1A/β_1C(C3c)沉积,其中 2 例发病后数年发生轻度肾炎,肾活检为肾小球肾炎,抗核抗体 2/4 例呈斑点型沉积,作者认为此病是一种不同于红斑狼疮的免疫复合物疾病,并命名为低补体血症性血管炎(hypocomplementemic vasculitis)。此后 Agnello(1975,1976)再报道 4 例与 McDuffie 报道的病例相类似。Feig 等(1976)命名为低补体血症性伴有多系统受累的荨麻疹,Zeiss 等(1980)以"低补体血症血管炎荨麻疹综合征"为名报道 4 例,其特点为风团持续时间长,伴有低补体血症、关节炎及腹部不适等,风团的组织病理显示白细胞碎裂性血管炎表现。可仅有皮损,也可有皮损并伴有低补体血症,甚至有符合 SLE 的诊断表现。Gammon 等(1979)报道 1 例命名为荨麻疹性血管炎(urticarial vasculitis),此名比较简明,目前均通用此名。靳培英等(1984)在我国首次以荨麻疹性血管炎为名报道 7 例,并根据这 7 例临床、病理、免疫病理的表现,并对本病进行发病的病谱分析。

【流行病学】荨麻疹性血管炎的发病率和患病率尚不清楚,估计在有荨麻疹性损害的患者中有 5%~10% 患者的组织病理中表现为荨麻疹性血管炎,不伴有低补体血症的荨麻疹性血管炎约占 70%~80%。此病通常为良性经过,其病程平均 3 年左右。在多项研究观察中发现,在低补体血症的荨麻疹性血管炎中,女性发病率多于男性,正常血清补体水平组,女性的发病率仅轻度升高。

【病因】本病的病因尚不明了,但已知此病与下列因素相关:

1. 常伴有自身免疫性结缔组织病,32% 的患者伴有干燥综合征和 20% 的患者伴有红斑狼疮,其他伴有物理性荨麻疹、IgA 或 IgM 丙种球蛋白病(Schnitzler 综合征)、血清病Ⅱ型冷球蛋白血症等。

2. 药物及化学药品　碘、甲醛、氟西汀、非甾体抗炎药。

3. 感染　如乙肝、丙肝病毒和 EB 病毒，细菌和寄生虫的感染。

4. 肿瘤　结肠癌、IgA 多发性骨髓瘤、白血病。

5. 物理因素　反复寒冷刺激、运动、紫外线照射等。

【发病机制】此病是Ⅲ型变态反应，75% 的患者可以查到循环免疫复合物，其发病机制与小脉管血管炎的发病机制相同。

【临床症状】

1. 皮损　低补体血症和非低补体血症 UV 的皮损均为红斑性质硬性风团（图 3-38），其上有紫癜并持续时间长，超过 24 小时甚至超过 72 小时不消退，皮损触之有浸润，患者自觉有痒感或烧灼感。少数病例可出现血管性水肿、红斑、网状青斑、结节和水疱，但不破溃也含有紫癜。损害消退后遗有色素沉着呈青紫色。Dermitsu（2009）报道第 1 例荨麻疹性血管炎的皮损表现为匐行性回状红斑样发疹，其组织学表现白细胞碎裂性血管炎。Spierings（2016）又报道 1 例荨麻疹性血管炎的患者表现急性肌痛、关节痛、C 反应蛋白升高达 24.5mg/dl（正常 <10mg/dl），其皮损迅速发展并伴有腹痛，其荨麻疹性血管炎的皮损突然发展成大的无鳞屑的匐行性回状红斑样发疹型。继续腹痛，CT 检查乙状结肠穿孔。

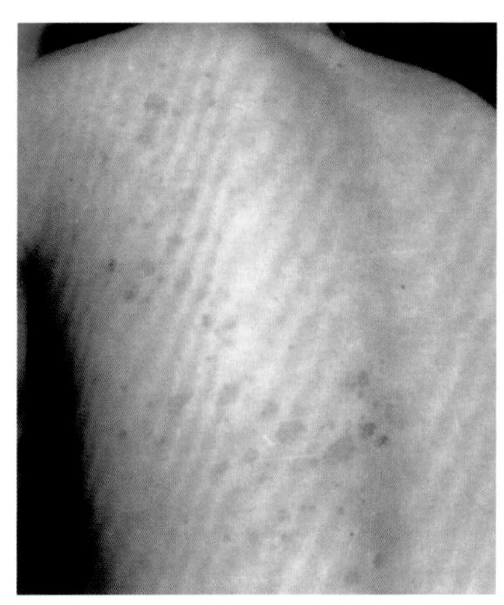

图 3-38　质硬性风团

2. 系统症状　低补体血症性 UV 可有系统症状，50% 的患者伴有关节痛、20% 的患者可有肺部和胃肠道症状，如腹痛、恶心、呕吐、腹泻等，其他如发热、乏力、不适、肌痛，淋巴结大、肝脾大和呼吸道症状（喉头水肿、呼吸困难、慢性阻塞性呼吸道疾病、哮喘）等，少数患者可发生癫痫、脑膜炎和单侧视神经炎。

3. 本病的病谱中最严重的是低补体血症性荨麻疹性血管炎综合征，其临床表现与红斑狼疮相似，但其具有以下特征性临床症状：眼部损害（如结膜炎、表层巩膜炎、虹膜炎、葡萄膜炎），血管性水肿和慢性阻塞性呼吸道疾病。

4. 在 7%~8% 的 SLE 患者中有低补体血症荨麻疹血管炎综合征，54% 的低补体血症荨麻疹血管炎综合征在随访过程中可诊断为 SLE，认为此综合征是 SLE 的前驱皮损，有可能发展成 SLE，甚至认为此综合征是 SLE 的亚型。正常补体的荨麻疹性血管炎与 SLE 无关。

5. 本病的病谱问题：Monroe 等对 45 例慢性荨麻疹进行了临床、病理、免疫病理的观察，发现病理变化有 3 类：

（1）20% 表现为白细胞碎裂性血管炎。

（2）33% 表现为血管周围有致密的以淋巴细胞和嗜酸性粒细胞为主的浸润。

（3）47% 为典型荨麻疹的改变。

在 20% 有白细胞碎裂性血管炎的荨麻疹患者中，只有 56% 的患者血沉加快，所以血沉正常不能排除诊断。慢性荨麻疹病理表现为白细胞碎裂性血管炎，而无其他异常者属于此病病谱中分布在较轻的一端，而有报道的“低补体血症性荨麻疹性血管炎综合征”或“异常红斑狼疮样综合征”当属于本病的病谱中的重型。Soter 等观察 16 例本病患者，只有 7 例发生低补体血症，正常者 9 例，表明不一定都出现低补体，证明本病呈谱状分布情况。

6. 本病与胶原病的关系　Agnello 等报道本病可出现在 SLE 的患者中，因此考虑本病是不典型的 SLE 或是 SLE 类似疾患的一个综合征。据此把有白细胞碎裂性血管炎病理变化的荨麻疹样红斑，到不典型 SLE 的种种临床症状合在一起，认为是广谱综合征。O'Loughlin 等报道 54 例 SLE 有 12 例荨麻疹样损害，其中有 11 例做了组织病理检查，发现 9 例为白细胞碎裂性血管炎，Provost 等报道 143 例 SLE，其中 10 例有荨麻疹样损害，9 例组织病理中有 7 例为白细胞碎裂性血管炎，说明典型 SLE 中也有荨麻疹样血管炎。证明本病与胶原病的关系密切，关于两者在发病机制的联系有待进一步研究。

【实验室检查】常见异常的有血沉加快，伴有低补体血症的患者可查到血清补体降低、抗 C1q 沉淀素和循环 C1 活性水平降低，类风湿因子阳性、循环免疫复合物增高，但系统性红斑狼疮患者高达 35% 的患者抗 C1q 抗体阳性，而 25% 的低补体血症性荨麻疹性血管炎综合征的患者抗双链 DNA 抗体阳性，并统计有 54% 的患者伴 SLE，因此这两者有时不容易鉴别。

【组织病理】Feig（1976）提出皮损主要表现为毛细血管后静脉较轻的白细胞碎裂性血管炎，血管内皮细胞损伤和水肿以及脉管壁的完整性破坏；血管周围有较多的中性粒细胞、单核细胞、嗜酸性粒细胞浸润，浸润的细胞可侵入血管壁，可见白细胞碎裂所形成的“核尘”以及红细胞外溢，血管壁有纤维蛋白样变性，真皮浅层高度水肿（图 3-39）。低补体血症性荨麻疹性血管炎在间质中有大量的中性粒细胞，而不是嗜酸性粒细胞，可与补体正常的荨麻疹性血管炎鉴别。有关组织病理的诊断标准，Zax（1990）研究发现取材 24 小时之内的皮损，主要是嗜中性粒细胞浸润，48 小时后则为淋巴细胞为主的浸润（图 3-40）。Lee 等提出这两种浸润不同的细胞所导致的荨麻疹血管炎的区别是：多数淋巴细胞所构成的荨麻疹性血管炎为正常补体血症性，而中性粒细胞所引起的荨麻疹性血管炎常为低补体血症性。赵伟峰等报道的 23 例荨麻疹性血管炎中只有 2 例有低补体血症，该文也提出在 48 小时做病理取材，则炎症浸润以淋巴细胞为主。

【免疫病理】直接免疫病理检查显示基底膜带和血管壁上主要有 IgM 及次要的 IgG 及

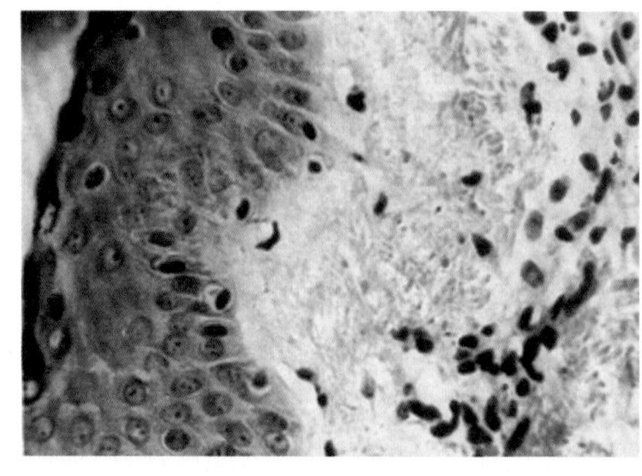

图 3-39　真皮浅层高度水肿

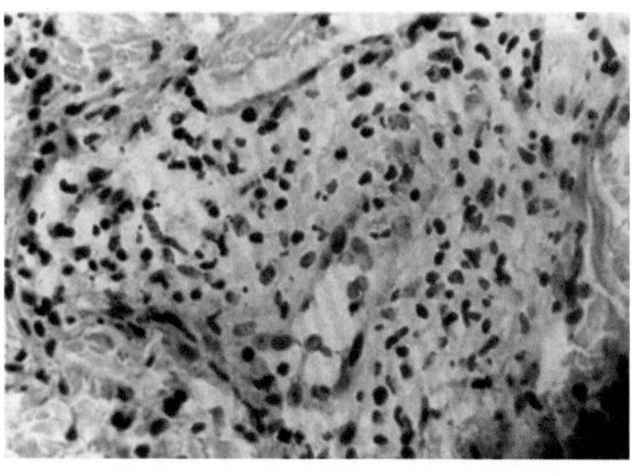

图 3-40　48 小时后以淋巴细胞浸润为主

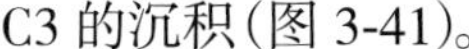
C3 的沉积(图 3-41)。

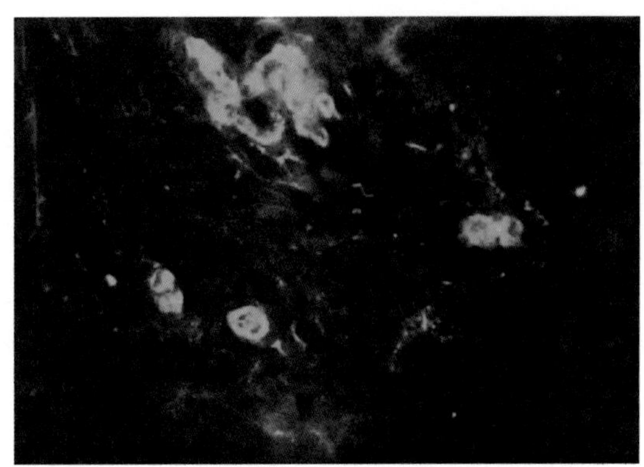
图 3-41 DIF 检查示以 IgM 沉积在小脉管壁

【诊断】本病的诊断标准是:

1. 皮损症状

(1) 反复发作的皮损为荨麻疹性风团,持续 24 小时以上,甚至可达 3~5 天才能消失。

(2) 用玻片压皮损上可见其红斑消退,其中紫癜不消退。

(3) 皮损有烧灼或痛感。

(4) 皮损消失后遗留色素沉积。

2. 全身症状

(1) 血清正常的荨麻疹性血管炎无全身症状。

(2) 伴血清低补体血症的患者有 50% 伴有游走性关节痛或关节炎,20% 有肺部和胃肠道症状以及肾小球肾炎,可有发热、不适、肌痛,淋巴结肿大,肝脾大、慢性阻塞性呼吸道疾病和哮喘等,30% 病例可有眼部症状(包括结膜炎、表层巩膜炎、虹膜炎,葡萄膜炎)。

3. 实验室检查 伴血清低补体血症的患者可有血沉加快,ANA、ENA 系列、类风湿因子均可有阳性、循环免疫复合物增高。

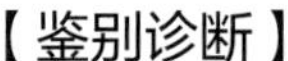
【鉴别诊断】

1. 与慢性荨麻疹的鉴别,见表 3-4。

表 3-4 血清正常的荨麻疹性血管炎与慢性荨麻疹鉴别表

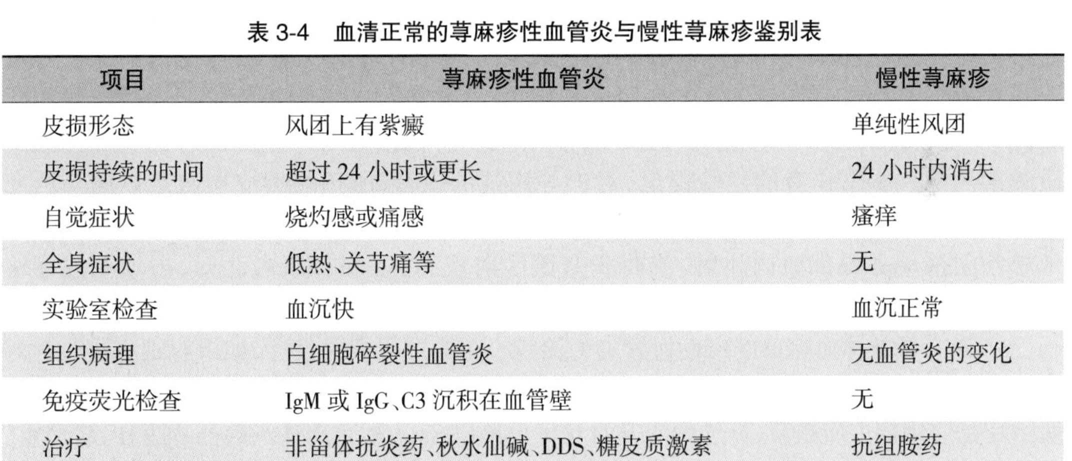

项目	荨麻疹性血管炎	慢性荨麻疹
皮损形态	风团上有紫癜	单纯性风团
皮损持续的时间	超过 24 小时或更长	24 小时内消失
自觉症状	烧灼感或痛感	瘙痒
全身症状	低热、关节痛等	无
实验室检查	血沉快	血沉正常
组织病理	白细胞碎裂性血管炎	无血管炎的变化
免疫荧光检查	IgM 或 IgG、C3 沉积在血管壁	无
治疗	非甾体抗炎药、秋水仙碱、DDS、糖皮质激素	抗组胺药

2. 混合型冷球蛋白血症 此病经常发生在丙型肝炎病毒感染时,可出现荨麻疹性、紫癜性,甚至坏死性 / 溃疡性损害,组织病理有血管炎的表现,但 15% 以上的患者伴有单克隆丙种球蛋白病,血清中可查到冷球蛋白。

3. 结缔组织病相关的嗜中性皮病、Schnitzler 综合征、自身感染综合征,它们都可能发生荨麻疹性皮损,但较少发生真皮水肿,组织病理无血管炎的表现。

【治疗】

1. 要寻找病因并去除感染因素,如上呼吸道感染,检查是否有病毒的感染,特别是丙型肝炎病毒的感染,以及可疑的药物和食物。检查是否有低补体血症。如有上呼吸道感染时,同时要应用抗生素，如罗红霉素 150mg，每天 2 次，或克拉霉素 250mg，每天 2 次，根据病情好转停药。

2. 对血清正常的轻型荨麻疹性血管炎的治疗：针对其以淋巴细胞为主的血管炎治疗，第一线药物是四环素 250mg，每天 3 次或氨苯砜（DDS）25mg，每天 3 次，并任选抗组胺药同服。

3. 对血清正常的重型患者，除上述治疗外，也可应用糖皮质激素：如曲安西龙 4mg/d 同时加用秋水仙碱 0.5mg，每天 2 次。或加用吲哚美辛 25mg，每天 1 次，症状消失后再递减至 25mg，隔日 1 次，直至停药。也可加用雷公藤多苷片 20mg，每天 3 次，症状消失后每周递减 20mg，直至停药。

4. 其他报道　Hamid 等对 1 例 52 岁女性，由丙肝病毒（HCV）引起，病理证实为荨麻疹性血管炎，应用干扰素 α-2b 300 万单位皮下注射，每周 3 次，皮疹消失，停药 6 个月复发，当用完第 2 个疗程后痊愈。在患者停用干扰素之后发生手、膝、肘部的关节炎，开始使用羟氯喹 400mg，每天 2 次，共 3 个月，其皮损、关节症状及血清中 HCV-DNA 均消失，1 年未复发。（国内用羟氯喹一般用量 100~200mg，每天 2 次）。Nürnberg 等对 1 例 40 岁妇女的本病患者，病程 1 年，用干扰素 α（IFN-α）、DDS、吲哚美辛和阿司匹林治疗无效，改用泼尼松龙 40mg/d 可以控制，但因长期服用出现不良反应，因此又改用 DDS 50mg，每天 2 次与己酮可可碱 400mg，每天 3 次联用 6 周后痊愈，停药仍有复发。章星琪等单用抗组胺药疗效不佳，用泼尼松 40mg/d 开始效佳，但不久复发，并在减量过多时出现血压下降、喉头水肿、皮疹增多的反跳现象。曾用环孢素、DDS 疗效不佳。在泼尼松减量的过程中，睡前予以泼尼松 2.5mg，同时用苯海拉明 20mg 肌内注射，加秋水仙碱 1mg 并辅以氨茶碱、双嘧达莫后，皮疹明显减少，出院时泼尼松已减至 7.5mg/d，出院后逐渐停药，随访 2 个月皮疹基本消失。靳培英等对 7 例本病治疗的结果，认为轻型的患者虽然可用一般抗组胺药加抗 5- 羟色胺联合治疗，但多数还要加用氨苯砜才可奏效，对严重的患者仍要加用糖皮质激素治疗。本书作者的经验提出，对中等病情的患者，所选的糖皮质激素以曲安西龙每天早晨 4~8mg，配合上述治疗药物为佳，对严重、病情顽固的患者，则应先用复方倍他米松注射液 1ml 深部肌内注射，或曲安奈德注射液 50mg 深部肌内注射，再加上述疗法为佳。

5. 对有低补体血症荨麻疹性血管炎的治疗　首先要寻找并发症，如果有则应进行针对性的治疗，特别注意是否合并 SLE，如果合并 SLE，根据病情具体的轻重予以治疗，此型的一般治疗是应用糖皮质激素，可选用曲安西龙每天早晨 8mg，配合上述治疗药物为佳，对严重、顽固的患者，则应先用复方倍他米松注射液 1ml，深部肌内注射，再加上述疗法为佳。如果治疗仍无效时，Worm 等对 2 例为低补体血症性荨麻疹性血管炎的患者，曾用各种方法治疗半年，对皮损与关节痛均无效，改用环磷酰胺（CTX）500mg 静滴第 1 天，地塞米松 100mg 静滴第 1~3 天，一般每 2 周冲击 1 次，并在静脉冲击之间口服 CTX 50mg，每天 1 次，再冲击 10 次之后，这 2 例治疗后病情缓解，未见复发。本书作者认为对久治不愈的严重病例，上述疗法一般很少用，只作参考。James 提出吲哚美辛对此病尤其有效，抗组胺药和氨苯砜、秋水仙碱都可试用，己酮可可碱与氨苯砜合用可能有效，对疑难和严重的病例，可考虑用免疫抑制剂疗法。

6. 生物制剂的应用　一般的用药，只是无对照的少数病例，如阿那白滞素（IL-1）受体拮抗剂治疗有效，另有用 canakinumab（人源化抗 IL-1β）开放式进行研究证明有效。也有对伴发 DLE 的荨麻疹性血管炎用抗 IL-6 的治疗有效，近来有用奥马珠单抗（抗 IgE）治疗 1 例正常补体的荨麻疹性血管炎有效。

7. 局部用药 一般可外用止痒剂，如地塞米松洗剂或酚炉甘石洗剂。

参考文献

[1] BARNHILL R L, CROWSON A N, MAGRO C M, et al. Dermatopathology [M]. 3rd ed. New York: McGraw-Hill, 2010: 184-185.

[2] BLACK A K. Urticarial vasculitis [J]. Clin Dermatol, 1999, 17(5): 565-569.

[3] AGNELLO B, KOFFLER D, EISENBERG J W, et al. C1q precipitins in the sera of patients with systemic lupus erythematosus and other hypocomplementemic states: characterization of high and low molecu-lar weight types [J]. J Exp Med, 1971, 134(3): 228-241.

[4] MCDUFFIE F C, SAMS WM J R, MALDONADO J E. Hypocomplementemia with cutaneous vasculitis and arthritis possible immune complex syndrome [J]. Mayo Clin Proc, 1973, 48(5): 340-348.

[5] FEIG P U, SOTER N A, YAGER H M, et al. Vasculitis with urticaria, hypocomplementemia, and multiple system involvement [J]. JAMA, 1976, 236(18): 2065-2068.

[6] ZEISS C R, BURCH F X, MARDER R J, et al. A hypocomplementemic vasculitis urticaria syndrome report of four new cases and definition of the disease [J]. Am J Med, 1980, 68(6): 867.

[7] GAMMON WR, WHEELER CE. Urticarial vasculitis report a case and review of the literature [J]. Arch D-ermatol, 1979, 115(1): 76-80.

[8] 靳培英，常宝珠，燕淑美，等．荨麻疹性血管炎（附 7 例报告）[J]. 中华皮肤科杂志，1984，17(1): 51-53.

[9] BERG R E, KANTOR G R, BERGFELD W F. Urticarial vasculitis [J]. Int J Dermatol, 1988, 27(7): 468-467.

[10] DERMITSU T, SASAKI K, LIDA E, et al. Urticarial vasculitis presenting as erythema gyratum repens-like eruption [J]. J Eur Acad Dermatol Venereal, 2009, 23(2): 215-216.

[11] SPIERINGS N M K, NATKUNARAJAH J. Leucocytoclastic vasculitis presenting as an erythema gyratum repens-like eruption [J]. Clin Exp Dermatol, 2016, 41(3): 312-317.

[12] MONROE E W, SCHULZ C I, MAIZE J C, et al. Vasculitis in chronic urticaria: an immunopathological study [J]. J Invest Dermatol, 1981, 76(2): 103-107.

[13] SOTER N A. Chronic urticaria as a manifestation of necrotizing vasculitis [J]. N Eng J Med, 1977, 296(25): 1440-1442.

[14] O'LOUGHLIN S, SCHROETER A L, JORDON RE. Chronic urticaria-like lesions in systemic lupus erythematosus. A review of 12 cases [J]. Arch Dermatol, 1978, 114(6): 879.

[15] PROVOST TT, ZONE JJ, SYNKOWSKI D, et al. Unusual cutaneous manifestations of systemic lupus erythematosus: I. Urticaria-like lesions. correlation with clinical and serological abnormalities [J]. J Invest Dermatol, 1980, 75(6): 495-499.

[16] ZAX R H, HODGE S J, CALLEN J P. Cutaneous leukocytoclastic vasculitis: serial histopathologic evaluation demonstrates the dynamic nature of the infiltrate [J]. Arch Dermatol, 1990, 126(1): 69-72.

[17] LEE J S S, LOH T H, SEOW S C, et al. Prolonged urticaria with purpura: the spectrum of clinical and histopathologic feature in a prospective series of 22 patients exhibiting the clinical features of urticarial vasculitis [J]. J Am Acad Dermatol, 2007, 56(6): 994-1005.

[18] 赵伟峰，陈连军，马英，等．荨麻疹性血管炎 23 例临床表现和组织病理分析[J]. 中国皮肤性病杂志，2015，29(7): 694-696.

[19] HAMID S, CRUZ P D JR, LEE W M. Urticarial vasculitis caused by hepatitis C virus infection: response to

interferon alfa therapy [J]. J Am Acad Dermatol, 1998, 39(2 pt 1): 278-280.

[20] NÜRNBERG W, GRABBE J, CZARNETZKI BM. Urticarial vasculitis syndrome effectively treated with dapsone and pentoxifylline [J]. Acta Derm Venereol, 1955, 75(1): 54-56.

[21] 章星琪,佟菊贞. 联合药物治疗荨麻疹性血管炎 1 例报道[J]. 临床皮肤科杂志, 1994, 23(1): 51-52.

[22] WORM M, MUCHE M, SCHULZE P, et al. Hypocomplementaemic urticarial vasculitis: successful treatment with cyclophosphamide-dexamethasone pulse therapy [J]. Br J Dermatol, 1998, 139(4): 701-70-7.

[23] JAMES WD, BERGER TG, ELSTON DM, et al. Andrews' Diseases of the Skin [M]. 12th ed. Elsevier, 2016: 833-834.

[24] KRAUSE K, MAHAMED A, WELLER K, et al. Efficacy and safety of canakinumab in urticarial vasculitis an open-label study [J]. J Allergy Clin Immunol, 2013, 132(3): 751-754.

[25] GRIFFITHS C, BARKER J, BLEIKER, et al. Rook's Textbook of Dermatology [M]. 9th ed. Wiley Blackwell, 2016: 441-445.

(二) 中、小脉管

血栓静脉炎
(thrombophlebitis)

【定义】本病是静脉壁的急性非化脓性炎症和管腔内血栓形成为特征的静脉性疾病，此病包括浅表性血栓静脉炎和深部的血栓形成，本书将分述浅表性血栓静脉炎和游走性血栓静脉炎。

【发病机制】能引起本病的因素有：血液流动缓慢和涡流的形成、造成静脉内皮细胞损伤的因素、血液凝固性增高、血管内膜损伤。

1. 血流缓慢和涡流的形成　长期卧床、心力衰竭、肿瘤的压迫、静脉曲张和静脉瘤、妊娠时腹腔及盆腔内压力增高、下肢肌肉收缩无力均可，导致血流缓慢，促使血栓形成，各种原因引起的失水和失血，致使血液浓缩；血小板易于凝聚增加了与内膜的接触和黏附，又由于血流缓慢不能被稀释和清除而凝聚于局部达到凝血必要的浓度，致使血栓形成；晚期的癌肿如胰腺癌和肺部恶性肿瘤，由于肿瘤坏死释放出凝血活性物质，可激活外源性的凝血系统，均可导致血栓形成。寒冷地区由于寒冷加潮湿引起血管的舒张失调，吸烟可使血管痉挛，本病有吸烟史者占 80%~95%。性激素、前列腺素缺乏，导致血液高凝状态而使血栓形成（前列腺 E_1 有扩张血 管和抑制血小板凝聚的作用）。

2. 引起静脉内皮细胞损伤的因素　创伤、静脉注射硬化剂、高渗溶液、抗癌药、造影剂、静脉插管等。缺氧、化学物质（吸烟、高胆固醇血症）、感染（细菌毒素）、肿瘤细胞侵犯等，可引起血管内皮细胞的损伤。有报道本病可见于二期梅毒。浅表性化脓性血栓静脉炎主要发生在儿童，常由细菌（需氧或厌氧菌）引起，真菌较少见，最常见的致病菌包括金黄色葡萄球菌、大肠埃希菌和铜绿假单胞菌、白念珠菌。

【临床症状】根据其发病的病因以及多累及一条静脉并继续向上发展为浅表性血栓静脉炎。此外主要累及一条或数条静脉，同时或先后受累，此起彼伏地反复发作为游走性血栓静脉炎。

现介绍血栓静脉炎的几个独立的疾病如下：

浅表性血栓性静脉炎
(superficial thrombophlebitis)

【同义名】浅表性静脉血栓病（superficial venous thrombosis）。

【定义】静脉有血栓形成，而且常伴发小静脉壁炎症，此病是常见的自限性疾病。

【流行病学】本病的流行情况和发病率尚不清楚，但大多数的研究表明女性占优势，约占55%~70%，平均发病的年龄为60岁。

【病因和发病机制】凡是能引起静脉壁炎症和坏死、血栓形成的因素，均可成为血栓静脉炎的病因。血栓形成的基本原因是血流缓慢和涡流形成，血液凝固性增高和血管内膜的损伤。如长期卧床、肿瘤压迫、静脉曲张和静脉瘤等均可引起血流缓慢导致静脉淤积促使血栓形成。其次各种原因，如创伤（静脉注射硬化剂、高渗溶液、造影剂）、缺氧、化学物质（吸烟、高胆固醇血症）、感染（细菌毒素）、肿瘤细胞侵犯，导致血管内皮细胞损伤。

几项研究表明浅表性血栓性静脉炎位于躯干的隐静脉，常常与静脉血栓栓塞病（venous thromboembolism）伴发。此病主要发生在下肢，约60%~80%的病例侵犯大隐静脉系统（GSV），20%的病例侵犯大隐静脉（GSV），其主要的发病原因是下肢有静脉曲张（占70%）。发生在上肢的主要发病原因是医源性的，例如静脉内的插管，药物的化学疗法或海洛因的输注等。

原发性高凝状态可合并浅表性血栓静脉炎，这些高凝状态包括抗血小板因子Ⅲ、肝素辅助因子Ⅱ、蛋白C与蛋白S、Ⅻ因子缺陷、组织纤维蛋白溶解酶原激活剂异常、纤溶酶原异常或纤溶酶原血症、去纤维蛋白血症和狼疮抗凝物。继发性高凝状态包括静脉曲张、恶性肿瘤（trousseau综合征）、妊娠、口服避孕药、复合浓缩凝血酶原的输入、Behçet病、闭塞性血栓性静脉炎、Monder病、脓毒血症性血栓静脉炎（需做需氧菌和厌氧菌培养）、鹦鹉热、二期梅毒、静脉用药（糖溶液、蛋白水解物、钙、钾等）、潜在的癌症（最常见的是胰腺癌或胃癌）。

【临床症状】

1. 浅表性良性血栓性静脉炎根据病因临床分类

(1) 化学性静脉炎：由于静脉注射硬化剂、高渗溶液、抗癌药等对静脉内膜引起化学性刺激，造成内膜广泛性损伤，产生静脉炎及血栓形成，往往累及输液的整条静脉，终止于近侧浅静脉与深静脉汇合处，因此为局限的。

(2) 外伤性静脉炎：长期塑料插管、打击、扭伤、静脉注射、机械性损伤引起的局限性静脉炎。

(3) 化脓性静脉炎：在静脉的周围有化脓性病灶或脓毒血症引起静脉感染而发生炎症。常见的是输液导管留置时间超过3天以上所致败血症引起的静脉炎，局部可无典型的临床症状，但病情比较严重，仔细询问病史，进行体检和血液培养等，以明确诊断。

(4) 淤积性静脉炎：如静脉曲张、血流缓慢和血液黏滞性增高以及静脉壁严重变性使曲张的静脉缺氧和炎症损害，临床表现多见于下肢的大隐静脉及其分支和上肢静脉，常限于一条静脉。严重时向近端及其大的分支发展，急性发作时可沿病变静脉出现疼痛和压痛的皮下硬索或呈节段性分布的卵圆形结节，累及周围组织时发生静脉周围炎，相邻的皮肤红肿和温度增高。痊愈后留有色素沉着。可能有轻度的全身症状。一般白细胞不升高，痊愈时疼痛减轻、红肿消退，后遗色素沉积或皮下硬性的条索。当侧支循环建立和再通时，形成的条索可逐渐消失。如果是浅静脉的病变则血液回流不受影响，因此不引起肢端水肿。如果并发深静脉病变或累及静脉瓣时，则可能出现严重的组织水肿和慢性静脉功能不全的症状。

2. 浅表性血栓性静脉炎的症状　常见于下肢的大隐静脉及其分支和上肢的静脉。也常限于一条静脉，严重时向近端及其大的分支发展，急性期可沿病变静脉有疼痛和压痛的皮下硬性条索或呈节段性分布的卵圆形结节。累及周围组织时则发生静脉周围炎，以致相邻皮肤红肿和温度高，可随皮肤移动，伴发轻度全身症状，但白细胞不升高，痊愈时疼痛减轻，红肿消退，遗留色素沉着斑或皮下硬索。当侧支循环建立和再通时，硬索渐消。偶尔系浅静脉病变，血液循环不受影响，则不引起肢端水肿，如果伴发深静脉病变时，则可发生严重组织水肿和慢性静脉功能不全。

3. 游走性血栓性静脉炎的症状　皮损主要发生在下肢、腹壁、腹侧等处浅静脉连续1条、多条或呈批发生节段性血栓形成，皮下可摸到硬的条索或结节，有疼痛和压痛、相邻的皮肤红肿，单个损害经2~4周消退，留有棕色的色素沉着。本病的特点是损害此起彼伏，呈游走性，在患者身上同时存在不同期的损害，少数患者可有肢体深静脉或内脏静脉的血栓形成，如脑、肝、肠系膜和肺的静脉血栓形成，可出现相应的症状，危及生命。肢体浅、深静脉的血栓形成只限于失去功能，病程慢性，可持续数日或数年。

【组织病理】继发于静脉功能不全的浅表性血栓性静脉炎此型的组织病理表现为在真皮下部和皮下脂肪层小到中等大小的静脉发生急性血管炎，并且有栓塞阻闭血管腔。本病动脉、静脉和淋巴管均可受累，小到中等大小静脉受累，显示有栓塞，而且有明显的混合炎症细胞浸润血管壁，此浸润在早期含有中性粒细胞在晚期为淋巴细胞和组织细胞的浸润。此外具有不同程度的血管壁纤维化。受累静脉比那些脂膜炎型的浅表性游走性血栓性静脉炎受累的静脉大。伴有脂膜炎的浅表性游走性血栓性静脉炎的炎症浸润明显少或没有炎症反应。

本病组织学上是皮下肌性脉管淋巴细胞性静脉炎。临床和病理中皮肤结节性多动脉炎与浅表性血栓性静脉炎有部分重叠，容易误诊。大的椭圆形的血管腔，无弹力膜，有胶原和平滑肌的血管是静脉，而结节性多动脉炎中受累的是动脉，血管呈圆形，连续的肌纤维和完整的弹力膜，表明受损的组织是动脉来源。从疾病的出现到受累的血管再通需要2周到半年以上。

【诊断】对于反复发作的浅表血栓性静脉炎，要考虑常伴有潜在的恶性肿瘤（大多数为胰腺和肺脏肿瘤），血液的高凝状态（遗传的或获得的）或是一种炎症状态（如白塞综合征）。

【鉴别诊断】本病要与结节性红斑鉴别，后者可见于小腿伸侧或大腿、前臂伸侧、面颈部的结节，这些结节小而表浅，2~4周可自行消退，遗留色素沉积，不留痕迹，容易复发。其次要与结节性血管炎进行鉴别，后者的皮损为红色斑块或结节，结节常呈线状排列，压痛明显，自觉疼痛，可自行消退，遗留硬性结节或萎缩性瘢痕。此外要与结节性多动脉炎鉴别，后者皮肤型的皮损为皮下结节，质硬、红色、单发或呈群分布，可沿着血管发生，常伴有网状青斑及溃疡形成，系统型常伴有内脏损害及全身症状。

【治疗】本病的治疗应针对原发疾病治疗，一般疗法要卧床休息，可使血栓与血管内膜贴紧以免脱落，要注意足、趾的活动，抬高下肢以利于下肢静脉回流，其位置应高于心脏水平并使膝关节处于放松的屈曲位和局部热敷，加用抗生素控制感染。肝素可以降低高危患者发生血栓栓塞性并发症的风险。大多数情况下，一般对症处理用非甾体抗炎药（NSAIDs），对

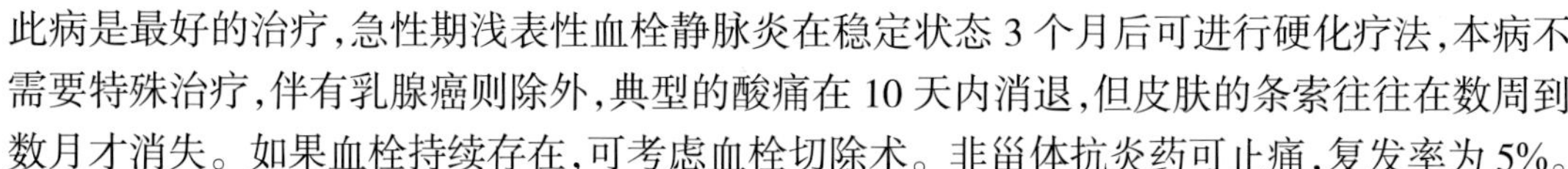

此病是最好的治疗，急性期浅表性血栓静脉炎在稳定状态 3 个月后可进行硬化疗法，本病不需要特殊治疗，伴有乳腺癌则除外，典型的酸痛在 10 天内消退，但皮肤的条索往往在数周到数月才消失。如果血栓持续存在，可考虑血栓切除术。非甾体抗炎药可止痛，复发率为 5%。

参考文献

[1] GRIFFITHS C, BARKER J, BLEIKER, et al. Rook's Textbook of Dermatology [M]. 9th ed. Wiley Blackwell, 2016: 103.30-103.31.

[2] JAMES W D, BERGER T G, ELSTON D M, et al. Andrews'Diseases of the Skin [M]. 12th ed. Elsevier, 2016: 825.

[3] 普雄明. 血管性皮肤病学[M]. 乌鲁木齐：新疆人民卫生出版社，2010: 197-201.

[4] ELDER D E. Lever's Histopathology of the Skin [M]. 11th ed. New York: LWW, 2015: 245.

[5] BARNHILL R L, CROWSON A N, MAGRO C M, et al. Dermatopathology [M]. 3rd ed. New York: McGraw-Hill, 2010: 259.

[6] SAMLASKA C P, JAMES W D. Superficial thrombophlebitis. Ⅱ. secondary hypercoagulable states [J]. J Am Acad Dermatol, 1990, 23 (1): 1-18.

Monder 病
(Monder disease)

【同义名】Monder 综合征（Monder symdrome）、浅表性血栓静脉炎的 Monder 综合征、胸壁浅表血栓静脉炎（Thoraco epigastric thrombophlebitis）。

【历史】Monder 病是 Monder（1939）首报并对此病作了详细的描述。其表现以皮下静脉的浅表性血栓静脉炎为特征，一个类似条索状的浅表性血栓静脉炎，主要发生在胸部、前外侧胸腹壁部位（包括侧胸、胸腹壁静脉、腹壁上静脉），也可以发生在其他的部位（如上肢、下肢、腹部、腹股沟和阴茎）。目前 Patterson 将 Monder 病作为浅表性血栓静脉炎的异型，以小标题放在浅表性血栓静脉炎的疾病内，赵辨以胸腹壁血栓性静脉炎为名报道，但其同义名为 Monder 病，即认为是同一疾病。

此病虽然在组织病理的表现上均为浅表性血栓性静脉炎，但由于不同时期不同作者所报道的临床表现和发生的部位等有所差异，所以目前一些作者如 Leslie、James、Elder、刘宇等均将浅表性血栓静脉炎与 Monder 病作独立的疾病进行分述，赵辨以胸腹壁血栓性静脉炎为名描述，本书也将此两病进行分述。

【发病机制】本病以前称为硬化性淋巴血管炎（sclerosing lymphangiitis），大多数的病例病因不清楚，但局部静脉流畅障碍可能是一个因素，其他的因素有锻炼过度、妊娠、静脉滥用药物、水母刺伤、乳腺癌、乳房手术，也偶尔伴发类风湿关节炎，妊娠、口服避孕药、静脉用药、静脉导管、非胸部肿瘤或血液高凝状态（如遗传性蛋白 C 减少，抗心磷脂抗体阳性者）。

【临床症状】女性的发病率是男性的 3 倍，患者发病年龄多在 30~60 岁。在胸部前侧壁突然形成 2~6mm 直径的条索状硬结性静脉血栓是其特征性的表现。初期有时胸前疼痛的前驱症状，可能与局部的静脉炎症相关。经 2~3 个月自行消退，复发少见。其损害开始为红色、柔软、逐渐变成无痛、硬的纤维条索。无全身症状，胸部两侧发生概率相等，受累静脉包括胸侧静脉、胸腹壁静脉、上腹壁静脉，阴茎静脉，通常只受累一条静脉，累及的部位有胸腹部、乳房、腋下和下肢。在疾病的晚期，厚壁静脉呈硬性的条索外观。偶尔在胸部可呈沟状，或在上臂内侧走行，并且经过或进入腋窝的静脉也可形成血栓，形成“腋网综合征”(axillary web syndrome)类似的带状静脉炎，也可发生在阴茎、肘前窝、腹股沟和腹部。

【组织病理】早期可有多形核白细胞的浸润，晚期可见稀疏的由淋巴细胞、组织细胞和浆细胞组成的浸润，其组织病理学可参考浅表性血栓性静脉炎一节。

【治疗】此病的治疗主要是对症处理，可用热湿敷，应用止痛药或非甾体抗炎药、双嘧达莫等。发生在阴茎的此病，可采取外科手术切除受累的静脉。整个病程持续 3 周到 6 个月。

参考文献

[1] BOLOGNIA J L. 皮肤病学[M]. 2 版 . 朱学骏，王宝玺，孙建方，等译 . 北京：北京大学医学出版社，2011：421-422.

[2] MONDER H. Tronculite sous-cutaée subaigué de la paroi thoragigue antéro latérale [J]. Mem Acad Chir，1939，65(28)：1271-1278.

[3] PATTERSON J W. Weedon's Skin Pathology [M]. 4th ed. US：Elsevier，2016：245-246.

[4] 赵辨 . 中国临床皮肤病学[M]. 2 版 . 南京：江苏凤凰科学技术出版社，2017：1020-1021.

[5] LESLIE T A. GRIFFITHS C，BARKER J，et al. Rook's Textbook of Dermatology [M]. 9th ed. Wiley Blackwell，2016：101.33-101.34.

[6] JAMES W D，BERGER TG，ELSTON DM，et al. Andrews'Diseases of the Skin [M]. 12th ed. Elsevier，2016：825.

[7] ELDER D E. Lever's Histopathology of the Skin [M]. 11th ed. New York：LWW，2015：245.

[8] 刘宇，王雷，廖文俊，等 . Monder 病 7 例临床及组织病理分析[J]. 临床皮肤科杂志，2015，44(4)：214-215.

梅毒性血管炎

(syphilis vasculitis)

【同义名】蛎壳状梅毒、脓疱溃疡性梅毒。

【定义】梅毒性血管炎是由梅毒螺旋体(microspironema pallidum)感染所引起的性传播疾病，其临床症状多样。Haslund 等首先用英语描写并提出此病为二期梅毒而非三期梅毒，由于多器官受累此病可致死之。

【命名】恶性梅毒(malignant syphilis)又称溃疡结节性梅毒，是一种少见的、严重的梅毒性疾病中的二期梅毒，在二期梅毒中有血管炎损害的是恶性梅毒(lues maligna)，此病非常少见。恶性梅毒“malignant”一词是 Bazin 等(1859)提出应用。

【流行病学】在 AIDS 出现之前，恶性梅毒发病极少，占所有梅毒的 0.12%~0.36%。英文文献(1900—1988)仅报道 14 例。Shulkin(1988)等首报此病并发 HIV 感染的恶性梅毒。1989—1994 年共报道 12 例恶性梅毒，其中有 11 例伴发 HIV 感染，1995 年至今英文文献又报道 29 例，其中 24 例并发 HIV 感染。此病无种族的差异，在欧美国家、印度、南非及中国均有报道。

【发病机制】此病的病因是由梅毒螺旋体感染引起，发病机制尚不清楚。根据流行病学和实验室的资料表明，引起本病的梅毒螺旋体与引起其他类型梅毒的梅毒螺旋体之间，在梅毒螺旋体的菌株、毒力和接种量并无差异，其发病主要依赖宿主的免疫状态，如营养不良、吸毒、酗酒、糖尿病、肝炎、妊娠、HIV 感染等均可能是本病的危险因素。

【临床症状】本病多发生在青壮年，男性多见，常有全身的症状，如发热、关节痛，偶尔发生肝炎，多数患者的免疫系统异常。其皮损的表现呈多形性，开始为红色斑丘疹或丘疹，迅速坏死后形成脓疱疹或结节，数日后中心坏死形成溃疡，溃疡呈圆形或椭圆形，其直径为数毫米至数厘米，边缘锐利、隆起，呈穿凿性，在溃疡的上面覆有蛎壳状黑褐色结痂，其周围有水肿性红晕是本病标志性的损害。主要分布于面、头皮，但免疫力低、营养不良以及 HIV 感染的患者常布满全身，VDRL 反应强阳性。

Neisser 对恶性梅毒提出以下临床特点：①此病的潜伏期比较短（最短 4~6 周，最长可达一年）；②有明显的梅毒所固有的症状；③其皮肤、口腔和鼻部黏膜有多个不规则分布的大脓疱、溃疡和蛎壳状深脓疱；④黏膜有典型的黏膜斑（mucous patches），其表现为黏膜红肿、浅糜烂、圆形、扁平或高起；⑤皮肤损害为多形性，有丘疹、开始的溃疡形成深部的溃疡、溃疡上有结痂以及痊愈的损害。

【组织病理】主要表现为坏死性血管炎，其主要是在真皮 - 皮下组织交界处的深部血管，有明显的血管内皮细胞肿胀、增殖并有明显的纤维蛋白样坏死，导致脉管部分和完全阻闭。由于溃疡性动脉内膜炎形成管腔闭塞，从而发生出血性坏死和浆细胞及组织细胞的浸润。Fisher 所报道的病例中，其病理变化为部分真皮上部的血管内皮细胞肿胀、增殖，在真皮上、中部血管周围有明显的淋巴细胞、浆细胞伴有一些中性粒细胞的炎症浸润，并有小量的核尘与红细胞外渗，在很多脉管内有纤维蛋白样物质的沉积，导致脉管部分和完全阻闭。Tuker 提出重者形成闭塞性血管炎，此乃在临床上形成溃疡的原因。

【实验室检查】梅毒血清学试验常呈强阳性，快速血浆反应素环状卡片试验（RPR）和 / 或性病研究实验室玻片试验（VDRL）滴度范围在 1∶16~1∶4 096，但滴度水平与疾病的轻重及持续的时间并不相关。

【治疗】本病的治疗首选药物为青霉素，文献中一般按晚期潜伏梅毒的治疗方案，如苄星青霉素 240 万单位肌内注射，每周 1 次，共 3 次，对青霉素过敏的患者，美国 CDC 指南推荐用四环素口服治疗两周，但过去文献报道认为上述药物治疗的效果不佳，建议用头孢曲松治疗。Fisher 提出，每 6 小时口服四环素 750mg，连续 10 天，局部用生理盐水浸泡，5 天内皮损恢复，2 周后皮损痊愈。

参考文献

[1] HASLUND A. Syphilis Maligna [M]. Arch Derm Syph, 1897, 38: 345-392.

[2] Shulkin D, Tripoli I, Abell F. Lues maligna in a patient with Human immunodeficiency virus infection [J]. Am J Med, 1988, 85 (3): 425-427.

[3] DON P C, RUBINSTEIN R, CHRISTIE S. Malignant syphilis (Lues maligna) and concurrent infection with HIV [J]. Int J Dermatol, 1995, 34 (6): 403-407.

[4] WITKOWSKI J A, PARISH I C. The great imitator: malignant syphilis with hepatitis [J]. Clin Dermatol, 2002, 20 (2): 156-163.

[5] WANG H, WANG X, LI S. A case of lues maligna in an AIDS patient [J]. Int J Std Aids, 2012, 23 (8): 599-600.

[6] NEISSER A. Malignant syphilis [J]. Br J Dermatol, 1897, 9 (1): 11-26.

[7] WILE UJ, WEIDER L, WARTHIN AS. Malignant syphilis, with a new explanation of the pathology of the

cutaneous lesions [J]. Am J Syph, 1930, 14(1): 1-34.

[8] FISHER DA, CHANG LW, TUFFANELLI DL. Lues maligna: presentation of a case and a review of the literature [J]. Arch Dermatol, 1969, 99(1): 70-73.

[9] TUKER JD, SHAH S, JARELL AD, et al. Lues maligna in early HIV infection case report and review of the literature [J]. Sex Transm Dis, 2009, 36(8): 512-514.

(三) 大、中、小脉管

副肿瘤性血管炎
(paraneoplastic vasculitis)

【定义】皮肤血管炎有时是潜在的系统性恶性疾病的标志，常伴发恶性肿瘤的血管病变综合征有：游走性血栓性浅静脉炎、深部静脉血栓形成、非细菌性血栓性心内膜炎、抗心磷脂抗体综合征、伴心房黏液瘤的血栓形成、Raynaud 现象、结节性红斑、高黏滞血症、冷球蛋白血症、λ 轻链血管病变、皮肤血管炎、系统性血管炎。虽然有报道可伴发实体瘤，但此种关系并不确切，可能有时仅是巧合。

【临床症状】已有报道在肾癌、乳腺癌、卵巢癌、肺癌、鼻咽癌、胃癌、小肠癌、结肠癌和前列腺癌中出现的血管炎以白细胞碎裂性血管炎的类型最常见，但大血管炎也很常见。血管炎可见于初诊时，也可是复发的前兆。约有 1/3 过敏性紫癜的成人伴有恶性肿瘤，因此对伴有过敏性紫癜的超过 40 岁的男性应考虑有潜在的恶性病。

一般患者有明显的白细胞碎裂性血管炎，也可有关节痛和关节炎。皮肤表现可见斑丘疹、紫癜、荨麻疹、外周溃疡和坏疽。血管炎可见于多种恶性血液病谱中，特别是毛细胞白血病可伴有白细胞碎裂性血管炎和结节性多动脉炎（大、中、小脉管受累），包括系统性损害；霍奇金淋巴瘤与结节性红斑相关，骨髓增生异常也可伴有白细胞碎裂性血管炎，最近发现在有淋巴细胞增生性疾病中，淋巴细胞性血管炎是一种相对常见的副肿瘤性血管炎类型。要注意这些血管现象，可先于潜在恶性疾病的临床表现，因此对于有无法解释的血管性皮疹的患者，在检查时要注意此点。

【发病机制】目前本病的发病机制尚不清楚，可能为免疫复合物所介导，抗原交叉反应和肿瘤直接浸润血管壁。有报道髓单核细胞和单核细胞性白血病见到血管炎，其血管损伤是由于白血病细胞增殖引起，现提出用“白血病性血管炎”的名称来描述此类血管炎。

【组织病理】在本病系列中，白细胞碎裂性血管炎、结节性多动脉炎和淋巴细胞性血管炎均可出现。血管炎从轻度的微血管损伤伴内皮细胞肿胀，到灶状的纤维蛋白沉积。明显的坏死性血管炎则表现肿瘤细胞浸润血管壁，伴有坏死及类似结节性多动脉炎中的纤维蛋白沉积。

【治疗】对已知的相关肿瘤要进行针对性治疗。对皮肤表现的血管炎，参考一般性的白细胞碎裂性血管炎的治疗进行。

参考文献

[1] PERTUISET E, LIOTE F, LAUNAY-RUSS E, et al. Adult Henoch-Schonlein purpura associated with malignancy [J]. Semin Arthritis Rheum, 2000, 29(6): 360-367.

[2] LACOUR J P, CASTANET J, PERRIN C, et al. Cutaneous Leukocytoclastic vasculitis and renal cancer: 2 cases

[J]. Am J Med, 1993, 94(1): 104-108.
[3] JONES D, DORFMAN D M, BARNHILL R L, et al. Leukemic vasculitis: a feature leukemia cutis in some patients [J]. Am J Clin Pathol, 1997, 107(6): 637-642.
[4] MCKEE P H, CALONJIE E, GRANTER S R. 皮肤病理学与临床的联系[M]. 3版. 朱学骏, 孙建方, 译. 北京: 北京大学医学出版社, 2007: 754-755.

类风湿性血管炎
(rheumatoid vasculitis)

【定义】本病多见于病情严重、类风湿因子(RF)阳性、具有类风湿结节的患者，往往是类风湿关节炎的晚期并发症，占类风湿关节炎的2%~5%，但在尸检中发现1/3患者有血管炎的表现，多数学者认为此病是类风湿病的一个组成部分。目前类风湿血管炎也被认为是类风湿关节炎的相关皮肤表现。

【发病机制】血清中冷球蛋白增高、补体低，免疫病理检查发现血管壁有IgM、IgG和补体的沉积，以及HLA-DR4高频率，本病RF高滴度阳性，这些发现提示类风湿性血管炎是自身免疫性疾病。

【临床症状】本病RF水平很高，可累及小血管到大血管甚至主动脉。侵犯小血管时临床表现有可触性紫癜或不能触及的紫癜，累及中等大小血管时，临床表现为皮下结节(占90%~100%)、溃疡(占30%~60%)、网状青斑(占6%~20%)和/或指梗死(占0~5%)(图3-42)。

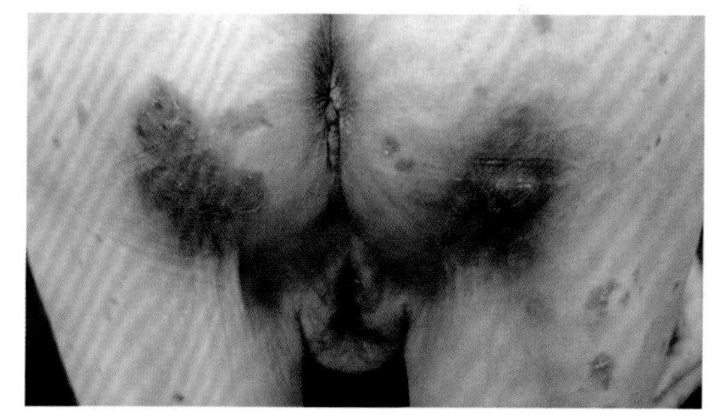
图3-42　臀部可见皮下结节和溃疡

类风湿性动脉炎(rheumatoid arteritis)有以下类型：

1. 局限性动脉炎　主要侵犯小动脉，可导致相应部位的局限性损害，皮损成节段性分布于手、足和小腿，指、趾坏死最为常见，严重时可发展成末端的坏疽。

2. 系统性动脉炎　主要侵犯中、小动脉，发病急，病情重，表现全身症状与类风湿因子和类风湿结节的出现有关。除了典型的严重关节损害之外，有外周神经病变，心包炎、冠状动脉炎和肠系膜动脉炎。其皮损主要表现为皮肤溃疡。偶尔类似结节性多动脉炎，患者可迅速死亡。有中、小动脉炎时可见网状青斑、皮下结节和皮肤溃疡，多分布于小腿。

3. 混合性血管炎　同时累及小动脉、小静脉，皮损表现为网状青斑、皮肤溃疡及坏疽性脓皮病，虽然临床表现各异，它们具有共同的发病机制。

【组织病理】组织学上可累及各种大小的动脉，管壁全层有淋巴细胞、中性粒细胞和浆细胞浸润，外膜更明显。指(趾)动脉可有内膜增生、血栓形成，血管造影示动脉管腔狭窄、闭锁。迅速恶化的严重病例可见广泛的坏死性中、小动脉炎及组织缺血性坏死，与典型的结节性多动脉炎不能区别。中小动脉炎引起的网状青斑、皮下结节及皮肤溃疡，其病理可见真皮、皮下组织中的中、小动脉呈节段性血管炎病变，管壁有中性粒细胞、嗜酸性粒细胞浸润和纤维蛋白样坏死。

此外，在类风湿关节炎患者中指、趾远端紫癜样丘疹（Bywater 损害）其组织病理表现为小血管的白细胞碎裂性血管炎。

免疫病理检查发现血管壁有 IgG、IgM 和补体沉积，也有 IgA 沉积在血管壁的报道。

【实验室检查】可有贫血、白细胞数正常或偏高，部分病例血沉增快，类风湿因子阳性，抗核因子阳性，梅毒生物学假阳性反应等。

【鉴别诊断】本病应与冷球蛋白血症（Ⅱ型、Ⅲ型）鉴别，因后者都有关节炎、RF 阳性、补体激活，但前者 RF 滴度增高显著，C3、C4 水平均低，而后者 C4 水平低下，C3 水平正常。有类风湿结节存在，有助于与 SLE 患者的血管炎、结节性多动脉炎、Buerger 病（闭塞性血栓性脉管炎）、蛋白异常血症等进行鉴别。

而所谓 Bywater 损害（此损害是见于指垫的紫癜样丘疹，其组织学是小血管的白细胞碎裂性血管炎）类似脓毒栓塞，创伤性的损害以及少见的冻疮。

【治疗】

1. 累及中、大血管严重的病例，进展很快，并可危及生命，需要积极治疗，可采取甲泼尼龙（methylprednisolone）冲击疗法，即 500~1 500mg/d 静脉输入，连续 3 天，继续应用泼尼松 1mg/（kg·d），并加用环磷酰胺，其用法如下：口服 2~3mg/（kg·d），每月 1 次静脉给药 750~1 500mg/m^2，继续或不继续以低量 1~2mg/（kg·d）口服，环磷酰胺的免疫清除剂量为 50mg/（kg·d），共 4 天，不用外周血干细胞移植。对轻型病例，包括小血管型类风湿性血管炎，可用硫唑嘌呤 3~4mg/（kg·d）和麦考酚酯 30~50mg/（kg·d）治疗。有用利妥昔单抗治疗成功的报道。关于硫唑嘌呤的其他用法是：一般每日 100mg，一次服用，此用法在具体使用时可参考其他作者的一般用法。

此外笔者经验：对严重的病例，首选糖皮质激素（GC），一般按泼尼松的量计算 40~60mg/d，最好第 1 次给予复方倍他米松注射液 2ml，深部肌内注射，同时口服曲安西龙（triamcinolone）8mg/ 晨或甲泼尼龙 8mg/ 晨，秋水仙碱（colchicine）0.5mg，每天 2 次、雷公藤多苷 20mg，每天 3 次，必要时也可加用四环素 250mg，每天 3 次，1 周后皮损一旦明显消失，雷公藤多苷可递减 20mg，每天 2 次，两周后如果达到完全消失，曲安西龙减至 4mg/ 晨，秋水仙碱减至 0.5mg/d。以上用药方案，根据具体个别情况，适当加减，包括减药的时间。如果疗效不够理想，用药两周以上，可再调整治疗方案。除了 GC、四环素、雷公藤（此药对类风湿关节炎效果明显）用药外，可加用氨苯砜 25mg，每天 2 次。以上用药前均应做血、尿常规和肝肾功能检查，正常方可应用。用药 1 周后复查，注意安全用药。如果有溃疡损害可局部外用 0.05% 呋喃西林软膏或 1% 金霉素软膏，每日两次。

2. 累及小血管的较轻的病例，可用复方倍他米松注射液 1ml，深部肌内注射或曲安奈德注射液 50mg 肌内注射，同时口服曲安西龙 4mg/ 晨，加秋水仙碱 0.5mg，每天 2 次，四环素 250mg，每天 3 次，连续 2 周，皮损消失再逐渐减量。Rencic 提出可用硫唑嘌呤 1~4mg/（kg·d）或吗替麦考酚酯 30~50mg/（kg·d）治疗有效。

参考文献

[1] SUZUKI A，OHOSONE Y，OBANA M，et al. Cause of death in 81 autopsied patients with rheumatoid arthritis [J]. J Rheumatol，1994，21（1）：33-36.

[2] 赵辨.中国临床皮肤病学[M].2版.南京:江苏凤凰科学技术出版社,2017:898-900.
[3] Bolognia J L. 皮肤病学[M].2版.朱学骏,王宝玺,孙建方,等译.北京:北京大学医学出版社,2011:761-763.
[4] PATTERSON J W. Weedon's Skin Pathology [M]. 4th ed. US:Elsevier,2016:237-238.
[5] JAMES W D,BERGER T G,ELSTON D M,et al. Andrews'Diseases of the Skin [M]. 12th ed. Elsevier,2016:175.
[6] 陈新谦,金有豫,汤光.新编药物学[M].17版.北京:人民卫生出版社,2011:697.

二、肉芽肿性血管炎(granulomatous vasculitis)

(一) 小脉管

丘疹性坏死性结核疹
(papulonecrotica tuberculid)

【同义名】丘疹性坏死性结核病(papulonecrotic tuberculosis)。

【病因与发病机制】本病往往伴有症状不明显的肺、淋巴结、泌尿道或其他部位的结核灶,一般在损害中查不到结核分枝杆菌,但用抗结核的治疗反应迅速,数日即可不再出现新疹。有作者根据皮损的病理表现认为是一种血管炎反应。PCR检查50%的患者发现结核分枝杆菌DNA,结核菌素试验阳性,组织学有白细胞碎裂性血管炎。

【临床症状】本病的初发损害为丘疹,呈粟粒大至绿豆大、质硬,常与毛囊一致,呈红褐色或紫红色,周围绕以狭窄的红晕,边界清楚,数个到数十个。此种损害经过数周可逐渐消退,留有一过性的色素沉着。但大多数损害在1~2周后则在丘疹的顶端发生针头大小的脓疱,逐渐扩大坏死形成小脓肿,干涸后表面覆盖有黏着性的厚痂,痂皮脱落后,则呈现中心凹陷的火山口状小溃疡,米粒大至黄豆大,无自觉症状。此种坏死性溃疡可逐渐自愈,留有凹陷性萎缩性瘢痕及色素沉着。损害此起彼伏,常成批出现,致使丘疹、结痂、溃疡和瘢痕同时存在。

此病皮损好发于四肢伸面,特别好发于关节部位,也可见于臀部及躯干,一般呈对称性分布,有群聚倾向。个别病例皮损局限于阴茎,初发皮损为分散的针头大小到绿豆大小的脓疱性丘疹或坚实的小结节,呈青红色或紫色。结节中心坏死,快速干涸结痂,痂落后形成溃疡,预后留下萎缩性瘢痕。有些结节不经坏死过程自行消失,不留痕迹。个别损害1~1.5个月消退,皮损常成批发生。春、秋季节多见。一般无自觉症状。

本病有以下异型:

1. 阴茎结核疹(penis tuberculid)　此病是丘疹坏死性结核疹的变型,本病好发于青年,其临床症状为发生在龟头或阴茎上的坏死性丘疹,轻度浸润,破溃后形成浅表性溃疡,表面结痂,无自觉症状,慢性经过,也可反复发作。数月到数年治愈形成萎缩性瘢痕。

2. 痤疮炎(acnitis)　本病是丘疹坏死性结核疹的另一种变型,是发生在面部深在的结核疹,表现为暗红色顶端有脓疱坏死的丘疹,散发于颧部、鼻唇沟、前额和耳轮等处。损害顽固,很难治愈,预后遗留凹陷性瘢痕,伴有色素沉着。

【组织病理】以上三型的病理在早期真皮上部有白细胞碎裂性血管炎,随后可见血管周围单核细胞浸润或有淋巴细胞性血管炎,以后出现楔形坏死区,坏死累及整个表皮,当楔形坏死区脱落，上皮样细胞和巨噬细胞在该区周围聚集，形成肉芽肿性损害。真皮中下层血管受累明显，表现为静脉内膜炎、动脉内膜炎及血栓形成。James 提出血管病变明显，轻度的淋巴细胞血管炎，纤维蛋白样坏死和血管内血栓形成均可见到，不是中性粒细胞碎裂性血管炎，而是慢性肉芽肿性小血管炎，毛细血管、小动脉、小静脉均可受累。

【鉴别诊断】皮损形态应与急性痘疮样苔藓样糠疹鉴别，后者皮损呈多样性，同时可见小红斑、红丘疹、血痂性非脓性的坏死，也有色素性和色素减退性瘢痕和萎缩性瘢痕。皮损可泛发于全身，后者的病理表现为表皮角化不全，表皮棘层轻度肥厚，可见少量坏死的角质形成细胞及海绵水肿，基底细胞液化变性及红细胞外渗，弥漫性的淋巴细胞和组织细胞浸润。在真皮和皮下交界处有急性血管炎，血管壁有纤维素样坏死，表现为淋巴细胞性血管炎。

【治疗】对结核疹的治疗可以用异烟肼每天 0.3g，利福平每天 0.45g，同时加用氨苯砜 25mg，每天 2~3 次或加四环素 250mg，每天 3 次，局部外用 5% 异烟肼软膏或 10% 链霉素软膏，每天 2 次。

参考文献

[1] 赵辨 . 中国临床皮肤病学[M]. 2 版 . 南京：江苏凤凰科学技术出版社，2017：521.

[2] ELDER D E. Lever's Histopathology of the Skin [M]. 11th ed. New York：LWW，2015：676.

[3] JAMES W D，BERGER TG，ELSTON DM，et al. Andrews'Diseases of the Skin [M]. 12th ed. Elsevier，2016：329.

坏疽性脓皮病

(pyoderma gangrenosum, PG)

【同义名】小疱大疱型或不典型或水疱型坏疽性脓皮病、肉芽肿性表浅型(granulomatous superficial)，其变型有手臂部嗜中性皮病。

【定义】本病为一少见的非感染性嗜中性皮病，为慢性复发性皮肤疼痛性坏死性溃疡，常伴有潜在系统性疾病。本病属于反应性中性粒细胞增多性疾病，分类比较困难，由于在病理上有时会出现肉芽肿，故暂时放在肉芽肿性血管损害一节。

【历史】本病是 Brocq(1916) 以"phagédénisme géométrique"为名首报，Brunsting、Goeckerman 和 O'Leary(1930)命名为"坏疽性脓皮病"。

【流行病学】本病是全球性分布的一种疾病，可发生于任何年龄，但好发于 20~50 岁的女性，也常见于 40~60 岁，约 4% 的患者发生在婴儿和儿童。50% 的患者合并有潜在的系统性疾病，最常见于炎症性肠病。

【发病机制】病因尚未明确，虽然 25%~50% 的坏疽性脓皮病为原发性，但本病约有 50% 的患者合并有相关的系统性疾病，其中大多为自身免疫性疾病，而且发生在血管炎的基础上，因此认为本病可能是免疫中介过程起重要作用的一种免疫性疾病，同时，认为体液免疫和细胞免疫的异常均与此病发生有关。本病也见于因伴随疾病、感染(如 HIV 感染)或治疗等引起的免疫抑制的患者。

关于体液免疫异常的报道，有针对皮肤和肠组织的自身抗体。患者血清中有皮肤坏死因子，将此坏死因子注入患者自己的皮肤后可发生皮肤坏死。本病的血清中有一种血清因子，给豚鼠注射后可发生坏疽性脓皮病样的皮损，约半数的患者血清 γ 球蛋白增高。在坏疽性脓皮病溃疡活动性皮损边缘取材，进行 DIF 检查，发现相当一部分病例的真皮乳头层和网状层的毛细血管后静脉血管壁有 IgM、C3 和纤维蛋白沉积。细胞因子包括 IL-1β、肿瘤坏死因子（TNF）-α、IL-8、IL-23、中性粒细胞的趋化和被激活，中性粒细胞对 PG 和其他嗜中性皮病的发生起到关键性的作用。

也有研究提示本病属于 ANCA 阳性的血管炎，本病并非常伴有血管炎，但偶有报道在一些药物诱发 PG 的病例中发现 C-ANCA 或 P-ANCA 阳性。Patterson 提出的文献中有几例查出 C-ANCA 阳性，而且在常见一般型的坏疽性脓皮病中 C-ANCA 阳性。

也有研究认为本病与 Arthus 和 Schwartzman 反应一致。皮肤外伤常为本病的重要诱因之一，这可能是 Schwartzman 反应，此反应是循环免疫复合物沉积于血管壁，导致补体的经典和旁路途径的激活。

关于细胞免疫缺陷，包括皮肤对念珠菌、腮腺病毒抗原、链激酶、纯化的蛋白质衍生物（结核菌素）、链道酶和二硝基氯苯（DNCB）的无反应性。用植物血凝素（PHA）作皮试和 PHA 淋巴细胞转化试验阴性，淋巴细胞产生巨噬细胞抑制因子减少。

此外，中性粒细胞趋化性降低，单核细胞吞噬功能异常。这些白细胞的异常可能是引起针刺反应的机制，此反应可发生于半数的坏疽性脓皮病患者。

【临床症状】临床表现多样，初起为炎症丘疹、水疱、脓疱和小结节，很快中心坏死，形成大小不等的疼痛溃疡，迅速扩大并向深层发展，境界清楚，边缘皮肤呈紫红色和水肿，溃疡周围可出现卫星状排列的紫色丘疹，丘疹破溃后又与中心部溃疡融合，溃疡底部有溢脓，覆有坏死组织和肉芽组织，溃疡中心不断地愈合形成菲薄的萎缩性筛状瘢痕。溃疡又不断地向周边远心性扩展，形成大的崩蚀性溃疡（图 3-43）。

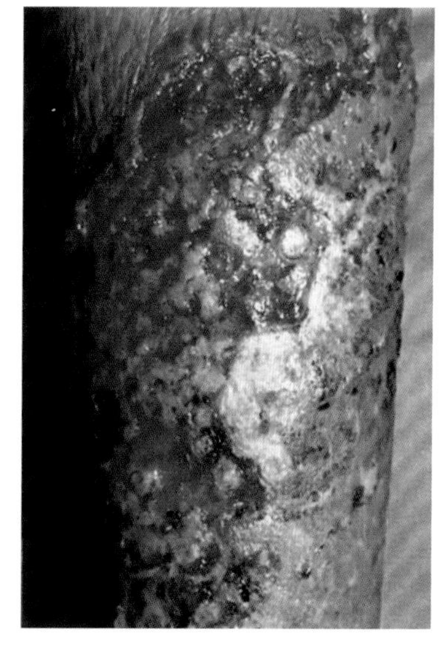

图 3-43 腿部崩蚀性溃疡

皮损可单发或多发，散在或群聚，好发于下肢、臀部、躯干，也可累及上肢、面、颈、阴囊、女阴、颊黏膜、舌和外耳道等，也可发生在创伤部位。

皮损有剧烈的疼痛和压痛，有时疼痛可能是出现皮损的先兆，预示病情即将加重，疼痛消失先于其他症状的改善，说明治疗开始有效。病程急剧者溃疡在数日内迅速扩大，轻型的病例溃疡在数周至数月逐渐扩展。

本病常伴有发热、不适、肌痛等症状，50%~70% 患者在发病前、发病同时或发病后出现相关疾病，最常见的是炎症性肠病，包括溃疡性结肠炎、克罗恩（Crohn）病，占 20%~30%。1/3 的患者伴有轻重不等的关节症状，从关节疼痛至进行性畸形性关节炎。本病可复发，从数月至数十年。服用碘化钾可引起病情加重，有的患者碘化钾斑贴试验阳性。

本病有 4 种临床亚型：

1. 溃疡型　有溃疡和潜行性边缘，是从病损周围红晕上的炎性丘疹脓疱发展而来，也可继发于损伤引起的同形反应，数天后扩大开始形成溃疡，常初发于下肢或躯干，也可发生于任何部位。常合并其他的疾病为血清阴性关节炎、炎性肠病性关节炎、类风湿关节炎、IgA

单克隆丙种球蛋白血症，高达 15%。

2. 脓疱型　此型常发生于炎症性肠病的急性加重期，当炎症性肠病被控制后消失，也可与增殖性脓性口腔炎、角层下脓疱性皮病和 IgA 丙种球蛋白血症合并存在。发生于正常皮肤上散在的疼痛性脓疱，周围绕以红晕，发生于四肢伸面，可发展成经典的溃疡型。

3. 大疱型　常为迅速发生的浅表性出血性大疱，破坏性比经典型小，病损表浅，疼痛也较轻，具有急性发热性嗜中性皮病的临床和组织病理学表现，为炎症性斑块，可发生表浅性糜烂，但其特点是能发展成溃疡，预后可留有瘢痕。常伴发急性髓性白细胞白血病和骨髓发育不良或骨髓增生异常性疾病，如慢性白细胞白血病。这些皮损好发于上肢，特别是手背，临床表现与浅表大疱型 Sweet 综合征有重叠。

4. 增殖型和浅表肉芽肿型　非疼痛性浅表性筛状溃疡，溃疡底部清洁，常无紫色潜行性边缘，常为位于躯干的单发损害，进展缓慢，损害高起，有肉芽肿性边缘，经一般性治疗可以消退，不伴有任何潜在性系统性疾病。

【组织病理】本病的组织病理为非特异性溃疡并伴有脓肿形成，而本病根据皮损的类型、位置、病期以及治疗等因素，可有不同的表现，典型的表现为损害中央的表皮和真皮坏死性溃疡，其附近有致密的炎性细胞浸润，其外有混合的炎细胞和慢性炎细胞浸润。每种临床亚型有其相应的表现，Carlson 将此病归类于小静脉的血管炎。

溃疡型：真皮有大量的中性粒细胞浸润，伴中性粒细胞脓肿的形成（图 3-44），因此在 Rook 一书中将 PG 分类于嗜中性皮病类疾病。

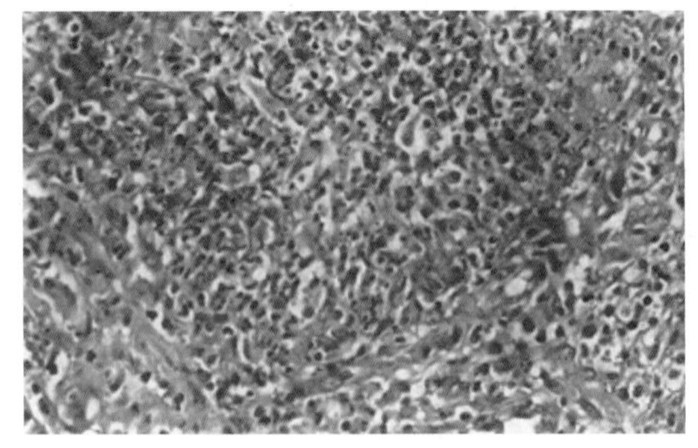

图 3-44　中性粒细胞的脓肿

口缘或造口周围 PG：此型是对用具和某些刺激引起的创伤的过敏反应，最常见的是由活动性炎症性肠病（IBD）的回肠造口术引起。

脓疱型：此型常发生在 IBD 的急性发作期，有孤立的痛性脓疱，围绕以红晕发生在正常皮肤上，这些脓疱散在于肢体的伸侧。应与肠伴发皮炎 - 关节炎综合征、角层下脓疱性皮病等鉴别。

大疱型：常在臂部发生伴表皮内出血性表浅水疱形成，常有 Sweet 综合征的临床和病理表现，但有 PG 典型的溃疡和瘢痕。

增殖型：伴有周围栅栏状组织细胞和巨细胞的肉芽肿性炎症。

表浅性肉芽肿型：其特征性的病理表现为真皮浅层有炎症细胞浸润带，局灶性无菌性脓肿周围围绕着肉芽肿性炎症区，并以环绕的淋巴细胞和浆细胞为界。常见出血，并可有明显的嗜酸性粒细胞浸润，邻近组织可形成瘢痕，常可看见棘层肥厚和假性上皮瘤样增生。此种病例大多可见异物，如淀粉、缝线、头发和植物等。要注意，并非所有的伴有肉芽肿性炎症的坏疽性脓皮病仅局限于真皮浅层，有些病例可累及真皮深层甚至皮下组织。

Elder（2015）提出曾有报道推测血管炎可能是坏疽性脓皮病的发病原因，在充分发展的损害中可见到局灶的血管炎，好像是继发于炎症的过程，而脓疱性血管炎是存在的。

虽然有报道本病有白细胞碎裂性血管炎和淋巴细胞性血管炎的发生，该作者认为在所见到的任何血管炎一般都位于溃疡底部或紧邻的组织，因此考虑血管炎很可能是一种结果，而非为病因。

【诊断与鉴别诊断】本病的病因、实验室检查和病理表现无特异性，因此诊断为排除性诊断，根据炎性丘疹、脓疱和潜行性溃疡、剧烈疼痛、好发部位及全身症状等临床症状，可诊断。应与其他疾病进行鉴别诊断：

1. 对早期非溃疡性损害（丘疹、脓疱、结节及斑块）要进行鉴别的有，细菌、真菌或病毒引起的毛囊炎，蜂窝织炎或蜂窝织炎样皮损（细菌、分枝杆菌或真菌），昆虫叮咬的反应，皮肤T细胞淋巴瘤和B细胞淋巴瘤，卤族药物皮炎（碘疹或溴疹），脂膜炎（炎症性、感染性、代谢性或肿瘤性），皮肤型结节性多动脉炎，Sweet综合征，白塞综合征，肠病性相关性疾病关节炎综合征。

2. 对晚期溃疡性或增殖性损害要进行鉴别的疾病有：

(1) 感染：链球菌感染性坏疽，臁疮性坏疽，梅毒树胶肿性溃疡，深部真菌病（芽生菌病、球孢子菌病副球孢子菌病、着色真菌病），典型和非典型分枝杆菌感染，寄生虫感染（如利什曼病，阿米巴病，血吸虫病）。

(2) 血管病变：静脉高压产生的皮肤溃疡，动脉功能不全，无菌性栓子，血红蛋白病，继发于高凝状态的血栓病。

(3) 血管炎：皮肤型结节性多动脉炎，显微镜下多动脉炎，肉芽肿性血管炎（韦氏肉芽肿病、Churg-Strauss综合征、颞动脉炎），自身免疫性结缔组织病（系统性红斑狼疮、类风湿关节炎）和白塞综合征。

(4) 恶性疾病：鳞状细胞癌、基底细胞癌，皮肤T细胞淋巴瘤、B细胞淋巴瘤。

(5) 其他：隐斜蛛叮咬，类脂质渐进性坏死，增殖性天疱疮，芽生菌病样脓皮病，人工脓皮病等。

要与以上疾病进行鉴别诊断，皮损活检组织应作细菌、分枝杆菌、真菌的特殊染色和培养，以排除此类疾病，要做梅毒血清学检验和抗心磷脂抗体的检测，因为梅毒肉芽肿性溃疡和抗心磷脂抗体综合征与溃疡型或增殖型坏疽性脓皮病症状相似。

【治疗】本病为一种复发性坏死性溃疡性皮肤病，常与炎症性肠病、关节病、血液病并发，而且有不同的类型，因此治疗前先对患者作全面的检查，一旦发现有其他的内在疾患，应积极进行治疗，同时要评估患者的具体情况，对轻、中、重的患者分别具体化的处理。

1. 对中度重型患者的系统用药首选四联疗法，即糖皮质激素（GC）、雷公藤多苷、四环素和氨苯砜。根据作者的经验最有效的具体治疗为四联疗方法如下：

(1) 糖皮质激素：一般用复方倍他米松针剂 ×1，肌内注射，或用曲安奈德注射液50mg×1，肌内注射，然后用曲安西龙或甲泼尼龙12mg/d，一旦病情明显改善，可逐渐减药；

(2) 雷公藤多苷：20mg，每天3次，两周后可递减为20mg，每天2次。根据病情的改善，再递减至停药；

(3) 四环素：250mg，每天3次根据病情逐渐减量；

(4) 氨苯砜：25mg，每天2~3次根据病情逐渐减量。

2. 对重度严重的皮损面积大的患者用药

(1) 在用四联疗法之外，如氨甲蝶呤对伴有关节炎或炎症性肠病的患者有效。也可选用环磷酰胺50mg，每天3次或苯丁酸氮芥（chlorambucil）0.1~0.2mg/(kg·d)，1次或分次服用。

出现骨髓抑制可减至 0.1mg/(kg·d),维持量为 2mg/d,不宜长期服用。对顽固性病例可加用氯法齐明 100mg,每天 3 次或每天 4 次。此药具有抗炎和免疫抑制作用,而且此药还有阻止中性粒细胞释放溶酶体酶,使血管免受损伤。一般用药 2~3 个月。

(2) 对用四联疗法联合免疫抑制剂治疗仍然无效的重度严重病例,可选加环孢素[C-yA 4~5mg/(kg·d)],有报道一般用药 2 周后可获得缓解。Wilson 等用 CyA 4mg/(kg·d)治疗 1 例 60 岁女性患者,间断治疗 2 年收到良效。

(3) 对以上的治疗均无效时,可加用免疫球蛋白冲击疗法,一般用量为 400mg/(kg·d),静脉点滴,每月连续 5 天。

3. 其他的疗法　Richardson 用碘化钾 300mg,每天 3 次治疗 1 例,2 周后皮损改善,4 个月皮损痊愈。目前 James 提出用环孢素和英夫利昔单抗治疗可较快治愈 PG,是 PG 首选的免疫抑制剂,这些药对 PG 的皮损常常具有显著的疗效。对糖皮质激素反应差的一些病例。用环孢素治疗的开始剂量为 5mg/(kg·d),对大多数病例是有效的。如果无效,剂量可增至 10mg/(kg·d)。英夫利昔单抗可隔几周给予静脉注射 1 次,剂量为 5mg/d。对极严重的发展迅速的病例应早期给予环孢素和英夫利昔单抗治疗,以控制病情,依那西普、阿达木、阿法赛特也可使用。李芸等用英夫利昔单抗治疗 1 例坏疽性脓皮病伴溃疡性结肠炎(全结肠型),其治疗方法为 2014 年 5 月 19 日、6 月 3 日、7 月 1 日、9 月 17 日 4 次予以静脉注射英夫利昔单抗 200mg,继续口服柳氮磺吡啶 1g/d,治疗 4 次后溃疡愈合,之后每 2 个月静注此药 1 次,症状完全消失。

【局部外用治疗】

1. 先用生理盐水或过氧化氢溶液或 1∶8 000 的高锰酸钾溶液等温和的溶液清洗创面,然后外用 1% 金霉素软膏或 0.5% 呋喃西林软膏,外层以亲水胶质敷包,每天 2 次,保持局部清洁和湿润的状态。

2. 清创后外用复方曲安奈德乳膏(派瑞松)或复方咪康唑软膏,每天 2 次,对小面积的溃疡有效。

3. 溃疡面积大的局部可外用 CyA 35mg 加等渗的盐水分 2 次作皮损内注射,有一定的疗效。

4. 外用 1%~2% 色甘酸钠水溶液湿敷,每天 1 次,每次 1 小时,可加速创面的愈合。Schuppe 等外用 0.5% 他克莫司溶液,治疗例 2 周起效,Reich 等外用 0.1% 他克莫司软膏,每天 2 次,治疗早期的溃疡,3 周后治愈。

5. 对无菌的不容易愈合的皮损,可外用重组人表皮生长因子衍生物,每天 2 次,可促进愈合。

参考文献

[1] BRUNSTING A L, GOECKERMAN W H, O'LEARY P A. Pyoderma gangrenosum: clinical and experimental observation in five cases occurring in adults [J]. Arch Dermatol Syphiol, 1930, 22(4): 655-680.

[2] VON DON DRIESCH P. Pyoderma gangrenosum: a report of 44 cases with follow-up [J]. Br J Dermatol, 1997, 137(6): 1000-1005.

[3] BURNS T, BREATHNACH S, COX N, et al. Rook'Textbook of Dermatology [M]. 8th ed. Wiley Blackwell, 2010: 50-66.

[4] PATTERSON J W. Weedon's Skin Pathology [M]. 4th ed. US:Elsevier:2016:267-269.
[5] CARLSON J A,MIHM M C,LEBOIT P E. Cutaneous lymphocytic vasculitis:a definition,a review and a proposed classification [J]. Semin Diagn Pathol,1996,13(1):72-90.
[6] GRIFFITHS C,BARKER J,BLEIKER,et al. Rook's Textbook of Dermatology [M]. 9th ed. Wiley Blackwell, 2-016:49.1-49.5.
[7] ELDER D E. Lever's Histopathology of the Skin [M]. 11th ed. New York:LWW,2015:262-263.
[8] PARK H J,KIM Y C,CINN Y W. et al. Granulomatous pyoderma gangrenosum:two unusual cases showing necrotizing granulomatous inflammation [J]. Clin Exp Dermatol,2000,25(8):617-620.
[9] BENNETT M L,JACKSON J M,JORIZZO J L,et al. Pyoderma gangrenosum:a comparison of typical and atypical forms with an emphasis on time to remission. case review of 86 patients from two institutions [J]. Medicine(Baltimore),2000,79(1):27-46.
[10] 靳培英 . 皮肤科合理用药问答[M]. 北京:人民卫生出版社,2010:369-374.
[11] WILSON D M,JOHN G R,CALLEN J P. Peripheral ulcerative keratitis-an extracutaneous neutrophilic disorder:report of a patient with rheumatoid arthritis,pustular vasculitis. pyoderma gangrenosum,and Sweet's syndrome with an excellent response to cyclosporine therapy [J].J Am Acad Dermatol,1999,40(2 pt 2):331-334.
[12] RICHARDSON J B. Pyoderma gangrenosum treated successfully with potassium iodide [J]. J Am Acad Dermatol,1993,28(6):1005-1007.
[13] JAMES W D,BERGER T G,ELSTON D M,et al. Andrews'Diseases of the Skin [M]. 12th ed. Elsevier, 2016:143-144.
[14] 李芸,曾跃平,孙秋宁 . 英夫利西单抗治疗坏疽性脓皮病伴溃疡性结肠炎 1 例[J]. 中华皮肤科杂志, 2015,48(7):510-511.
[15] SCHYPPE H C,HOMEY B,ASMANN T,et al. Topical tacrolimus for pyoderma gangrenosum [J]. Lancet, 1998,351(9105):352.

天青杀素 -ANCA 阳性的坏疽性脓皮病

(pyoderma gangrenosum, polyarthritis and lung cysts with novel antineutrophil cytoplasmic antibodies to azurocidin)

Grattan 等(1998)报道 1 例 28 岁女性患者表现为急性发热、不适、多关节炎、舌部出血性损害,并在下肢皮肤上有大疱至溃疡性坏疽性脓皮病多发性损害和肺囊肿,当时检查血清中有一种新的针对天青杀素的 ANCA 抗体。以后在踝部出现类似于芽生菌样脓皮病,患者血清中还有针对杀菌 / 渗透增加蛋白的自身抗体,从杀菌 / 渗透增加蛋白中分离出天青杀素。与其他的水解蛋白酶(PR3)、髓过氧化物酶(MPO)和组织蛋白酶 G 不同,天青杀素 -ANCA 和杀菌 / 渗透增加蛋白 -ANCA 可干扰天青杀素和杀菌 / 渗透增加蛋白抗菌的活性,因此降低了天然免疫功能,在系统性血管炎和皮肤型血管炎中均可查出针对天青杀素 -ANCA。

参考文献

[1] GRATTAN C E,MCCANN B G,LOCKWOOD C M. Pyoderma gangrenosum,polyarthritis and lung cysts with novel antineutrophil cytoplasmic antibodies to azurocidin [J]. Br J Dermatol,1998, 139(2):352-353.

（二）大、中、小血管

白塞综合征

(Behçet syndrom)

【定义】白塞综合征是一种不明原因累及全身多系统的炎症性疾病，它的特征性表现为口腔和外生殖器溃疡及眼睛，皮肤受累、关节炎、中枢神经系统（CNS）症状和血管病。由于侵犯的系统较多，对于本病的反应型（血管炎或不是）以及浸润的细胞（中性粒细胞、淋巴细胞或炎症浸润少）不一致，从而对本病特征性的评估是有争议的，即无特征性的实验室诊断技术，因此对本病血管炎的分类，有些作者认为确定诊断主要是依靠临床表现。白塞综合征在丝绸之路沿线的发病率高，与 HLA-B51 有相关性。其特征性的皮肤表现为脓疱、毛囊炎、结节性红斑、Sweet 样损害、坏疽性脓皮病样损害、针刺反应等，需注意眼睛受累后，致盲的危险性较高，CNS 受累、血管病和胃肠道穿孔可导致患者死亡。

白塞综合征的临床和病理表现多样化，病理上可以表现为中性粒细胞性皮病损害、白细胞碎裂性血管炎、淋巴细胞性血管炎、血栓性血管损害等，最常见的痤疮毛囊炎皮肤表现可以见到肉芽肿样病理改变，本书将该病暂时放在肉芽肿性血管炎一节。

【流行病学】白塞综合征在丝绸之路沿路发病率高，在土耳其，每 10 万人中患病者大约为 80~370 例；在东亚地区，其发病率大约为土耳其的 1/10，日本的发病率为 10/100 000；在美国的发病率为 0.12/100 000 相当于土耳其的 1/1 000，而在欧洲和北美患病率为 1/500 000。此病好发于男性，各年龄段均可能被累及，但发病高峰的年龄段为 30~40 岁之间。

【病因】

1. 遗传因素　在丝绸之路沿线白塞综合征与 HLAB51 的相关性很强，尤其与基因型 B*5101 和 B*5108 的相关性最强，支持 B51 基因型可能与白塞综合征的发病有关，然而，有些学者认为 B51 本身并不是疾病的病因性基因型，只是它的座位可能与导致白塞综合征发病的病因性基因很近。在美国的散发病例中，白塞综合征与 HLAB51 的相关性并不强。其它的基因异常有 ICAM-1 多态性等，由它负责转录、合成的蛋白可能参与了白塞综合征的免疫反应过程。

2. 环境因素　生长在德国的土耳其人，其白塞综合征的发病率下降；生活在美国的中国台湾人，白塞综合征的发病率也非常低，这种现象就提示了环境因素可能参与了白塞综合征发病的过程。

3. 感染因素　在超抗原的研究方面，学者们研究了单纯疱疹病毒Ⅰ、链球菌、细小病毒属、幽门螺旋杆菌、肝炎病毒，尚无直接证据表明这些微生物与白塞综合征的发生有关系。有研究发现，在实验中，某种热休克蛋白可使啮齿动物患葡萄膜炎，HLAB51 蛋白的某些片段与视网膜的 S 抗原存在交叉反应性。

4. 免疫因素　无论发病的起始因素如何，免疫机制参与了疾病的发病过程，一个最有利的证据是针刺反应现象的发生，用无菌性针头刺入皮肤后，可使多形核白细胞在被刺皮肤的局部聚集，并发生脓疱。在疾病的活动期，多形核白细胞在患者皮损的局部亦有聚集，这个过程在白塞综合征的发病过程中是继发的还是始发环节还不清楚。在白塞综合征中，主要是以 Th1 细胞为主的免疫反应，在患者的血清中 IL-12 和 IL-8 水平升高，这与本病的活动性相关。近期研究认为本病主要与发生异常的免疫应答有关，现认为热休克蛋白可能在发病机制上起重要作用。

【临床症状】白塞综合征是一个主要累及口腔、外生殖器、皮肤、眼睛、关节、中枢神经系统和血管等的疾病。

1. 口腔损害　白塞综合征中最有特征性的皮损表现为口腔溃疡，经常是患者的首发症状（70%~99%），溃疡的形状与阿弗他口腔炎相似，但其累积的黏膜面积更加广泛，并且更易复发。受累最常见部位为唇、舌、颊黏膜，皮损也可发生于牙龈、腭、喉黏膜等部位，在患者的急性发病期可影响进食。

2. 外生殖器损害　可多发或单发，大部分患者在整个病程中都曾有过外阴受累的经历，皮损好发于阴囊和女阴处，也可发生于阴茎、肛周和阴道中，炎症明显、较深的溃疡会遗留瘢痕。

3. 皮肤损害　最具有特征和诊断意义的是针刺反应现象，这个现象只出现在其他很少的疾病中，如坏疽性脓皮病和 Sweet 病。

其具体的操作过程如下：将无菌性针头刺入患者的前臂，24 小时后，若在注射的局部出现直径大于 2mm 的脓疱即认为是阳性反应。针刺反应在 1/4~2/3 白塞综合征患者中可能是阴性，另外，如前所述，它也可出现在少数其他疾病中，故针刺反应阳性虽能提示白塞综合征可能，但仅凭针刺反应阳性不能诊断白塞综合征，阴性也不能完全排除白塞综合征，还要有其他临床表现的支持。白塞综合征的皮肤表现在病理上是以中性粒细胞浸润为主的血管炎，在临床中表现为脓疱性血管炎、可触及紫癜、Sweet 病样损害、坏疽性脓皮病样损害和结节性红斑样损害等（图 3-45）。此外 Yokotar 曾描写此病与系统性硬皮病并发。

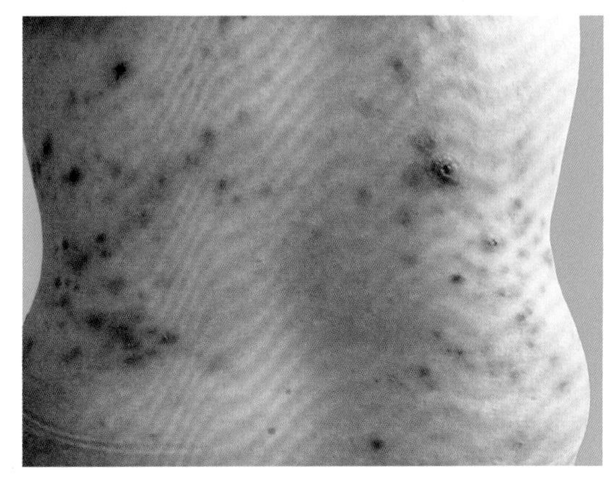

图 3-45　背部紫癜和结节性红斑样损害

4. 眼部病变　眼睛受累的症状偶尔是患者就诊的首要症状。眼部的症状经常反复，且发病很突然，在发作之前很少有其他预示的体征和症状，最常见的眼部症状是前房葡萄膜炎，可伴有或不伴有眼前房积脓。后房受累的情况也可见到，最严重的是视网膜血管炎导致的视敏度下降，甚至失明。眼睛受累的其他表现还有视神经萎缩、玻璃体出血、青光眼、视网膜剥脱等，眼睛受累发生于 1/2~3/4 的患者中。

5. 关节损害　发生于约 1/2 患者中，表现为单关节炎和非对称性关节炎，最常受累的关节是膝关节、腕关节、踝关节和肘关节，可红肿和疼痛，关节破坏的情况很少发生。

6. 中枢神经系统损害　发生于 1/10~1/5 患者中，无菌性脑膜炎和无菌性脑膜脑炎可发生于疾病的早期，也可发生于发病后数年。对伴发中枢神经系统症状的 200 例白塞综合征患者分类后行统计学分析，162 例患者是脑实质受累，其中半数患者是脑干受累，其他的有锥体、大脑半球、脊髓受累，这些患者的临床表现有偏瘫、锥体征、行为改变和括约肌功能失调等，剩余 38 例患者由于硬膜窦栓塞导致颅内压升高。在 200 例患者中，1/5 患者神经受累是隐匿的，在 30% 患者中，受累患者最终变得痴呆。白塞综合征神经受累的通常表现为认知能力下降、记忆功能下降、接受和贮存信息的能力下降、淡漠、注意力不能集中，其神经精神受累的恶化是隐匿的，发现病变的方式大多是通过客观的检查，如 CT、磁共振。

7. 血管损害　可表现为动脉血栓、静脉血栓和动脉瘤，以上几种情况均可致组织的栓塞和出血，有引起组织功能衰竭的潜在危险。心脏的表现有：冠状动脉炎、心内膜炎、心肌炎、心包炎和瓣膜疾病。肾脏受累表现为：肾静脉血栓、肾病综合征和增殖性肾小球肾炎。肺脏受累表现为：血栓、动脉瘤和咯血。肝脏静脉受累可导致 Budd-Chiari 综合征。

8. 其他　附睾炎的发生率较低，但在德国进行的一项研究中提示，1/3 患者有附睾受累的情况。当患者发生消化道溃疡时，诊断和鉴别诊断就变得困难，因为这时必须排除其他炎症性肠病的可能性。MAGIC 综合征，是一种少见的白塞综合征和软骨炎的重叠病症，主要的症状有：口腔和外生殖器溃疡、关节炎、眼病和软骨炎，将其命名为 MAGIC（mouth and genital ulcers with inflamed cartilage）综合征。

【组织病理】本病的组织病理比较缺乏特异性，一般本病的诊断主要依靠临床的症状，但 50% 的本病患者有血管炎的表现。主要认为本病是系统性血管炎，它可以侵犯任何大小的脉管和器官，个别的损害可有血管病 / 血管炎或血栓形成性病因。按一般的规律，血栓性或动脉瘤常累及较大的脉管。黏膜和某些皮肤损害常表现嗜中性血管反应，而不是真正的血管炎但白细胞碎裂性血管炎也有发生。

本病的病理变化主要有三个类型：

1. 血管

(1) 有或没有血栓形成、坏死或纤维蛋白样变性的淋巴细胞性或肉芽肿性血管炎；

(2) 少数浸润细胞形成血栓的血管病变；

(3) 嗜中性血管反应可累及毛细血管及任何大小的动脉和静脉，包括白细胞碎裂性血管炎和 Sweet 综合征样反应。

2. 血管外（有或无血管病变）　真皮和 / 或脂膜的单一核细胞或中性粒细胞炎症或组织细胞性的脂膜炎；

3. 痤疮样损害　表现为化脓性或化脓性混合肉芽肿性毛囊炎。此外，肢端的紫癜性丘疹结节的损害，其病理表现为淋巴细胞的界面和血管周围的浸润。口腔或生殖器的阿弗他溃疡，其病理表现为坏死性中心致密的中性粒细胞浸润，在黏膜下为致密的淋巴细胞浸润。对痤疮样损害的争论，其他作者曾描述脓疱不是毛囊性，代表嗜中性脓疱性血管炎，非毛囊性丘疹脓疱性损害对诊断是有用的，其病理往往示以白细胞碎裂性血管炎（有时单有中性粒细胞的浸润没有血管炎，偶有淋巴细胞血管炎），直接免疫荧光检查可见 IgM 沉积在脉管壁。

【诊断】白塞综合征的诊断是一种临床诊断，没有特征性的实验室检查，但组织病理和免疫病理的结果有利于鉴别诊断。国际白塞综合征研究组暂定了该病的诊断标准，见表 3-5。所有患者应该有复发性口腔溃疡加两项或多项其他表现：复发性外生殖器溃疡、眼损害、皮肤损害和针刺反应阳性等，同时还应排除其他疾病可能性，如疱疹、炎症性肠病、红斑狼疮和 Reiter 综合征等。

【鉴别诊断】复发性阿弗他口腔炎、HIV 相关阿弗他、单纯疱疹和自身免疫性大疱病，

表 3-5　白塞综合征的诊断标准

标准	描述
复发性口腔溃疡	在 12 个月中至少复发 3 次，表现为阿弗他溃疡或疱疹样溃疡
复发性外生殖器溃疡	复发性的外生殖器溃疡，可遗留瘢痕
眼损害	前房葡萄膜炎、后房葡萄膜炎、玻璃体混浊、视网膜血管炎
皮肤损害	结节性红斑、脓疱样损害、毛囊炎
针刺反应	针刺后 24~48h 观察结果，若出现脓疱或毛囊炎则为阳性反应

如寻常性天疱疮、糜烂性扁平苔藓、多型红斑和 Reiter 综合征等。外生殖器溃疡的鉴别诊断与口腔溃疡相似，但其还包括性传播疾病，如原发性梅毒、类下疳、单纯疱疹等，另外有关炎症性肠病的皮肤表现也要考虑。当患者的临床表现达到了以上标准时，也存在鉴别诊断的问题，如在 Sweet 综合征和坏疽性脓皮病，患者也可出现溃疡、关节炎、针刺反应阳性等，它们与白塞综合征一样，同属于无菌性中性粒细胞皮病的范畴。炎症性肠病也可伴有皮肤黏膜溃疡、关节炎、针刺反应阳性的表现，故在临床中将这三者与白塞综合征做鉴别诊断非常困难，这时就应抓住白塞综合征的主要临床特点，反复发作的口腔和外生殖器溃疡、皮肤的无菌性脓疱（似痤疮的表现），反复论证。在诊断白塞综合征后，要重视起中枢神经系统受累的情况，因为中枢神经系统受累常是隐匿发生，故定期行神经和精神方面的检查是必要的。

【治疗】

1. 局部治疗　对黏膜溃疡的（包括口、眼和阴部）治疗可采用姑息和对症治疗方法，如果溃疡疼痛或影响进食，可外用复方泼尼松软膏或 1% 利多卡因软膏等，同时用碘伏的稀释液清洗口腔，每晚外用 0.1% 他克莫司软膏。对皮肤损害如有脓疱或溃疡可外用莫匹罗星或金霉素软膏。

2. 系统治疗　秋水仙碱（colchicine）0.5mg，每天 2~3 次，治疗患者的口腔溃疡有效。沙利度胺（thalidomide）抑制口腔溃疡也有效，其用量 50~150mg/d，本书作者的经验用量每天不要超过 50~100mg，因其常有头晕等的不良反应，而且也要注意其致畸性。

其他可选择的药物有四环素其用量 250mg，每天 3 次，氨苯砜（dapsone）25~50mg/d，己酮可可碱（pentoxifylline）200~400mg，每天 2 次等。有报道用阿昔洛韦 1 000~1 200mg/d 对治疗口腔和外阴部位溃疡有良效，疗程为 7~10 天。对于大而深的溃疡，伴有明显疼痛症状，严重影响患者生活质量者，可系统用糖皮质激素治疗，可选用曲安西龙或甲泼尼龙，通常用量 8~12mg/d，待症状得到有效控制后，规律性减药。

3. 对于皮肤黏膜以外的症状，有下列治疗方案可供选择：

(1) 糖皮质激素：用于治疗 CNS 症状、动脉炎、视网膜血管炎和血栓性疾病。开始剂量相当于泼尼松 1~1.5mg/（kg·d），病情控制 2 周后逐渐减量，若病情危重，行冲击治疗。

(2) 免疫抑制剂：用于单独使用糖皮质激素不能缓解病情者，需联合用免疫抑制剂者或患者有使用糖皮质激素禁忌证者，以及对严重久治不愈的患者，James 提出用氨甲蝶呤每周 7.5~20mg。其他用较强效的系统性治疗药物，如硫唑嘌呤 1~2mg/（kg·d）、环磷酰胺 8~12mg（kg·周），也可用雷公藤多苷 20mg，每天 3 次，可用于视网膜血管炎、关节炎、中枢神经系统疾病、动脉炎和静脉血栓。

4. 特殊症状的其他治疗方法

(1) 视网膜血管炎还可用环孢素每日 2.5~5mg/kg,分 2 次服用和 α- 干扰素 300 万 ~600 万 U/ 周治疗;

(2) 关节炎可用非甾体抗炎药,如吲哚美辛 25~50mg/d,布洛芬 0.3~0.6g/d,秋水仙碱 0.5~1.5mg/d,α- 干扰素 300 万 ~600 万 U/ 周,柳氮磺吡啶 1.0~2.0g/d;

(3) 胃肠道症状可用柳氮磺吡啶 1.0~2.0g/d 治疗;

(4) 血栓、动脉炎和中枢神经系统损害可用肠溶阿司匹林 25~75mg/d、双嘧达莫 75~150mg/d、华法林、肝素等治疗;

(5) 治疗的方法很多,但疗效不理想,即使经过治疗,具有眼受累的患者中仍有 1/4 患者失明。

【病程和预后】病程是可变的,复发性黏膜溃疡持续数年是常见的,虽经积极的治疗,有些眼部患者仍然失明,CNS 受累、血管病、胃肠道穿孔可致死。

参考文献

[1] ARBESFELD S J,KURBAN A K. Behçet's disease. New perspectives on an enigmatic syndrome [J]. J Am Acad Dermatol,1988,19(5 pt 1):767-779.

[2] Bardak Y. Epidemiologic and clinical features of Behçet's disease [J]. J Rheumatol,2001,28(2):455-456.

[3] AL-OTAIBI L M,PORTER S R,POATE T W. Behçet's disease:a review [J]. J Dent Res,2005,84(3):209-222.

[4] FASSANITO M A,DAMMACCO R,CAFFORIO P,et al. Th1 polarization of the immune response in Behçet's disease:a putative pathogenetic role of IL-12 [J]. Arthritis Rheum,1999,42(9):1967-1974.

[5] STANFORD M R,KASP E,WHISTON R,et al. Heat shock protein peptides reactive in Patients with Behçet's syndrome are uveitogenic in lewis rats [J]. Clin Exp Immunol,1994,97(2):226-231.

[6] YOKOTA K,HIRANO M,AKIBA H,et al. A case of BehÇet's disease with esophageal ulcers complicated with systemic sclerosis,chronic hepatitis C,and pancytopenia [J]. Jpn J Clin Immunol, 2004,27(3):164-170.

[7] CHUN S I,SU W P,LEE S. Histopathologic study of cutaneous lesions Behçet'Syndrome [J]. J Dermatol, 1990,17(6):333-341.

[8] CHEN K,KAWAHARA Y,MIYAKAWA S,et al. Cutaneous vasculitis in Behçet's disease:a clinical and histopathologic study of 20 patients [J]. J Am Acad Dermatol,1997,36(5 pt 1):689-696.

[9] MELIKOGLU M,KURAL-SEYAHI E,TASCILAR K,et al. The unique features of vasculitis in Behçet's syndrome [J]. Clin Rev AllergyImmunol,2008,35(1-2):40-46.

[10] CROWSON A N,MIHM M C,MAGRO C M. Cutaneous vasculitis:a review [J]. J Cutan Pathol,2003,30(3):161-173.

[11] ALPSOY E,UZUN S,AKMAN A,et al. Histological immunofluorescence findings of non-follicular papulopustular lesions in patients with Behçet's diease [J]. J Eur Acad Dermatol Venereol,2003,17(5):521-524.

[12] JAMES W D. BERGER T G,ELSTON D M,et al. Andrews'Diseases of the Skin [M]. 12th ed. Elsevier, 2016:805-806.

[13] EVEREK LIOGLU C. Current concepts in the etiology and treatment of Behcet's disease [J]. Surv Ophthalmol,2005,50(4):297-350.

（三）大、小脉管

结节性红斑
(erythema nodosum, EN)

【同义名】间隔性脂膜炎、游走性结节性红斑（erythema nodosum migrans）和急性慢性结节性红斑（acute and chronic erythema nodosum）。

【定义】本病是脂膜炎中最常见的一种类型，它有两种类型：急性 EN 最常见，慢性 EN 罕见。目前一般认为该病是机体对各种外来抗原刺激发生的迟发型超敏反应。

【流行病学】本病任何年龄均可发病，但大多数在 20~40 岁之间，18~34 岁之间为最高峰。研究发现女性发病率比男性高 3~6 倍，青春期男女发病率相等。绝大多数病例发生在一年的春季，可能在此季节链球菌的感染率高，城市与农村的分布相同。

【病因】

1. 感染因素 引起本病一个最重要的、最常见的病因是细菌感染，特别是上呼吸道链球菌感染，特别在儿童和青年。往往在链球菌感染及咽部发生症状后的 2~3 周左右出现结节性红斑损害，同时伴有抗“O”的升高。其他感染因素有非典型分枝杆菌，在 20 世纪初期成人结节性红斑患者中 90% 的患者有结核病，但现在此种比例还不到 1%。目前最多见的感染为肠道细菌、耶尔森菌、沙门菌和志贺菌，这些感染诱发的病例占三分之一或更多。不常见的感染因素有布鲁氏菌、肺炎衣原体或沙眼衣原体、肺炎支原体、乙型肝炎和组织胞浆菌。少见的感染因素有淋病、脑膜炎球菌败血症、大肠埃希菌、百日咳、梅毒、HIV 感染、猫抓病和芽生菌病等。

2. 药物 另外一个重要的最常见因素是药物，特别是雌激素、口服避孕药，也包括磺胺类药，甲氧苄啶 - 磺胺甲噁唑、芳香酶抑制剂（用于治疗激素受体阳性乳腺癌）、环丙沙星、非那西丁、青霉素（阿莫西林、氨苄西林、羧苄西林、双氯西林、苯唑西林）类药、溴化物、碘化物和米诺环素等。

3. 其他基础病 除了药物，外结节病是结节性红斑的重要病因之一，结节性红斑损害伴血清病样症状和体征以及肺门淋巴结肿大，称为 Löfgren 综合征，即 1 期肺结节病。结节病患者出现结节性红斑，这些患者可表现为易消退的良性过程的结节病。结节性红斑还可以在炎症性肠病活动前或同时出现，其他如白塞综合征、Sweet 综合征、妊娠等。麻风病性结节性红斑是一种不同的疾病，以累及皮肤小血管的血管炎为特征。其他少见的有恶性肿瘤，常见急性髓性白血病、霍奇金淋巴瘤。

【发病机制】此病是多种抗原包括细菌、病毒和化学物质诱发的Ⅳ型超敏反应，变异的抗原刺激可诱发结节性红斑，此病是皮肤对不同诱发因素局限性的反应过程。在此病中查出循环免疫复合物和补体的激活，发展充分的皮肤组织病理提示为Ⅳ型超敏反应的机制，直接免疫病理检查发现免疫球蛋白沉积在皮下脂肪间隔中的脉管周围，但有的作者未能证明患者有循环免疫复合物。而 Callen 提出本病的早期损害中可发现皮下脂肪血管中有免疫反应物（IgG 和 C3）的沉积，此现象支持本病是循环免疫复合物介导的病理机制。Ⅳ型超敏反应在结节性红斑的发病机制中也起重要作用。

早期皮损的组织病理发现，在皮下脂肪结缔组织间隔有中性粒细胞的炎症浸润。晚近研究证明在结节红斑患者血管周围活化的中性粒细胞产生毒性中间氧的百分数比正常个体高 4 倍，而且中间氧的百分数与病情的严重性相关。活性中间氧促进组织的炎症作用，损伤了组织，表明活性中间氧在结节性红斑的发病机制中起重要作用。

伴发结节病的结节性红斑患者产生少量肿瘤坏死因子 -α，这些患者在人类肿瘤坏死因子 -α 基因启动子 308 位的核苷酸（G-A）发生突变，与对照比较，那些有结节性红斑而无结节病的患者与前者有相似的等位基因频率。此结果支持伴发结节病的结节性红斑患者，其发病机制可能是由于基因启动子多态性改变了与肿瘤坏死因子 -α 的产物相关性。相反，其他作者研究前炎细胞因子显示，IL-6 的血清浓度在感染性和非感染性疾病相关的结节性红斑患者均增高，而这些患者与肿瘤坏死因子很少相关。

【临床症状】本病是临床常见的间隔性脂膜炎，发病前常会有非特异性前驱症状，大约持续 1~3 周，表现有发热、全身不适和上呼吸道感染症状，典型的皮损通常位于双侧胫前、踝部和膝部，少数病例的损害更广泛，可侵犯大腿，臂部伸侧，颈部，甚至面部。皮损为非溃疡性皮下结节、红斑，自觉疼痛或压痛。结节表面呈亮红色并稍微高起与皮面，数日内则变平，呈青紫红色、紫色，最后呈黄或深部青肿，其挫伤样颜色的演变是结节性红斑的特点(图 3-46)。很少发生溃疡，痊预后无萎缩也不留瘢痕。结节可融合形成红斑块，结节可能持续 2~6 周，之后可自行消退，无萎缩和瘢痕。可复发。发病的急性期常有 38~39℃发热、疲劳、不适、关节痛、头痛、腹痛、呕吐和咳嗽或腹泻。巩膜损害、结膜炎和角膜或结膜溃烂也可发生，很少有淋巴结病变及其他内脏病变。儿童病程比成人短。少数患者有关节痛，少于一半的患者有发热。有些不同的名称如：游走性结节性红斑，皮下结节性游走性脂膜炎以及慢性结节红斑，从临床和病理尚不足以将这些病分离为结节性红斑变型，它们可能是损害发展的不同阶段病理过程的表现，被大多数作者所共识。

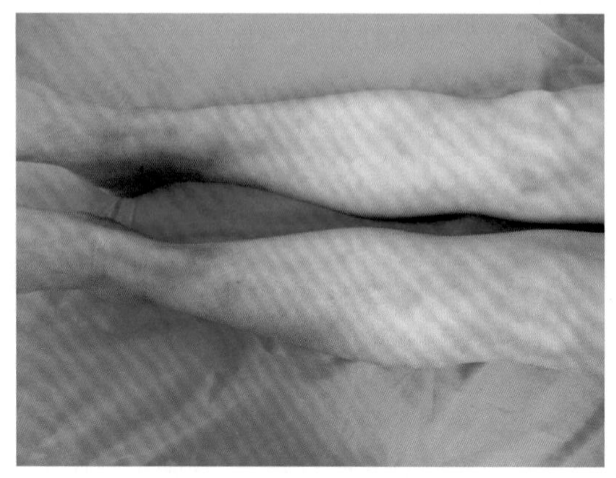

图 3-46　挫伤样颜色的损害

儿童和青年中少见的结节性红斑变型，其特点为皮损仅侵犯掌跖，且往往为单侧，伴有疼痛，其组织病理表现与典型的结节性红斑相似。

【组织病理】病理表现为不伴有血管炎的间隔型脂膜炎，皮下脂肪间隔结缔组织增厚及淋巴细胞浸润伸向脂肪小叶间隔周围区域，也有些脂肪小叶区域的炎症浸润比在间隔更明显，因为脂肪小叶周围和个体脂肪细胞之间由炎细胞侵入形成花边样，这一过程表现为小叶性脂膜炎，不过与之相反的是没有小叶性脂膜炎的小叶中心脂肪细胞坏死。早期损害在真皮表浅和深部血管周围有淋巴细胞的浸润，在间隔中由水肿、出血和中性粒细胞组成的炎症浸润，造成间隔增厚。晚期损害主要示以间隔的脂膜炎，在皮下结缔组织间隔中，由淋巴细胞、组织细胞和多核巨噬细胞形成肉芽组织以及进一步发展成纤维化并被肉芽肿所代替，脂肪小叶完全消失。少数病例早期损害也有明显的嗜酸性粒细胞浸润。

结节性红斑组织病理的特点是由小的界限清楚的小组织细胞聚集围绕一个中心裂口形

成所谓 Miescher 放射状肉芽肿，中心裂口的性质不清楚，但此肉芽肿存在于结节性红斑发展的任何阶段，所以此肉芽肿应该被作为特异诊断进行探索（图 3-47A、B）。

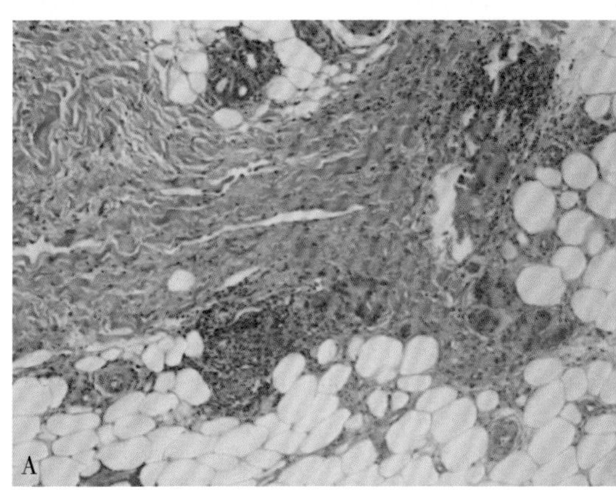

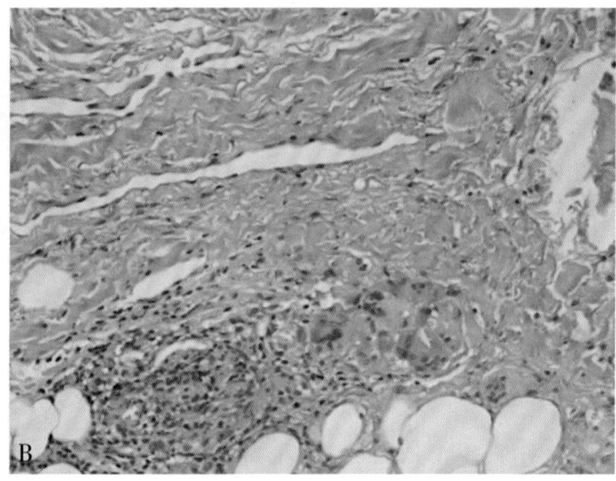

图 3-47 A、B 是由小的界限清楚的并由小组织细胞聚集围绕一个中心的裂口形成的所谓 Miescher 放射状肉芽肿

晚近免疫组织化学的研究证明中心裂口代表髓过氧化物酶，提示髓细胞存在 Miescher 肉芽肿形成的任何阶段。髓过氧化物酶在所谓“组织细胞样 Sweet 综合征”中有免疫表达，事实上是不成熟的髓细胞，提示结节性红斑与 Sweet 综合征两病之间有联系。

本病的定义上，血管炎并不是结节性红斑主要的病理变化，但是轻度血管损伤以及血栓性静脉炎被认为还是常见的，不过也有少数的报道存在血管炎，偶尔在皮下脂肪间隔中可以见到白细胞碎裂性血管炎的特点，但此时本病真皮上部存在白细胞碎裂性血管炎的常见表现却不明显，很多白塞综合征也出现结节性红斑样发疹，其病理所见为小叶性脂膜炎，也常见伴有白细胞碎裂性和淋巴细胞性血管炎。

【实验室检查】血常规中白细胞总数正常或轻度升高，血沉往往很高，皮损消退时则恢复正常，在儿童血沉与其皮损数目多少有明显的相关性。类风湿因子常为阴性，球蛋白 -α_2 有暂时的升高，伴有咽部链球菌感染时抗链球菌溶血素 O 滴度升高。结核菌素试验在结节病伴发结节性红斑的患者中往往为阴性，胸片证明有双侧淋巴结病及发热的结节性红斑，则为 Löfgren 综合征，其中大多数病例为良性急性肺部结节病。

【治疗】首先要停用一切可疑药物，应当卧床休息，抬高患肢。对已证实的感染性疾病要进行针对性治疗，如上呼吸道感染可用罗红霉素 0.15，每天 2 次或克拉霉素 0.25，每天 2 次。对其他的基础疾病，如对继发于白塞综合征的结节性红斑可用秋水仙碱 0.5mg，每天 2~3 次治疗有效，此外可用非甾体抗炎药（NSAIDs），如吲哚美辛（indomethacin）25mg，每天 2 次或萘普生（naproxen）500mg/d，有助于止痛和康复。

此外本书作者一般对急性期较重者除了针对其可疑的疾病治疗外，可系统应用糖皮质激素，如复方倍他米松注射液 1 支，深部肌内注射 1 次，或曲安奈德注射液 50mg 肌内注射 1 次，同时口服曲安西龙 4~8mg，1 次 / 晨或口服甲泼尼龙 4~8mg，1 次 / 晨，消退后逐渐减口服药。

谢意杰等用泼尼松 15mg/ 晨，3~4 周后减至 10mg/ 晨，5~6 周减至 10mg/ 隔日作对照组，治疗组在对照组的基础上联合口服秋水仙碱 0.5mg，每天 1 次，（该组同时也配合有基础病的治疗）结果治疗组疗效明显优于对照组，差异有统计学意义。

对皮损持续不退者，成人可用 10% 碘化钾溶液 10ml，每天 3 次，此药可能通过抑制细胞免疫和中性粒细胞趋化作用，以及抑制中性粒细胞产生活性氧中间产物而发挥治疗作用。其不良反应有黏膜炎、头痛，长期用可发生甲状腺功能亢进，妊娠期要禁忌，因其可使胎儿产生甲状腺肿大。其他治疗包括如羟氯喹 100mg，每天 2 次，沙利度胺 25mg，每天 2 次。

【预后】大多数病例 3~4 周消失，严重者需要 6 周，但常复发，特别是原发性结节性红斑，也可有少见的并发症，如在急性结节性红斑发作时伴发眼球后的视神经炎，此外也有结节性红斑的慢性丙型肝炎患者同时伴发多形性红斑和扁平苔藓，与病毒复制的反应相一致。

参考文献

[1] BRAVERMAN I M. Protective effects of erythema nodosum coccidioidomycosis [J]. Lancet, 1999, 353(9148): 168.

[2] WHITE J M. Erythema nodosum [J]. Dermatol Clin, 1985, 3 (1): 119-127.

[3] BOLOGNIA J L, JORIZZO J L, SCHAFFER J V. Dermatology [M]. 2nd ed. Elsevier, 2011: 1859-1861.

[4] GARCIA-PORRUA C, GONZALEZ-GAY M A. Vazquez-Caruncho M, et al. Erythema nodosum etiologic and predictive factor in defined population [J]. Arthritis Rheum, 2000, 43 (3): 584-592.

[5] BRIDGESTONE A J, GRAZIANO F M, CALHOUNW, et al. Hyperpigmentation, neutrophilic alveolitis and erythema nodosum resulting from minocycline [J]. J Am Acad Dermatol, 1990, 22 (5 pt 2): 959-962.

[6] CALLEN J P, JORIZZO J L, BOLOGNIA J L. 内科疾病的皮肤表现[M]. 4 版 . 方红，乔建军，译 . 北京：人民卫生出版社，2012：60-63.

[7] KUNZ M, BEUTEL S, BROCKER E. Leucocyte activation in erythema nodosum [J]. Clin Exp Dermatol, 1999, 24 (5): 396-401.

[8] LABUNSKI S, POSERN G, LUDWIG S, et al. Tumour necrosis factor-alpha promoter polymorphism in erythema nodosum [J]. Acta Derm Venereol, 2001, 81 (1): 18-21.

[9] KAKOUROU T, DROSATOU P, PSYCHOU F, et al. Erythema nodosum in children: a prospective study [J].J Am Acad Dermatol, 2001, 44 (1): 17-21.

[10] LEBOIT P E. From Sweet to Miescher and back again [J]. Am J Dermatopathol, 2006, 28 (4): 381-383.

[11] REQUENA L, KUTZNER H, PALMEDO G, et al. Histiocytoid Sweet syndrome a dermal infiltration of immature neutrophilic granulocytes [J]. Arch Dermatol, 2005, 141 (7): 834-842.

[12] WINKELMANN R K, FÖRSTRÖM L. New observations in the histopathology of erythema nodosum [J]. J Invest Dermatol, 1975, 65 (5): 441-449.

[13] WHITTON T, SMITH A G. Erythema nodosum secondary to meningococcal septicaemia [J]. Clin Exp Dermatol, 1999, 24 (2): 97-98.

[14] KIM B, LEBOIT P E. Histopathologic features of erythema nodosum-like lesions in Behçet disease: a comparison with erythema nodosum focusing on the role of vasculitis [J]. Am J Dermatopathol, 2000, 22 (5): 379-390.

[15] 谢意杰，陈广雄，王迎林，等 . 秋水仙碱联合小剂量泼尼松治疗结节性红斑的疗效观察[J]. 临床皮肤科杂志，2015，44 (3)：189-190.

[16] HORION T, IMAMURA S, DANNO K, et al. Potassium iodide in the treatment of erythema nodosum and nodular vasculitis [J]. Arch Dermatol, 1981, 117 (1): 29-31.

[17] HABIF T P. Clinical Dermatology. A Color Guide to Diagnosis and Therapy [M]. 6th ed. Elsevier, 2016: 723-725.

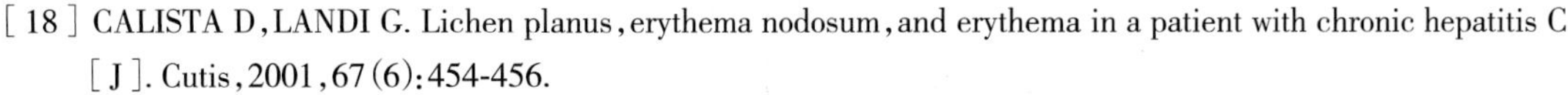

[18] CALISTA D, LANDI G. Lichen planus, erythema nodosum, and erythema in a patient with chronic hepatitis C [J]. Cutis, 2001, 67(6): 454-456.

皮肤外嗜中性皮病
(extracutaneous neutrophilic dermatosis)

【同义名】伴有胃肠道和肝胆疾病的嗜中性皮病(neutrophilic dermatosis associated with gastrointestinal and hepatobiliary)。

【定义】本病与Sweet综合征的一些系统症状如发热、不适、肌痛、关节痛、结膜炎和巩膜炎是不同的。皮肤外嗜中性皮病是指主要伴发一些系统性疾病,例如,肺部的炎症性支气管炎,结肠炎,肝大、转氨酶升高,脾大,肾脏、蛋白尿、血尿,肌痛、肌炎,筋膜炎,肌腱炎(在Sweet综合征中的症状),骨炎、关节炎,神经系统、主要是脑膜脑炎、多发神经病变,眼结膜炎、视网膜性血管炎、虹膜炎(非特异性)、溃疡性角膜炎,嗜中性脂膜炎,皮下Sweet病等。

【发病机制】本病少数患者血清中有循环免疫复合物,推测其在发病机制中有一定的作用。细菌过度生长在循环免疫复合物的发生中起作用。

【临床症状】肺部损害有很多报道,肺部损害往往与Sweet综合征、角层下脓疱性皮病、坏疽性脓皮病和持久性隆起性红斑相伴发,临床表现为发热、咳嗽、呼吸困难和胸膜炎。大约有一半患者有潜在的原因,最常见是血液学的恶病质,尽管有糖皮质激素和对潜在疾病的特殊治疗,约有四分之一的患者死亡。

关节疾病包括单关节炎、血清阴性多关节炎。儿童最常见的骨病为多发性骨膜炎,骨的受累可能与潜在的溃疡性坏疽性脓皮病有关,有1例胸骨后的空洞形成是在坏疽性脓皮病用糖皮质激素局部注射成功治预后出现。在Sweet综合征发生肌痛是非特异性的表现,发生在Sweet综合征中的真正的肌炎报道很少,此例是用全反式维A酸治疗早幼粒细胞白血病伴发,说明是药物诱发的Sweet综合征。

无菌性嗜中性脓肿被认为是嗜中性疾病病谱的一部分,此脓肿可以是孤立的,也可是多个的,最常好发的部位是脾脏,围绕腹部内脏、腹内淋巴结、肺、胰腺等也可出现,有些病例也可侵犯皮肤或皮下组织,大多数的病例伴有炎症性肠病,伴发嗜中性皮病包括Sweet综合征(最多),坏疽性脓皮病、复发性多软骨炎、角层下脓疱性皮病和表皮内IgA脓皮病。

伴有胃肠道和肝胆疾病的嗜中性皮病常伴有坏疽性脓皮病,一般将本病看做是一个连续性的病谱,而坏疽性脓皮病是这个病谱的末端。本病的皮损表现为丘疹、水疱也可以形成类似于坏疽性脓皮病巨大坏死性损害。皮损好发于躯干和四肢。也可发生于口腔,有些患者可伴发类似结节性红斑的脂膜炎。皮肤表现常伴随胃肠道疾病的恶化而复发,血沉可升高,本病偶尔用抗生素和激素治疗有效。

在肝胆疾患中,可见复发性水疱和脓疱,皮损常发生于四肢,自觉瘙痒,预后可遗留萎缩性瘢痕,也有坏死性毛囊炎的表现,皮损偶尔可先发与肝胆疾病。

【组织病理】本病病理表现是非特异性的,表现为不同程度的真皮水肿和坏死,伴血管周围和间质内中性粒细胞浸润,也可见数量不等的淋巴细胞和组织细胞,大量的核碎裂是组织学上类似急性发热性嗜中性皮病。肺部损害常伴发坏疽性脓皮病和持久性隆起性红斑的损害中可见到白细胞碎裂性血管炎和脓疱性血管炎,炎症常局限于真皮,也可侵入皮下脂肪层,导致结节性红斑或结节性红斑样脂膜炎。

【治疗】本病的治疗应用抑制白细胞趋化的药物，如糖皮质激素，根据病情的轻重选择用量，轻症初始用量为（按泼尼松的量计算）15mg/d，重症则初始用量为20mg/d，病情恢复则逐渐减量至停药。同时联合四环素类药250mg，每天3次，以及秋水仙碱0.5mg，每天2次，对严重者可加用雷公藤多苷20mg，每天3次，用药前后常规进行血尿常规检查。有瘙痒可内服抗组胺类药，如果伴有坏疽性脓皮病样溃疡，要用1%金霉素软膏外用，每天2次。应停用对诱发本病的药物，对其他有内脏损害的患者作相应的处理。

参考文献

[1] VIGNON-PENNAMEN M D. The extracutaneous involvement in the neutrophilic Dermatosis [J]. Clin Dermatol, 2000, 18(3): 339-347.
[2] COX N H, O'BRIEN HAW. Sweet's syndrome associated with trans-retinoic acid treatment in acute promyelocytic leukemia [J]. Clin Exp Dermatol, 1994, 19(1): 51-52.
[3] CARVALHO P, CORDEL N, COURVILLE P, et al. Cutaneous aseptic abscesses, manifestations of neutrophilic diseases [J]. Ann Dermatol Venereol, 2001, 128(5): 641-643.
[4] KENNEDY C. The spectrum inflammatory skin lesions following jejunoileal bypass in the treatment morbid obesity [J]. Br J Dermatol, 1981, 105(4): 425-436.
[5] JORIZZO J L, APISARNTHNANRAX P, SUPERT P, et al. Bowel bypass syndrome without bypass: Bowel associated dermatosis arthritis syndrome [J]. Arch Intern Med, 1983, 143(3): 457-461.
[6] MAGRO C M, CROWSON A N. A distinctive vesiculopustular eruption associated with hepatobiliary disease[J]. Int J Dermatol, 1997, 36(11): 837-844.
[7] DELANEY T A, CLAY C D, RANDELL P L. The bowel associated dermatosis Arthritis syndrome [J]. Australas J Dermatol, 1989, 30(1): 23-27.

第四节 嗜酸性粒细胞

一、嗜酸性粒细胞性血管炎（eosinophilic vasculitis）

（一）小脉管

嗜酸性粒细胞性血管炎
(eosinophilic vasculitis)

【定义】本病是近来描写的，由明显向心的紫癜性丘疹、血管神经性水肿、血中嗜酸性粒细胞增多和嗜酸性粒细胞性坏死性小脉管的血管炎。根据嗜酸性粒细胞为主的坏死性血管炎的特点而证实的嗜酸性粒细胞性血管炎，此病侵犯真皮小脉管。Burns（2010）是将嗜酸性粒细胞性血管炎作为独立疾病报道的，而Levell（2016）报道中，提出典型的伴有低补体血症的嗜酸性粒细胞性血管炎也可发生在结缔组织疾病中，并将嗜酸性粒细胞性血管炎作为复发性皮肤坏死性嗜酸性粒细胞性血管炎的变型。

【历史】近来，与那些侵犯中等到大的脉管的嗜酸性粒细胞性血管炎，如有瘙痒性丘疹和血管神经性水肿性发疹的嗜酸性粒细胞增多性疾病、嗜酸性粒细胞增多性综合征、疱疹样皮炎、Wells 综合征、妊娠多形性发疹或药疹等这些疾病区别出来，曾有伴发结缔组织病和伴有类风湿关节炎的报道。

【病因和发病机制】本病致病因素尚不清楚，但在严重的嗜酸性粒细胞性疾病中，现证明在血和组织中有嗜酸性粒细胞的细胞因子如 IL-5、毒性嗜酸颗粒蛋白、主要的碱性蛋白，因此推测它们对组织的损伤起到一定作用，在血管周围有嗜中性弹力蛋白酶和肥大细胞发生脱颗粒。曾有报道 1 例嗜酸性粒细胞增多性综合征的患者 CD40（家族的肿瘤坏死因子受体的糖蛋白）被考虑是重要的发病机制。

【临床症状】此病表现为复发性的瘙痒性红斑和瘙痒性丘疹及风疹块，可以发生在任何部位，特别好发于头部和颈部，面部和四肢可有血管性水肿。可发生在任何性别和年龄。病程长，反复发作，但无发热、关节痛，也不累及内脏。曾有报道在皮肤嗜酸细胞性血管炎伴发嗜酸性粒细胞增多性综合征的患者中发生雷诺现象或肢端坏疽。但它们也发生在没有皮肤嗜酸性血管炎的嗜酸性粒细胞增多性综合征病例中。

【组织病理】在真皮，有时也在皮下有小脉管的坏死和纤维蛋白样物质沉积并伴有嗜酸粒细胞浸润的血管炎，在脉管壁有明显的嗜酸性粒细胞颗粒，主要是嗜碱性蛋白颗粒的沉积，没有或很少的核碎裂。表皮小水疱内含有嗜酸性粒细胞，无免疫球蛋白的沉积以及真皮小脉管坏死。此嗜酸性粒细胞的小脉管血管炎与其他的血管炎，如变应性肉芽肿性血管炎（allergic granulomatous angiitis，AGA）又称许尔许斯特劳斯综合征（Churg-Strauss syndrome，CSS）不同，因为变应性肉芽肿性血管炎受累的脉管为中等和大的脉管，与一般嗜酸性粒细胞表现不明显的由药物诱发的血管炎也是不同的。

【治疗】系统应用糖皮质激素是有效的，要间歇或长期维持治疗，但常常复发。他克莫司可改善临床症状并可减少糖皮质激素的用量。他克莫司的免疫抑制作用与环孢素相似，在体内和体外抑制淋巴细胞活性的能力分别比环孢素强 10~100 倍，它可抑制 T、B 淋巴细胞的增殖反应，抑制细胞毒 T 细胞的产生以及 T 细胞依赖的 B 细胞产生免疫球蛋白的能力，对激活淋巴细胞的各种细胞因子的转录也有抑制作用，同时可抑制 IL-22、IL-7 受体的表达，并可直接抑制 B 细胞的激活，其用法和用量为口服胶囊，开始的剂量为 0.15~0.3mg/（kg·d），分 2 次服用，亦可根据实际情况进行调整，其不良反应主要为肾毒性及神经毒性，用药期间注意监测血液学参数。

参考文献

[1] BURNS T，BREATHNACH S，COX N，et al. Rook'Textbook of Dermatology [M]. 8th ed. Blackwell Science，2010：50.27.

[2] GRIFFITHS C，BARKER J，BLEIKER T，et al. Rook's Textbook of Dermatology [M]. 9th ed. Wiley Blackwell，2016：102.11.

[3] CHEN K R，SU W P D，PITTELKOW M R. et al. Eosinophilic vasculitis in connective tissue disease [J]. J Am Acad Dermatol，1996，35(1)：173-182.

[4] YOMODA M，INOUE M，NAKAMA T，et al. Cutaneous eosinophilic vasculitis associated with rheumatoid arthritis [J]. Br J Dermatol，1999，140(4)：754-755.

[5] JANG K A，LIM Y S，CHOI J H，et al. Hypereosinophilic syndrome presenting as cutaneous necrotizing eosinophilic vasculitis and Raynaud's phenomenon complicated by digital gangrene [J]. Br J Dermatol，2000，

143(3):641-644.
[6] PATTERSON J W. Weedon's Skin Pathology [M]. 4th ed. US:Elsevier, 2016:237.
[7] 陈新谦,金有豫,汤光. 新编药物学[M]. 17 版. 北京:人民卫生出版社,2011:692.

复发性皮肤坏死性嗜酸性粒细胞性血管炎

(recurrent cutaneous necrotizing eosinophilic vasculitis)

【定义】本病是 Chen 等(1994)首报。其皮损形态多样,有紫红色出血性丘疹、风团样斑块。也有水肿性损害和水疱,可伴有血管性水肿等,但无系统性受累,加之特征性的病理表现,现已作为独立的疾病,宋琳毅等(2005)报道 1 例。

【病因与发病机制】本病的病因不清楚,认为是由嗜酸性粒细胞黏附于血管内皮细胞,血管内存在的黏附分子 A(ICAM-A)、整合素 4(VLA-4)及细胞间黏附分子 1(ICAM-1)对嗜酸性粒细胞趋化和黏附作用或释放 IL-5、C4、血小板激活因子等使血管壁通透性增加,并通过颗粒蛋白的释放,导致嗜碱性粒细胞及肥大细胞释放组胺,产生血管炎的变化。

【临床症状】全身出现红色丘疹、紫红色出血性丘疹、风团样斑块,偶有环状红斑、水肿性损害及水疱,可发生坏死、结痂(图 3-48),可伴有血管性水肿、口腔黏膜炎、牙龈炎等。有瘙痒感,无全身症状,无系统受累。病程漫长可反复发作。浅表淋巴结肿大和肝、肾、脾大。

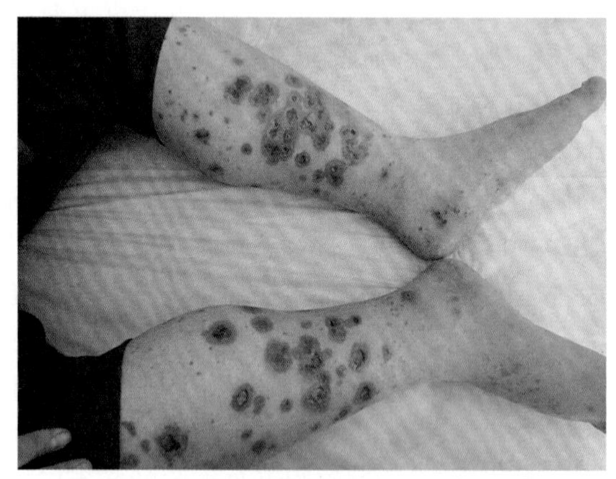

图 3-48　双小腿对称性紫红色的丘疹和斑块

【组织病理】表皮部分水肿、水疱结痂,真皮浅层可见毛细血管血栓及纤维蛋白沉积,偶见表皮内水疱或有嗜酸性粒细胞的浸润。而主要表现为真皮小血管的坏死性血管炎,血管壁有纤维蛋白样变性,整个真皮有轻度的白细胞核碎裂并见大量的嗜酸性粒细胞浸润,考虑为嗜酸性粒细胞性血管炎的病理变化。

间接免疫荧光检查发现在血管壁及其周围的细胞内外,均有免疫球蛋白的沉积和来源于嗜酸性粒细胞的神经毒素大量沉积。在真皮中、特别是在血管周围肥大细胞增多。

电镜检查发现小血管壁及内皮细胞异常,有嗜酸性粒细胞及游离的嗜酸性颗粒黏附并可见损伤的内皮细胞,嗜酸性粒细胞的异常有核固缩、细胞肿胀、线立体破坏、细胞膜破裂,在胶原束之间有变性的大嗜酸性粒细胞及游离的颗粒,用免疫过氧化物酶染色,可见小血管内皮细胞有 VCAM-1 沉积,并有 VLA-4 阳性大嗜酸性粒细胞黏附,真皮浅表受累的血管 VCAM-1 呈强阳性。

【实验室检查】嗜酸性粒细胞绝对数增高$(1.4\sim6.2)\times10^9$/L,血沉加快,血清蛋白电泳中 α 及 γ 球蛋白增高,IgE、IgA、IgM 增高。

【鉴别诊断】

1. 嗜酸性粒细胞增多综合征　血液中及骨髓中嗜酸性粒细胞增多,具有多系统嗜酸性粒细胞浸润的症状和体征。

2. 变应性肉芽肿性血管炎　此病伴有重度的哮喘、肺和肺外脏器有小动脉、静脉炎及坏死性肉芽肿，末梢血嗜酸性粒细胞增高。

【治疗】可用糖皮质激素治疗，根据病情的轻重选用，对较重的、进行性的患者，可用复方倍他米松注射剂 1ml 深部肌内注射，同时口服曲安西龙 8mg/ 晨或甲泼尼龙 8mg/ 晨。同时加用雷公藤多苷 20mg，每天 3 次，一旦皮损消退，则将曲安西龙或甲泼尼龙减至 4mg/ 晨。雷公藤多苷减至 20mg，每天 2 次，对轻型患者口服用药即可。

对皮损可外用维生素 E 乳膏，有坏死的皮损可外用抗感染的外用药，如 1% 金霉素软膏或 0.5% 呋喃西林软膏外用，1% 氢化可的松洗剂或 0.04% 地塞米松洗剂等止痒。

参考文献

[1] CHEN K R，PITTELKOW M R，SU D，et al. Recurrent cutaneous necrotizing eosinophilic vasculitis. a novel eosinophil-mediated syndrome [J]. Arch Dermatol，1994，130(9)：1159-1166.

[2] 宋琳毅，曾学思，孙建方．复发性皮肤坏死性嗜酸性血管炎 1 例[J]. 中华皮肤科杂志，2005，38(11)：709.

[3] GRIFFITHS C，BARKER J，BLEIKER T，et al. Rook's Textbook of Dermatology [M]. 9th ed. Wiley Blackwell，2016：102.10-102.11.

[4] 普雄明．血管性皮肤病学[M]. 乌鲁木齐：新疆人民卫生出版社，2010：209-210.

嗜酸性蜂窝织炎

(eosinophilic cellulitis)

【同义名】复发性肉芽肿性皮炎伴嗜酸性粒细胞增多(Wells，1971)(recurrent granulomatous dermatitis with eosinophilia)、韦尔斯综合征(Wells syndrome)。

【定义】本病是一种病因不明的皮肤病，临床特征性的皮损类似急性蜂窝织炎，皮损的病理表现有显著的嗜酸性粒细胞浸润、组织水肿和特殊的"火焰征(flame figures)"，好发于成年人，儿童也可发生，无明显的性别和种族差异。

【历史】本病是 Well(1971)首报第 1 例，命名为"复发性肉芽肿性皮炎伴嗜酸性粒细胞增多"，此后更名为"嗜酸性蜂窝织炎"，Spiget 和 Winkelmann(1979)建议命名 Wells 综合征。

【流行病学】在所有报道的大约 100 例患者中，发病年龄从新生儿到 70 岁以上，极少有相关的系统疾病。

【病因与发病机制】本病的病因和发病机制不明，但本病有与嗜酸性粒细胞增多综合征、变应性肉芽肿病、特应性皮炎、白血病、骨髓增生性疾病、HSVⅡ型感染合并存在的报道，可能是对一些抗原的超敏反应引起特应性皮肤改变。抗原包括细菌、病毒、真菌、寄生虫、药物(阿司匹林、双氯芬酸钠、青霉素、克林霉素、四环素、米诺环素、博来霉素、苯丁酸氮芥、局部麻醉药、抗胆碱能药、达那唑、甲状腺素等，活化的嗜酸性粒细胞出现在 Wells 综合征中，并对本病的发生起到主要作用。Simon 等提出在嗜酸性粒细胞增多症的患者(包括 Wells 综合征)中，IL-2 促使嗜酸性粒细胞脱颗粒，此假说基于以下发现：从嗜酸性粒细胞增多症患者分离到的嗜酸性粒细胞，嗜酸性粒细胞表达 IL-2 受体(CD25)α 链；而 IL-2 增强血小板激活因子的作用，后者刺激 $CD25^+$ 的嗜酸性粒细胞释放嗜酸性粒细胞阳离子蛋白(eosinophil cationic protein，ECP)，而 ECP 是针对寄生虫的有效毒素。据报道在相关的感染如寄生虫发病时,本病发作或加重,当感染控制后,本病也消退。患者血清中抗核抗体可阳性,组织病理可见到小血管炎、广泛的纤维蛋白样变性、嗜酸性粒细胞增多,因此认为此病为自身免疫性疾病,组织中大量的嗜酸性粒细胞浸润,可能与Th2克隆性增殖,过量产生IL-5(IL-5为嗜酸性粒细胞发育和分化的主要的细胞分子)有关。

【临床症状】本病的特点为反复发作的红色水肿性斑块,其早期表现为四肢和躯干单个或多发性小片红斑,很快形成大片水肿性、坚实性的环状红色斑块,边界清楚,其他的表现有水疱、结节、丘疱疹,伴有瘙痒和微痛,在2~3天内,迅速扩展至整个肢体,偶有水疱或大疱等。严重者皮损发生疼痛性急性细菌性蜂窝织炎样损害,但用抗生素治疗无效,出现复发性瘙痒性蜂窝织炎样水肿性斑块或风团样损害。晚期表现为真皮内或皮下浸润性肉芽肿样肿块或结节,有的斑块在消退前有绿色(greenish colour)的改变,中央可消退,边缘为玫瑰红色或紫色,可有环状斑块,有时类似硬皮病样外观。一般持续3~6周后,肿块消退,遗留硬结或皮肤萎缩。炎症后留有色素沉着,常不形成瘢痕。本病可自行消退,但可复发,病程可达数周至数年。皮损偶尔发生在面部,也有报道皮损沿着Blaschko线分布。

本病一般对全身不受影响,但可伴有发热、哮喘和关节痛的系统症状。

【组织病理】病理变化分3期:

第1期(急性期):表现为真皮水肿,偶见表皮下水疱,真皮全层密集嗜酸性粒细胞,混有淋巴、组织细胞浸润,炎性细胞的浸润也可仅在血管周围;

第2期(亚急性期):真皮有弥漫性的组织细胞及嗜酸性粒细胞浸润,嗜酸性粒细胞和大量的嗜酸性颗粒附着在胶原束或围绕在胶原周围,形成斑块状浸润,即形成“火焰像(flame figures)”,此火焰像代表了一种针对不同刺激的非特异性嗜酸性粒细胞反应。

第3期(消退期):仍可有一些嗜酸性粒细胞“火焰像”继续存在,异物巨细胞、组织细胞等呈栅栏状围绕在“火焰像”周围,看不到血管炎。

火焰像是本病的特征性的表现,但并非特异,因为偶可见于大疱性类天疱疮疱、妊娠类天疱疮、足癣、蜘蛛和昆虫叮咬反应,及其他有嗜酸性粒细胞增多的炎症性疾病,偶尔侵犯脂膜引起嗜酸性粒细胞性脂膜炎,嗜酸性脂膜炎中可见到血管炎。

直接免疫荧光检查大多为阴性,可见真皮有非特异性纤维蛋白沉积,真皮血管壁有C3沉积,还有报道在肌肉血管壁有IgM、IgA、C3沉积,在真表皮交界处及真皮血管壁有IgM沉积。Patterson提到有几例报道曾发现本病P-ANCA阳性。

【实验室检查】血和骨髓中嗜酸性粒细胞增多,急性发作期半数患者外周血嗜酸性粒细胞升高至13%~14%,血沉和白细胞计数一般正常。

【鉴别诊断】本病常常具有独特的临床病理表现,亦即嗜酸性粒细胞浸润伴有“火焰像”的组织像的特征,但不是特异的。细菌性蜂窝织炎和丹毒是最常见的类似Wells综合征的疾病。丹毒和细菌性蜂窝织炎的病理表现包括显著水肿,并以中性粒细胞浸润为主。类似有嗜酸性细胞浸润的火焰图像病理特点,也可见于节肢动物叮咬反应、蜘蛛叮咬、盘尾丝虫病、药物过敏反应、弥漫性红斑、变态反应性接触性皮炎,荨麻疹性血管炎、嗜酸性脓疱性毛囊炎、嗜酸性粒细胞增多综合征和肥大细胞瘤,明显的火焰图像还可见于口腔黏膜的嗜酸性粒细胞性溃疡。特别强调的是,在寄生虫感染的流行地区,具有嗜酸性粒细胞增多性蜂窝织炎组织学图像的皮损最有可能的是寄生虫感染,如贾第虫病、蛔虫病和盘尾丝虫病。嗜酸性筋膜炎时,真皮深层弥漫性纤维化病扩展至皮下组织纤维间隔及筋膜,容易与Wells综合征区别。

【治疗】首选系统应用糖皮质激素治疗，用量要根据病情的轻重而异，可用泼尼松10~40mg/d，一般在数日内病情即有缓解，维持1个月、可以逐渐减量，大多数患者均能耐受。陈浩等报道1例，用泼尼松30mg/d口服，2周后皮损消退，逐渐减量至停用，随访1年，皮损未见复发，复发时可重复治疗。对不能长期缓解，而长期用糖皮质激素有副作用时，可考虑用其他的治疗，如四环素类药、氨苯砜以及抗组胺药，也能清除部分患者的皮损。有用环孢素1.25~2.5mg/(kg·d)治疗2例患者3~4周后得以缓解，10个月内无复发。对1例患者用干扰素-α(IFN-α)治疗成功。对轻型患者也可局部外用糖皮质激素制剂治疗，也可用UVB、UVA或用氨苯砜和小量泼尼松，应避免任何激发因素，例如节肢动物叮咬。

参考文献

[1] WELLS G C. Recurrent granulomatous dermatitis with eosinophilia [J]. Trans St John's Hosp Dermatol Soc, 1971, 57(1): 46-56.

[2] SPIGEL G T, WINKELMANN R K. Wells'syndrome, recurrent granulomatous dermatitis with eosinophilia [J]. Arch Dermatol, 1979, 115(5): 611-613.

[3] BOLOGNIA J L. 皮肤病学[M]. 2版. 朱学骏，王宝玺，孙建方，等译. 北京：北京大学医学出版社，2011：474-475.

[4] SIMON H U, PLOTZ S, SIMON D, et al. Interleukin-2 primes eosinophil degranulation in hypereosinophilia and Wells'syndrome [J]. Eur J Immunol, 2003, 33(4): 834-839.

[5] 赵辨. 中国临床皮肤学[M]. 2版. 南京：江苏凤凰科学技术出版社，2017：989-990.

[6] PETERS M S, SU W P D. Panniculitis [J]. Dermatol Clin, 1992, 10(1): 37.

[7] BARNHILL R L, CROWSON A N, MAGRO C M, et al. Dermatopathology [M]. 3rd ed. New York: McGraw-Hill, 2010: 275.

[8] PATTERSON J W. Weedon's Skin Pathology [M]. 4th ed. US: Elsevier, 2016: 1132-1134.

[9] ABERER W, KONRAD K, WOLFF K. Wells'syndrome is a distinctive disease entity and not a histologic diagnosis [J]. J Am Acad Dermatol, 1988, 18(1 pt 1): 105-114.

[10] HUNT S J, SNATA CRUZ D J. Eosinophilic cellulitis: histologic features in a cutaneous mastocytoma [J]. Dermatologica, 1991, 182(4): 132-134.

[11] 陈浩，曾学思，刘毅，等. 嗜酸性蜂窝织炎[J]. 临床皮肤科杂志，2011，40(1)：29-30.

[12] JAMES W D. BERGER TG, ELSTON DM, et al. Andrews'Diseases of the Skin [M]. 12th ed. Elsevier, 2016: 140.

二、肉芽肿性血管炎（granulomatous vasculitis）

（一）中、小脉管

嗜酸细胞肉芽肿病伴多血管炎
(eosinophilic granulomatosis with polyangiitis, EGPA)

【同义名】变应性肉芽肿病伴血管炎（allergic granulomatosis with angiitis of Churg-Strauss）、Churg-Strauss肉芽肿性血管炎（granulomatous vasculitis of Churg-Strauss）、Churg-Strauss血管炎（Churg-Strauss vasculitis）、变应性肉芽肿性血管炎（allergic granulomatous angiitis, AGA）、变应性血管炎伴肉芽肿病（allergic angiitis and granulomatosis）、肉芽肿性坏死性血管炎（necrotizing angiitis with granulomatosis）。

【概念】本病是罕见的、初发哮喘的一种累及多脏器的小到中等大小血管,并出现肉芽肿性坏死性血管炎,血和组织中嗜酸性粒细胞增多为特征的疾病。

【历史】Churg 和 Strauss(1951)描述 13 例表现发热、严重哮喘、嗜酸性粒细胞增高及多脏器出现坏死性血管炎,该作者认为这些患者的组织病理出现血管壁内有肉芽肿性炎症,以此与经典的结节性动脉炎区别开来,并称此病为变应性血管炎伴肉芽肿病,此后,就以 Churg 和 Strauss 两位发现本病的病理学家的姓名命名本病。但 Elder(2015)根据此病的血中嗜酸细胞明显增多,在其组织病理学一书中,将此病命名为嗜酸细胞肉芽肿病伴多血管炎(Churg-Struss Syndrome)进行描写。

【流行病学】Churg-Strauss 综合征是一种罕见的疾病,发病率为 0.5~2.7/100 万,平均发病年龄为 35 岁左右,女性稍多。

【发病机制】病因不明,发病与多种诱发因素有关,如预防接种(乙肝病毒疫苗)、脱敏治疗、使用白三烯阻滞剂(如扎鲁司特)、阿奇霉素和游离碱可卡因或突然停用糖皮质激素或减量过快等有关。

其发病机制尚不清楚,现认为可能包括速发型超敏反应,Th2 淋巴细胞活化介导的肥大细胞及嗜酸性粒细胞脱颗粒所致的细胞毒反应,嗜酸性粒细胞活化的标志物嗜酸性粒细胞阳离子蛋白(eosinophil cationic protein)血清水平常与该病的活动性一致,可作为预测该病复发的指标。最近根据对嗜酸性粒细胞的酶(主要为碱性蛋白和神经毒素)、中性粒细胞的酶(弹力蛋白酶)和激活的嗜酸性粒细胞的细胞因子的观察,发现这两种炎细胞对本病的发病均起作用,和 ANCA 依赖性中性粒细胞的活化有关。

【临床症状】本病可分为三期:

第一期的临床表现为发热、过敏性鼻炎、鼻息肉、哮喘和外周血嗜酸性粒细胞增高,可持续数月至数年,此期的哮喘出现在成人(平均年龄为 35 岁),与儿童期起病的过敏性哮喘不同;

第二期为血管炎期,本病发生哮喘 2~12 年后,可出现发热以及伴有肺炎和胃肠炎的嗜酸性粒细胞增多症(20%~90%),其特点是累及几乎所有的系统,包括心脏、肺、肝、脾、神经、胰腺、肾、泌尿生殖道、肌肉、骨骼系统,呼吸道感染和胃肠道症状 70% 可出现皮肤损害;

第三期为充分发展的肉芽肿性血管炎,可在首发症状数年至数十年后发生。常在第三期出现皮肤损害,约 2/3 的患者可出现皮肤损害。约 50% 患者皮肤损害为可触性紫癜,30% 的患者常在头皮及四肢出现皮下结节,手指可有坚实无痛性丘疹,这些类似于脓毒性栓子或前房黏液瘤,但活检显示为血管炎。偶可出现荨麻疹、网状青斑、紫癜、血疱、游走性红斑、指趾缺血、雷诺现象、无菌性脓疱或水疱及丘疹性坏死性皮损。此外还可出现组织学特征为嗜酸性粒细胞性蜂窝织炎(Well 综合征)的斑块。其他可出现过敏性鼻炎、哮喘及高血压(肾损和周围神经病引起)呼吸道症状包括嗜酸性粒细胞性肺炎。

除呼吸道外,本病常可累及两种或两种以上的其他内脏器官,70% 的患者可以出现多发性单神经炎,且心肌出现肉芽肿性炎症比韦氏肉芽肿病为常见,常引起充血性心力衰竭,是常见的死亡原因。

引起第三期症状的原因包括疫苗注射、脱敏、白三烯抑制剂、阿奇霉素、吸入氟替卡松或者快速停用糖皮质激素。肾脏受累比 Wegener 肉芽肿病和显微镜下多血管炎少见,多数未治疗的患者可致死,最常见的死亡原因是肉芽肿性炎症侵犯心肌导致充血性心力衰竭。本病静脉和动脉的血栓形成发生率增高，可能与嗜酸性粒细胞浓密的浸润有关。

【组织病理】此病的组织学的表现主要有三种表现：①坏死性血管炎；②嗜酸性粒细胞的组织浸润；③血管外肉芽肿。

在皮肤出血性的区域显示典型的白细胞碎裂性血管炎，但是嗜酸性粒细胞是显著的，有些病例真皮含有栅栏状坏死性肉芽肿，是由放射状排列的组织细胞、多核巨细胞围绕着变性的胶原纤维所组成。在肉芽肿的中心有退变的胶原纤维和细胞，特别是大量嗜酸性粒细胞，形成所谓的‘red’栅栏状肉芽肿，这些肉芽肿被含有丰富的嗜酸性粒细胞的炎症所包埋。

内脏和皮肤的组织内有大量的常为弥漫性的嗜酸性粒细胞浸润，也有上皮样细胞、巨细胞和浆细胞的浸润；血管外肉芽肿形成，其中含有坏死的中性粒细胞、嗜酸性粒细胞，严重的纤维蛋白样变性，肉芽组织的增生；累及小到中等大小血管的坏死性血管炎，血管内无或极少有免疫复合物的沉积。此病的血管炎的病理变化有 3 种：中性白细胞碎裂性血管炎（毛细血管的后静脉、小动脉）、真皮有弥漫性嗜酸性粒细胞浸润以及具有纤维蛋白和嗜酸性粒细胞的中心坏死的栅栏状肉芽肿性的炎症。在皮下组织的肉芽肿可能通过膨胀和汇合形成很大，在临床上造成皮下结节的表现。

【实验室检查】外周血嗜酸性粒细胞明显升高，有的嗜酸性粒细胞的比例可高达 75%，且与病情一致，约 40% 的病例抗中性粒细胞胞质抗体（ANCA）阳性，55%~60% 的患者 ANCA 亚型为抗随过氧化物酶抗体 P-ANCA（抗 MPO）阳性，只有 10%~15% 的患者为抗蛋白酶抗体（PR3）胞质型（C-ANCA）为阳性。血 IgE 升高、血沉也加快。

【鉴别诊断】由于本病有临床、病理等特点，在 1990 年美国风湿病协会所进行的流行病和治疗研究，提出：

(1) 支气管哮喘；

(2) 嗜酸性粒细胞超过 10%；

(3) 单神经炎或多神经炎；

(4) 非固定性肺部浸润；

(5) 鼻窦炎；

(6) 组织病理有嗜酸性粒细胞血管炎、血管外肉芽肿。

出现上述 4 项特点可以诊断，诊断的敏感性为 85%，特异性为 99.7%，并与其他 ANCA 相关性血管炎不同，如 Wegener 肉芽肿病常见肾小球肾炎，而本病少见。

【治疗】首选可以单独使用糖皮质激素治疗，超过 90% 的患者可达到临床缓解。对于严重的病例或顽固的病例，伴有神经病变，难治性肾小球肾炎，心肌病，严重胃肠疾病和中枢神经受累的患者，可单独应用环磷酰胺治疗。也可加用环磷酰胺或用 IVIG 治疗。关于糖皮质激素用量，可根据病情的轻重予以不同的用量。重症患者的用量，按泼尼松的量为 60mg/d，病情更重又顽固的病例，除了加大糖皮质激素的用量外，可加用免疫抑制剂，如环磷酰胺 50mg，每天 2 次或硫唑嘌呤 50mg，每天 2~3 次，症状消失后再逐渐减量。氨甲蝶呤和其他免疫抑制剂可在糖皮质激素减量时配合使用，尤其是缓解期的维持治疗。也有麦考酚酯治疗成功的报道、α- 干扰素以及抗 TNF 制剂（英夫利昔单抗或依那西普）治疗成功的报道。

参考文献

[1] ELDER D E. Lever's Histopathology of the Skin [M]. 11th ed. New York: LWW, 2015: 249-251.

[2] JAMES W D, BERGER T G, ELSTON D M, et al. Andrews' Diseases of the Skin [M]. 12th ed. Elsevier, 2016:840-841.
[3] PATTERSON J W. Weedon's Skin Pathology [M]. 4th ed. US: Elsevier, 2016:273.
[4] WIIK A S. Clinical use of serological tests for antineutrophil cytoplasmic antibodies.What do the studies say [J]? . Rheum Dis Clin North Am, 2001, 27(4):799-813.
[5] MCKEE P H, CALONJIE E, GRANTER S R. 皮肤病理学与临床的联系[M]. 3 版. 朱学骏,孙建方,译. 北京:北京大学医学出版社,2007:731-735.
[6] NOTH I, STREK M E, LEFF A R. Churg-Strauss syndrome [J]. Lancet, 2003, 361(9357):587-594.
[7] ASSAF C, MEWIS G, ORFANOS C E, et al. Churg-Strauss syndrome: successful treatment with mycophenolate mofetil [J]. Br J Dermatol, 2004, 150(3):596.

第五节 多种细胞混合

一、白细胞碎裂性血管炎(leukocytoclastic vasculitis)

(一) 小脉管

局限性慢性纤维性血管炎
(localized chronic fibrosing vasculitis)

【定义】此病是 Carlson 和 LeBoit 两位学者报道一个孤立的损害,其组织学表现很像晚期的持久性隆起性红斑或面部肉芽肿的表现,但其临床症状却与前两种病均不同的病例,因此该作者命名为局限性慢性纤维性血管炎。

【发病机制】本病的致病机制推测是对局部持续性免疫复合物的沉积作用,或对持续性抗原的过敏反应所致。

【临床症状】主要的损害为红棕色、紫色的丘疹、结节持续数月。

【组织病理】其损害表现为板层状中心圆型,其炎症呈结节状或弥漫状,局灶性白细胞碎裂性血管炎是常常存在的,其所浸润的炎症细胞为中性粒细胞和嗜酸性粒细胞混合在不同量的淋巴细胞和聚集的浆细胞中,有些损害很像炎症性假肿瘤,而在另外的区域表现为硬化性纤维瘤。

【治疗】可用抗纤维化药物,如曲尼司特(tranilast)100mg,每天 2 次,对于抗炎和抗肉芽肿药物,如四环素 250mg,每天 3 次,也可用小剂量的糖皮质激素,如泼尼松 5~10mg/晨或甲泼尼龙 4mg/晨。

参考文献

[1] CARLSON J A, LEBOIT P E. Localized chronic fibrosing vasculitis of the skin: an inflammatory reaction that occurs in settings other than erythema elevatum diutinium and granuloma faciale [J]. Am J Surg Pathol, 1997, 21(6):698-705.
[2] ELDER D E. Lever's Histopathology of the Skin [M]. 11th ed. New York: LWW, 2015:259.

[3] PATTERSON J W. Weedon's Skin Pathology [M],4th ed. US:Elsevier,2016:242.

类风湿关节炎相关的脓疱性血管炎

(pustular vasculitis associated with rheumatoid arthritis)

【同义名】脓疱性脂膜炎(panniculitis of pustulosis)、类风湿关节炎相关的嗜中性小叶性脂膜炎。

【发病机制】本病患者血液中存在高水平的免疫复合物,可能与发病有关。

【临床症状】此病很少见,仅见于中年女性,其临床特征为下肢出现疼痛性结节、水疱、脓疱、溃疡、油性分泌物和坏死的碎片。在类风湿因子阳性的类风湿关节炎患者中,可有类风湿中性皮病甚至坏疽性脓皮病的损害,可有发热等全身症状,类风湿关节炎的皮损表现是中性粒细胞所介导的损伤,可出现环状红斑、紫癜、大疱、浅表溃疡和四肢的坏疽,也可见到局限性脓疱性血管炎。

【组织病理】脂肪小叶和间隔有中性粒细胞浸润,小叶中央坏死,伴有组织细胞和巨细胞浸润,有时也见到嗜酸性粒细胞及明显核尘,并可见囊肿伴有膜性改变。真皮动脉和静脉可见白细胞碎裂性血管炎的改变,在 Ghersetich 的分类中放在小血管类疾病中。

【治疗】针对类风湿关节炎的治疗可单独用糖皮质激素如泼尼松龙或甲泼尼龙等治疗,根据病情的轻重选择用量。也可应用雷公藤多苷 20mg,每天 3 次,和其他的免疫抑制剂,如氨甲蝶呤,治疗可收到缓解的效果。

此外可以用抑制白细胞趋化的制剂,如秋水仙碱 0.5mg,每天 2~3 次,四环素 250mg,每天 3 次等。有关脓疱性血管炎表现的治疗可参考脓疱性血管炎一节。

参考文献

[1] TRAN T A,DUPREE M,CARLSON J A. Neutrophilic lobular(pustular) panniculitis associated with rheumatoid arthritis:a case report and review of the literature [J]. Am J Dermatopathol,1999,21(3):247-252.

[2] MAGRO C M CRAWSON A N. The spectrum of cutaneous lesions in rheumatoid Arthritis:a clinical and pathological study of 43 patients [J]. J Clin Pathol,2003,30(1):1-10.

[3] KUNIYUKI S,SHINDOW K,TANAKA T. Pustular panniculitis in a patient with Rheumatoid arthritis [J]. Int J Dermatol,1997,36(4):292.

[4] GHERSETICH I,JORIZZO J L,LOTTI T,et al. Working classification of vasculitis [J]. Int Angiol,1995,14(2):101-106.

持久性隆起性红斑

(erythema elevatum diutinum, EED)

【定义】本病的皮损是好发于四肢远端伸侧的紫红到棕色的斑块、结节,组织病理早期为白细胞碎裂性血管炎,陈旧的皮损真皮被纤维组织所代替,好发于成人,慢性病程。

【历史与命名】本病是 Bury 和 Hutchinson 于 1877 年首报,之后在 1894 年由 Radcliffe Crocker 和 Williams 正式命名为持久性隆起性红斑,并描述了本病的组织病理学所见,但所检查的是晚期皮损,未见到血管炎的特征表现,直到 1929 年 Weidman 和 Besancon 才按皮肤血管炎进行描述。

【流行病学】本病为少见性皮肤病,可发生在任何年龄,以中年和老年(30~60 岁)比较多见，男女发生率基本相同，目前尚未发现发病率有种族的差异。

【病因】虽然本病曾考虑与免疫复合物沉积所致的炎症或感染相关，但真正的病因尚不清楚。本病常与很多系统性疾病并发，其最常与自身免疫性疾病或炎症性疾病，包括Wegener肉芽肿、高IgD综合征、炎症性肠病、1型糖尿病、复发性软骨炎、系统性红斑性狼疮、类风湿关节炎等并发。其他有良性及血液系统性疾病包括浆细胞恶性增生，如IgA单克隆丙种球蛋白病、多发性骨髓瘤（EED可能在此类血液病发病之前数年出现）、骨髓发育不良、骨髓增生性疾病（如真性红细胞增多病）、毛细胞性白血病，偶见伴发癌症。有关感染因素，其中最常见的传染源为β-溶血性链球菌、乙型肝炎病毒及HIV。

【发病机制】在本病患者的正常皮肤部位注射链球菌抗原至真皮内可诱发临床和病理均为典型的特征性损害。发病机制还不甚明了，目前认为此病是白细胞碎裂性血管炎的变型，是由于对细菌和病毒的Arthus反应所导致。各种细胞因子如IL-8致使白细胞选择性的聚集到受累部位，在很多病例中有IgA类的ANCAs，IgA ANCA阳性与血中IgA的高水平并不一定一致，其发病机制与小脉管白细胞碎裂性血管炎的发病机制相同。近来发现本病ANCAs（60% IgA、33% IgG）阳性。

【临床症状】

1. 一般的持久性隆起性红斑：其始发皮损为质软的红色斑丘疹，逐渐由红色发展成紫色或棕红色，形成典型持久性棕红色的斑丘疹、结节或斑块，皮损表面光滑，边界清楚，可逐渐融合成不规则形、回形或环形的质硬斑块，皮损上可有瘀斑和紫癜，极少数皮损出现水疱或大疱，偶见溃疡。皮损大多无明显的自觉症状，可有轻度瘙痒、压痛或烧灼感。皮损主要分布于四肢关节的伸侧面，特别在手、足背、膝伸侧为多，多呈对称性分布（图3-49A、B）。少数累及掌、跖、臀和耳部，以及手部的大小鱼际处，也有报道发生在指（趾）甲，表现为甲下出血性损害、甲松离和甲沟炎，少数可侵犯阴囊，表现为溃疡损害。极少侵犯黏膜。病程慢性经过，皮损可持续数月至数年，有的患者迁延不愈，偶有自行消退者，遗留萎缩和色素沉着，发生溃疡者预后形成瘢痕。

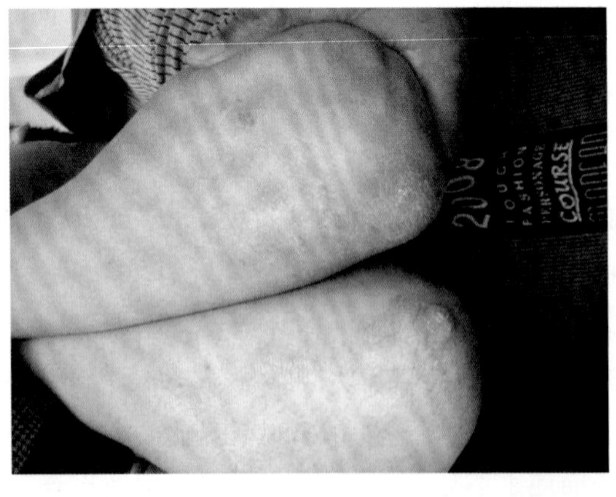

图3-49A 质硬的斑块对称分布于肘部的伸侧

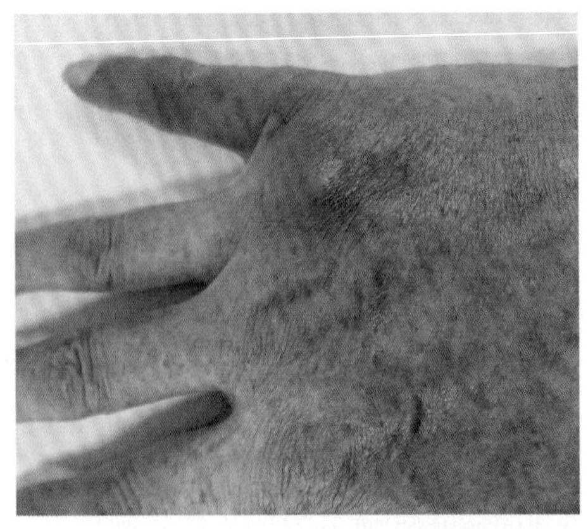

图3-49B 皮损可有紫癜和瘀斑

2. 泛发型持久性隆起性红斑：其皮损广泛分布在面、颈、耳、躯干、四肢等处，其皮损表现为紫红色斑块、结节，也可有水疱、血疱出现在斑块的边缘，质地中等硬度。

【组织病理】

1. 急性期损害的组织病理表现为白细胞碎裂性血管炎，并可见到中性粒细胞浸润和嗜酸性粒细胞在真皮的中上层浸润，根据水肿和浸润至真皮的程度，进一步发展的皮损尚可见到真皮乳头和毛囊周围的结缔组织受累，恰在表皮下方的胶原不受累（无浸润带），间质中有明显的中性粒细胞浸润（图 3-50A、B）。

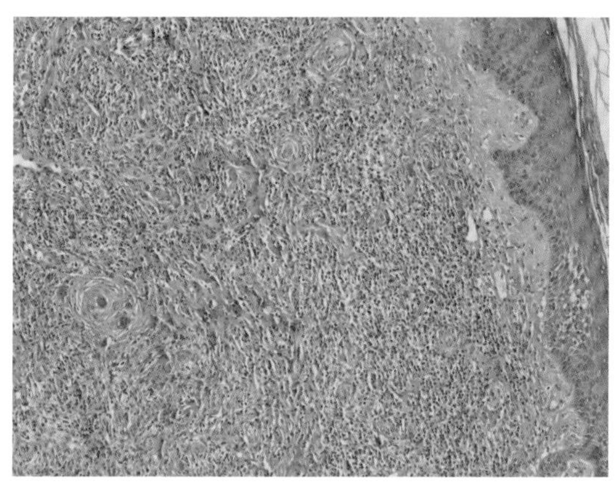

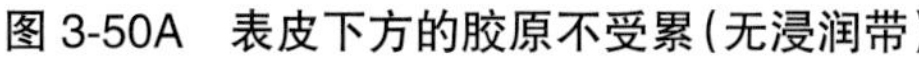

图 3-50A　表皮下方的胶原不受累（无浸润带）

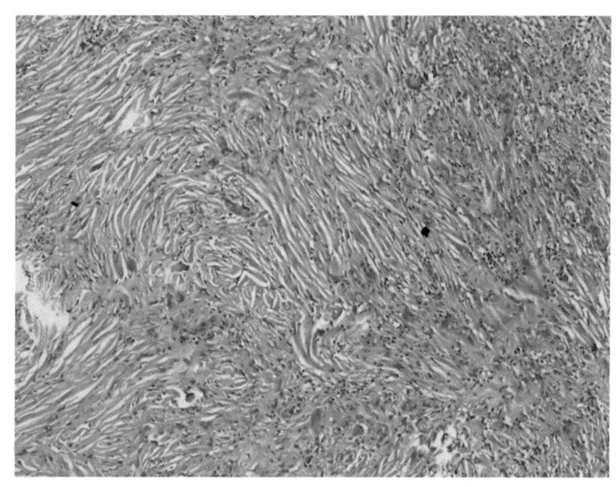

图 3-50B　真皮乳头等结缔组织受累

2. 充分发展的损害，其真皮全层由中性粒细胞、核尘、嗜酸性粒细胞、组织细胞和浆细胞组成的结节性或弥漫性混合性炎细胞浸润，偶可出现肉芽肿的形成，其炎症常可延伸至皮下脂肪。

3. 晚期损害的表现为真皮纤维化（图 3-50B）及毛细血管增生，组织细胞、淋巴细胞和浆细胞浸润，有时可以看到胆固醇沉积在细胞内和细胞外，称为细胞外胆固醇沉着症（extracellular cholesterolosis），而且是晚期皮损的典型表现。表皮很少受累，但表皮可有海绵形成，有时有灶性表皮坏死，水疱和大疱性皮损的病理表现为表皮下水疱和脓疱。Ghersetich 的血管炎工作分类中，此病为小脉管类疾病。

【免疫病理】直接免疫荧光检查发现，在血管壁及周围可见 IgG、IgM、IgA、补体、纤维蛋白、转铁蛋白、α_2 球蛋白的沉积。

【诊断与鉴别诊断】早期的损害应当与嗜中性皮病（包括手背脓疱性血管炎和 Sweet 综合征、类风湿性嗜中性皮炎）以及栅栏样中性肉芽肿性皮炎等鉴别。晚期的皮损应当与结节性黄瘤、环状肉芽肿、类风湿结节和多中心网状组织细胞增多症鉴别。

泛发型的应与急性发热性嗜中性皮病鉴别，此病发病急，常有发热，其皮损表现为红色斑块或结节，常有触痛，其边缘呈堤状隆起，其上可出现假性水疱，实验室检查血沉快，中性粒细胞绝对数增高。

【治疗】

1. 系统用药

(1) 一线用药为氨苯砜（DDS），开始口服 25mg，每天 3 次，1 周后检查血常规无异常时，如果疗效不明显，则可改为50mg，每天2次，如果仍不能控制时，则可加用糖皮质激素并根据病情的轻重选择用量(可任选甲泼尼龙8~12mg/晨顿服或曲安西龙4~8mg/晨顿服)。皮损一旦平伏，则可逐渐减量。

(2) 如果上述疗效不佳，则在上述用药基础上再加用雷公藤多苷20mg，每天3次，也可用秋水仙碱0.5mg，每天2次，Habif对1例本病用DDS 100mg/d治疗无效的患者用秋水仙碱治疗成功。也可用四环素250mg，每天3次，联用烟酰胺300mg，每天3次，联合治疗。

(3) 对晚期的皮损，有纤维化增厚的斑块，可加用曲尼司特(tranilast)100mg，每天3次或羟氯喹100mg，每天2次或司坦唑醇(stanazolol)2mg，每天2次。

(4) 如何对系统用药进行减量?

一旦皮损消退，继续维持2~3周后则可减药：

1) 甲泼尼龙：每周减4mg，如果病情仍很稳定，则可再继续减药，再观察一段时间，再继续减药，甚至可隔日4mg一次，因本病的病程很慢，停药不要过急；

2) 雷公藤多苷：在用药两周后可减成口服每天2次，无复发可用每天1次，甚至停药；

3) 秋水仙碱：减至0.5mg，每天1次，根据病情再考虑停药；

4) 四环素：减至250mg，每天2次，烟酰胺300mg，每天2次，如果病情无复发，可停药；

5) 氨苯砜：可减成25mg，每天2次，无复发再停药。

2. 局部用药

(1) 皮损的斑块较大，质硬的情况时，则可用曲安奈德5ml与利多卡因1支1∶1混合进行皮损内注射，或用复方倍他米松1ml加利多卡因1ml(1∶1)在皮损内进行点状注射，每点可用0.1~0.2ml，每隔2~3周1次，至皮损平伏停用。

(2) 外用药可选择渗透性强的糖皮质激素剂型，如0.05%氟轻松二甲亚砜溶液或加入2%氮酮的0.05%氯倍他索搽剂等。

(3) 外用抑制增殖性损害的药有0.05%维A酸(全反式维A酸)乳膏或0.05%异维A酸凝胶或0.1%他扎罗汀乳膏，均以每晚外用或封包。

【不良反应】

1. 司坦唑醇

(1) 可有恶心、呕吐、消化不良、腹泻等，有消化性溃疡的患者，用药后可加重胃痛，甚至引起胃出血。

(2) 可引起水钠潴留。服药初期，下肢、颜面可出现水肿，继续用药能自行消失。

(3) 女性长期服用可出现阴蒂肥大，闭经或月经紊乱。男性长期用药可出现精子精液减少。

(4) 长期服药可引起ALT增高或AST增高，也可引起胆汁淤积性肝炎。治疗中一旦发现肝功异常，可服用联苯双酯25mg，每天3次，多数患者在1~3周内可恢复正常。

(5) 高剂量能产生雄激素过多的症状，如多毛体重增加、声粗、脂溢或痤疮。

(6) 一般的不良反应有疲乏、嗜睡、头痛、兴奋和抑制剂恶心等。

2. 雷公藤多苷

(1) 消化系统：胃痛、恶心、呕吐、腹胀、腹泻，可同时服用硫糖铝1g，每天3次，重者可停药，可服用氢氧化铝凝胶，10~15mg，每天3次。出现肝酶升高时，根据病情可予以联苯双酯25mg，每天3次，或甘利欣(甘草酸二铵胶囊)150mg，每天3次，重者停药。

(2) 皮肤:皮肤干燥、瘙痒、皮疹、瘀斑、青年可出现痤疮,或色素斑。

(3) 心血管系统:少数可出现心悸、胸闷、或心律不齐及心电图的改变,此时可停药,用大量维生素 C 加入 5% 葡萄糖溶液 500ml 静滴对症处理,一般 5~10 天恢复。

(4) 长期服用此药个别可引起骨髓抑制,可口服维生素 B_1、维生素 B_6,10mg,每天 3 次,利血生 20mg,每天 3 次,也可服用泼尼松 20mg/ 晨顿服。

(5) 生殖系统:一般用药 2~3 个月,对女性患者,初期为月经不调,闭经发生率高(0~74%),昆明山海棠闭经发生率低(15.11%),一般停药 2~3 个月可复经,40 岁以上可能不易复经,可用当归养血汤、归脾汤等处理。对男性患者用治疗量持续 2 周以上,会引起精子减少,因此建议服药两周后(在配合其他的用药的同时),则可减为每天 2 次,一般在服药 1~2 个月精子可消失,超过半年者会引起睾丸体积缩小、性欲减退,但此药对精子的影响为可逆性,停药 3 个月可恢复正常,恢复者生育后对后,代无明显的影响。

3. 秋水仙碱

(1) 消化系统:80% 患者有胃肠道反应,主要表现为腹痛、痉挛性腹痛、腹泻、恶心、呕吐及食欲减退,长期用会产生酯酶缺乏性脂肪泻等。

(2) 血液系统:可见瘀斑或紫癜,长期用可引起血小板减少、白细胞减少、骨髓抑制或再生障碍性贫血,多见于静脉用药者。

(3) 精神神经系统:麻木、刺痛和无力,长期用药可发生末梢神经炎。

(4) 代谢内分泌系统:可发生暂时性糖尿病和高脂血症。

(5) 肌肉骨骼系统:可出现近端肌无力和 / 或血清肌酸磷酸激酶增高。

(6) 其他:很少发生过敏反应。

参考文献

[1] WEIDMAN F D, BENSACÇON J H. Erythema elevatum diutinum: role of streptococci and relationship to other rheumatic dermatoses [J]. Arch Derm Syph, 1929, 20(5): 593-620.

[2] YIANNIAS J A, EL-AZHARY R A, GIBSON L E. Erythema elevatum diutinum: a clinical and histopathologic study of 13 patients [J]. J Am Acad Dermatol, 1992, 26(1): 38-44.

[3] PATTERSON J W. Weedon's Skin Pathology [M]. 4th ed. US: Elsevier, 2016: 240-241.

[4] JAMES W D, BERGER T G, ELSTON D M, et al. Andrews'Diseases of the Skin [M]. 12th ed. Elsevier, 2016: 835-836.

[5] BARNHILL R L, CROWSON A N, MAGRO C M, et al. Dermatopathology [M]. 3rd ed. New York: McGraw-Hill, 2010: 187.

[6] HIGH W A, HOANG M P, STEVENS K, et al. Late-stage nodular erythema elevatum diutinum [J]. J Am Acad Dermatol, 2003, 49(4): 764-767.

[7] ELDER D E. Lever's Histopathology of the Skin [M]. 11th ed. New York: LWW, 2015: 259-260.

[8] 倪春雅,陈喜雪,刘玲玲,等. 泛发性持久性隆起型红斑[J]. 临床皮肤科杂志,2010,39(11):711-712.

[9] GHERSETICH I, JORIZZO J L, LOTTI T, et al. Working classification of vasculitis[J]. Int Angiol, 1995, 14(2): 101-106.

[10] HABIF T P. Clinical Dermatology A Color Guide to Diagnosis and Therapy [M]. 6th ed. Elsevier, 2016: 7-41.

[11] 靳培英. 皮肤科合理用药问答[M]. 北京:人民卫生出版社,2010:354-356.

面部肉芽肿
(granuloma faciale)

【定义】本病是原因不明的皮肤病，特征为面部褐红色斑块，病理显示真皮内有淋巴细胞、中性粒细胞和多数嗜酸性粒细胞混合浸润，其典型的病理表现为白细胞碎裂性血管炎，但可能不典型或见不到，可见真皮乳头狭窄而明显的无浸润带，将表皮与真皮浸润分隔开。

【历史】Wigley(1945)首报1例，当时命名为嗜酸性肉芽肿(eosinophilic granuloma)，目前此名用于朗格汉斯细胞、组织细胞增生症的一种变异型，后来Cobane等将其更名为嗜酸性粒细胞面部肉芽肿(facial granulomas with eosinophilia)，而Pinkus提出现在的名称面部肉芽肿。

【病因与发病机制】本病病因不明，可能与某些感染、紫外线照射、免疫学异常、恶性肿瘤(如前列腺癌)相关，此病仅累及皮肤，组织病理是有明显嗜酸性粒细胞浸润的白细胞碎裂性血管炎的一种亚型。DIF可见IgG和少数IgA、IgM、C3、C1q的沉积，提示此病为免疫复合物介导的疾病，经典的补体激活参与面部肉芽肿的发生，也有认为是一种局限性的Arthus现象，也有认为是IFN-γ介导的疾病。

【临床症状】本病的皮损多为单个的丘疹、结节或斑块，质软，其直径从数毫米至数厘米，较大的斑块中心凹陷呈碟状，呈暗红、棕红或紫色，主要累及面部区域特别是在鼻部。多见于健康的中年(平均53岁)白种人(男：女为5：1)，儿童也可发病。有20%的患者也可累及面部以外的区域，常见于躯干上部和四肢。少数日晒多时呈褐色，表面光滑、有鳞屑，无结痂与溃疡，可有毛细血管扩张，由于皮损的浸润和肿胀，其上可见明显扩大的毛囊口，皮损好发于面部(图3-51)，多见于颧部、颊部、前额、鼻、下颌或耳前部，尤其是在鼻部，也有发生在面部以外的其他部位的报道，如耳廓、耳后、头皮、前臂、手背和躯干者，也有累及鼻黏膜，引起鼻黏膜破坏形成鞍鼻的报道。一般无自觉症状，少数可有轻度的瘙痒、烧灼、刺痛感或压痛。经过慢性，持续数月至数年无变化，无系统受累。

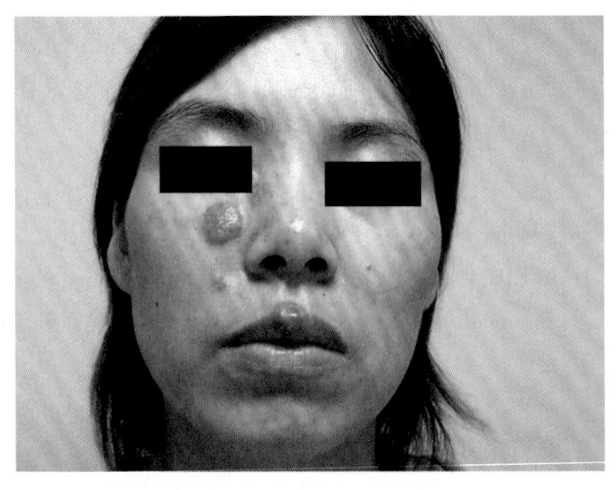
图3-51　皮损的浸润和肿胀其上可见扩大的毛囊口

【组织病理】其特征为致密的细胞浸润，一般呈结节样轮廓，浸润主要位于真皮上中部，也可位于真皮深层和皮下脂肪。在表皮的下方有一明显的无浸润带(图3-52A、B)。真皮中部的浸润呈多形性，有大量的嗜酸性粒细胞和中性粒细胞(常有白细胞碎裂)和浆细胞、肥大细胞和淋巴细胞的浸润，血管扩张伴有数量增多，血管壁有嗜酸性粒细胞的浸润和纤维蛋白样变性的白细胞碎裂性血管炎(图3-53)。有红细胞外溢，及含铁血黄素的沉积，极少数可见有泡沫细胞和异物巨细胞，病程长者可有纤维化的改变。晚期镜下图像与持久性隆起性红斑的图像有重叠在Ghersetich的分类中，此病属于小脉管类疾病。

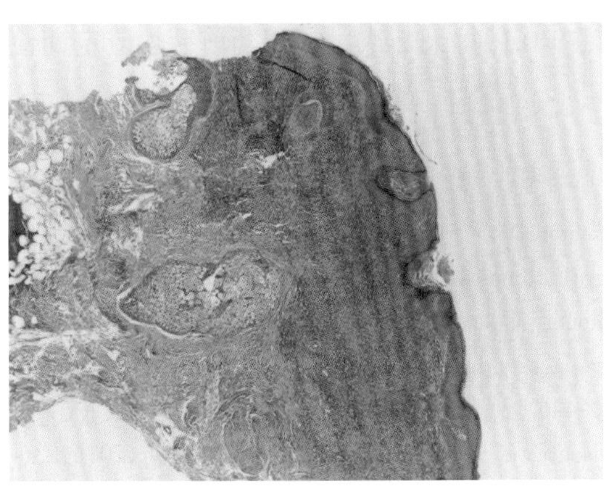
图 3-52A　皮损呈结节样轮廓浸润至真皮深层和皮下脂肪

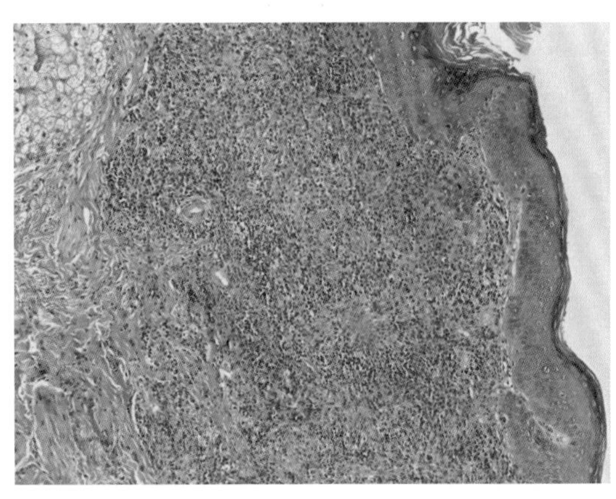
图 3-52B　表皮下方有一明显的无浸润带

【实验室检查】只有轻度的嗜酸性粒细胞增多，无其他异常。

【鉴别诊断】本病的皮损形态有特点，病理有混合的细胞浸润及表皮下有无浸润带（Grenz），可与中性粒细胞皮病以及白细胞碎裂性血管炎区别。

持久性隆起性红斑的皮损质硬，表面不红，不成碟状，也无开大的毛囊口，主要分布于四肢远端，病理以中性粒细胞的浸润为主，表现为中性粒细胞碎裂性血管炎，可与本病区别。

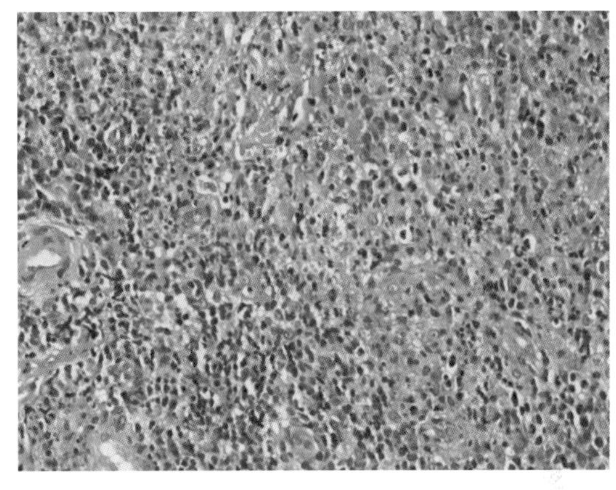
图 3-53　真皮浸润呈多形性，大量嗜酸性、嗜中性、淋巴细胞、浆细胞的浸润

若有大量嗜酸性粒细胞浸润，则可能有朗格汉斯细胞增生性疾病，但只有散在的朗格汉斯细胞及 Grenz 带及大量的嗜酸性粒细胞时，主要倾向面部肉芽肿的诊断。Grenz 带还有助于使本病与超敏性反应如节肢动物咬伤区别。血管淋巴样增生伴嗜酸性粒细胞增多(上皮样血管瘤）与本病的不同处是具有高度异常厚壁的血管伴有突出的内皮细胞。

另有报道 1 例少见的深红色发癣菌感染的病例，有类似于面部肉芽肿的组织病理表现。

【治疗】首选糖皮质激素（GC）皮损内注射，一般具体采用曲安奈德注射液 5ml 加 2% 利多卡因 1 支 1∶1 皮损内注射。也有冷冻疗法加 GC 皮损内注射，可能疗效更佳。Marcova 等（2006）对 1 例 64 岁男性，有 8 年病程，在面部、耳前红棕色的斑块，经病理证实的面部肉芽肿的患者用 GC 治疗无效，改用 0.1% 他可莫司软膏，每天 2 次，2 个月后皮损消退，遗留色素沉着。

其他可用外科、电疗、激光（脉冲染料激光和氩激光、二氧化碳激光）等治疗，对大多数患者有效。

用上述治疗无效时可口服氨苯砜（25mg，每天 2 次或每天 3 次）、秋水仙碱（0.5mg，每天 2

次或每天3次),如果疗效仍不满意或再加用羟氯喹0.1,每天2次。在用药前后均应定期检查血尿常规及肝、肾功能。

参考文献

[1] WIGLEY J E M. Eosinophilic granuloma [J]. Br J Dermatol,1945,57(3-4):68-69.

[2] COBANE J H,STRAITH C L,PINKUS H. Facial granulomas with eosinophilia;their relation to other eosinophilic granulomas of the skin and to reticulogranuloma [J]. Arch Derm Syphilol,1950,61(3):442-454.

[3] SMOLLER B R,BORTZ J. Immunophenotypic analysis suggests that granuloma faciale is a gamma-interferon-mediated process [J]. J Cutan Pathol,1993,20(5):442-446.

[4] JAMES W D. Berger TG,Elston DM,et al. Andrews'Diseases of the Skin [M]. 12th ed. Elsevier,2016:836-837.

[5] ELDER D E. Lever's Histopathology of the Skin [M]. 11th ed. New York:LWW,2015:260.

[6] BARNHILL R L,CROWSON A N,MAGRO C M,et al. Dermatopathology [M]. 3rd ed. New York:McGraw-Hill,2010:188.

[7] GHERSETICH I,JORIZZO J L,LOTTI T,et al. Working classification of vasculitis[J]. Int Angiol,1995,14(2):101-106.

[8] FRANKEL D H,SOLTANI K,MEDENICA M M,et al. Tinea of the face caused by trichophyton rubrum with histologic changes of granuloma faciale [J]. J Am Acad Dermatol,1988,18(2 pt 2):403-406.

[9] MARCOVAL J,MORENO A,BORDAS X,et al. Granuloma faciale treatment with topical tacrolimus [J]. J Am Acad Dermatol,2006,55(5 Suppl):S110-S111.

二、肉芽肿性血管炎(granulomatous vasculitis)

(一) 小脉管

间质性肉芽肿性皮炎
(interstitial granulomatous dermatitis, IGD)

【同义名】伴有关节炎的间质肉芽肿性皮炎(interstitial granulomatous dermatitis with arthritis)、伴有斑块和关节炎的IGD(IGD with plaques and arthritis)、伴有斑块的IGD(IGD with plaques)、伴有条索状皮疹和关节炎的IGD(IGD with cutaneous cords and arthritis)、栅栏状中性粒细胞性和肉芽肿性皮炎(palisaded neutrophilic and granulomatous dermatitis,PNGD)、类风湿性丘疹(rheumatoid papules)、Churg-Strauss肉芽肿(Churg-Strauss granuloma)、皮肤血管外坏死性肉芽肿(cutaneous extravascular necrotizing granuloma)、浅表性溃疡性类风湿渐进性坏死(superficial ulcerating rheumatoid necrobiosis)、相关的栅栏状肉芽肿(related palisading granulomas)。

【历史】Chu等将自身免疫性结缔组织病和其他以产生免疫复合物为特征的疾病中出现的,以四肢伸侧丘疹为特征损害的组织反应类型命名为“栅栏状中性粒细胞和肉芽肿性皮炎”。这些皮损最初在Churg-Strauss肉芽肿中被描写过,Winkelmann首次了解到此病与自身免疫性和炎症性疾病广泛的疾病谱有关,至1993年Ackerman首次提出“伴有关节炎的间质肉芽肿性皮炎”一词,后者被归类于PNGD中。

【定义】间质性肉芽肿性皮炎(IGD)伴有关节炎是一种皮肤病,而栅栏状嗜中性肉芽肿性皮炎(PNGD)这一名称通常代表发生于某种非常明确的系统性疾病的渐进性坏死和肉芽肿性炎症反应。已有报道多种系统性疾病与这些病变有关,如类风湿关节炎、红斑狼疮、干燥综合征、甲状腺炎、Raynaud综合征、肝炎、炎性肠病、淋巴增生性疾病、骨髓增生异常性疾病、Wegener肉芽肿、变应性肉芽肿、Takayasu动脉炎、结节性动脉周围炎(结节性多动脉炎)、溶血性尿毒性综合征、血栓性血小板减少性紫癜、混合性冷球蛋白血症、药物反应(特别是磺胺类药)、癌症、糖尿病以及感染性疾病(如HIV、EB病毒和细小病毒等)。

【发病机制】

1. PNGD的发病机制可能与合并的系统疾病有关,直接免疫荧光检查发现在一些患者的血管壁有纤维蛋白和IgM的沉积。此病最初的损害是由于潜在疾病导致免疫复合物沉积在血管,引起真皮和皮下组织亚急性和慢性富含中性粒细胞浸润的小血管炎,因而无形中减少了该区域的血供,结果局部胶原发生变性而非急性坏死,变性的胶原刺激免疫应答,诱导组织细胞和淋巴细胞浸润形成栅栏状反应并吞噬变性的胶原,该现象是由数量不多的但持续存在的免疫复合物所引起。外源性创伤可能加重或触发该级联反应。

2. IGD伴有关节炎的患者也可有与PNGD相似的发病机制,由于免疫复合物大小、数量、沉积的部位不一,诱发因素及潜在的全身炎症性疾病不同,可导致PNGD和IGD出现独特的临床和组织学特点。

【临床症状】PNGD的典型症状为对称分布于躯体的伸侧面,特别是在肘部和手指上,有正常肤色的丘疹和红色丘疹,丘疹中央可出现脐窝,内有痂皮和穿孔(排出渐进性坏死的胶原),有时可出现溃疡。此种损害最常见于类风湿关节炎、红斑狼疮或系统性血管炎,尤其是Wegener肉芽肿患者。

IGD伴有关节炎的患者其临床表现为对称性、圆形至卵圆形的红色或紫罗兰色斑块,好发于胁肋部、腋下、大腿内侧和下腹部。这些线状排列的皮疹可融合成带状和条索状,绳索征(rope sign)是本病特有的,损害消退后遗留色素沉着和轻微的皱缩外观。发疹之前、同时或之后可发生关节炎,并倾向侵犯上肢多个关节。本病常发生于女性类风湿关节炎的患者、血清阴性的关节炎或多发性关节痛的患者,且与自身免疫性甲状腺炎相关。

【组织病理】PNGD早期损害的组织学表现为真皮全层和血管周围有以中性粒细胞为主的混合细胞浸润和小血管炎,但缺乏整齐栅栏状排列的细胞,也可见到白细胞碎裂和嗜碱性胶原坏死,有些病例可见到明显的白细胞碎裂性血管炎。

PNGD发展充分的损害,具有环状肉芽肿样的表现并伴有明显的中性粒细胞和中性粒细胞的核尘。

PNGD晚期的损害则表现为真皮内围绕嗜碱性胶原呈栅栏状排列的组织细胞,此变化可下延至皮下组织的浅层,伴有明显的中性粒细胞浸润和白细胞碎裂,最后呈纤维性、类脂质渐进性坏死样,有时在表浅和深部的血管周围有稀疏的淋巴细胞和嗜酸细胞浸润。

间质性肉芽肿性皮炎(IGD)的组织学特点是真皮网状层的间质,特别在真皮的底部,有致密的含有数目不等的中性粒细胞或嗜酸性粒细胞和组织细胞的浸润。通常无或仅有轻微的黏蛋白、渐进性坏死、血管炎和空泡变化。皮损常为无症状,并可见到围绕在微小散在的变性胶原周围的组织细胞呈花瓣样栅栏状排列。

【治疗】寻找并主要结合所合并的系统性疾病进行治疗，如对类风湿关节炎进行治疗，有报道可外用或皮损内注射强效糖皮质激素，口服氨苯砜和羟氯喹可改善症状，亦可应用雷公藤多苷 20mg，每天 3 次。有作者用依那昔普治疗类风湿关节炎的过程中出现间质性肉芽肿性皮炎，但 Zoli 用依那昔普（etanercept）治疗对间质性肉芽肿性皮炎有效。

参考文献

[1] JAMES W D, BERGER T G, ELSTON D M, et al. Andrews'Diseases of the Skin [M]. 12th ed. Elsevier, 2016:175.

[2] CHU P, CONNOLLY K, LEBOIT P E. Histopathologic spectrum of palisaded neutrophilic and granulomatous dermatitis [J]. Arch Dermatol, 1994, 130(10): 1278-1283.

[3] MCKEE P H, CALONJIE E, GRANTER S R. 皮肤病理学与临床的联系[M]. 3 版 . 朱学骏，孙建方，译 . 北京：北京大学医学出版社，2007:320-321.

[4] ELDER D E. Lever's Histopathology of the Skin [M]. 11th ed. New York: LWW, 2015:435-436.

[5] ZOLI A, MASSI G, PINNELLI G, et al. Interstitial granulomatous dermatitis in rheumatoid arthritis responsive to etanercept [J]. Clin Reumatol, 2010, 29(1): 99-101.

（二）大、中、小脉管

结节性血管炎
(nodular vasculitis)

【同义名】Whitfield 硬红斑（Whitfield erythema induratum）。

【定义】本病是慢性复发性小叶性脂膜炎伴脂肪间隔的血管炎，结节性血管炎和硬红斑在临床和病理上相似，是否两者为同一疾病尚无定论，如果结节性血管炎找到结核分枝杆菌感染的证据，而且倾向与活动性结核有关即为硬红斑。临床上在中年妇女的小腿后侧有疼痛的复发性紫红色结节或斑块，应高度怀疑本病。确切的病因尚不清楚，目前推测与结核、衣原体、链球菌等感染、自身免疫性疾病、肿瘤等都有一定的联系。本病是由 Bazin（1861）首次描述在年轻女性小腿后侧的与结核分枝杆菌感染相关的深紫色结节。现今大多数学者认为 Whiltfied 硬红斑（结节性血管炎）与硬红斑的区别是后者有结核分枝杆菌感染的证据。但越来越多的学者认为，结节性血管炎和硬红斑在发病机制上是一类疾病。

【病因】目前由于 PCR 技术的发展，陆续报道在本病患者的皮损中分离出分枝杆菌 DNA，也有阴性的报道。其他的包括链球菌和诺卡菌以及镰刀菌等都可导致结节性血管炎样的红斑、结节、斑块和溃疡。Sakuma 等报道 1 例衣原体肺炎合并有结节性血管炎的病例用抗生素治疗后减轻，推测衣原体也可能是结节性血管炎的致病因素之一。

丙型肝炎病毒所致的结节性血管炎可能与循环免疫复合物（抗体与丙型肝炎病毒表面抗原结合的产物）局部沉积有关。经研究在结节性血管炎的患者中找到了丙型肝炎病毒的证据，由此推测结节性血管炎可能与丙型肝炎病毒感染有关，但相关机制尚不清楚。

自身免疫性疾病，在甲状腺功能亢进的一线治疗药物丙硫氧嘧啶可诱发血管炎，用药的潜伏期从数周到数年，其发病机制尚不清楚，多数认为是免疫复合物疾病，有结节性血管炎合并 Crohn 病的报道，组织病理上见肉芽肿性血管炎和脂膜炎，作者推测结节性血管炎是一种 Crohn 病转移至皮肤的症状表现。

肿瘤发病的同时或发生前，很多患者出现血管炎，其中包括结节性血管炎，其合并的肿瘤中以肺癌发病率最高，结肠癌仅次于肺癌。

其他因素包括寒冷、肥胖、下肢静脉疾病和高血压。血管炎的发生与纤维蛋白酶的活力、血液黏稠度、血管通透性、流体静压等因素有关。

【发病机制】一般认为本病是Ⅲ型变态反应或为免疫复合物疾病，也有作者认为更像Ⅳ型过敏反应或是 T 淋巴细胞对抗原刺激（分枝杆菌或其他）的特殊反应，郭在培等研究认为，IL-2 为代表的 Th1 细胞因子可能参与结节性血管炎的发病机制，血清及组织浸润的 IL-2 水平与疾病活动相关。

【临床症状】本病好发于中青年女性，偶发于男性，男女患病率相当，发病有明显的季节性，大多好发于春末初夏，尤以盛夏较重，冬天则消退。病程缓慢，可从数周到数年，反复发作，皮损好发于小腿后侧，多单侧分布，常沿着血管走向分布，也可发生在足部、大腿、臀部和前臂。典型的皮损为常伴有自发性疼痛或压痛的皮下结节或较大的浸润块，也可先感局部疼痛和压痛，而后触及皮下结节，皮损为暗红或紫红色，有触痛的结节或斑块，皮损的中央常可发生溃疡、渗液，预后形成萎缩性瘢痕及炎症后色素沉着。

【组织病理】本病的病理表现为弥漫性小叶性脂膜炎，基本变化为动脉炎并导致相应的小叶发生缺血性坏死，主要侵犯脂肪间隔的中、小动脉，有时可累及大动脉，甚至相应管径的静脉。Segura 等（2008）研究 101 例组织病理显示，有 47% 的病理累及脂肪小叶的小静脉。早期可有白细胞碎裂性血管炎导致局部缺血随后发生炎症和小叶的损伤如果有血管阻塞，则会导致大片的小叶化脓性坏死，脂肪坏死增多形成脂肪囊，其边缘为细小颗粒性的嗜酸性物质伴有脂肪核的固缩，化脓性改变向表皮发展形成溃疡。后期皮损形成肉芽肿性炎症，常有多核巨细胞、上皮样细胞浸润，最后纤维化。原发性血管炎和肉芽肿同时出现（图 3-54）提示Ⅲ型过敏反应和Ⅳ型过敏反应可能参与结节性血管炎的发病。但 Schneider 最初证明为中性粒细胞血管炎，而 Lever 提出此病在很多病例中受累的脉管也显示淋巴细胞血管炎，因此将此病分类于中性粒细胞与淋巴细胞两者混合性血管炎中。

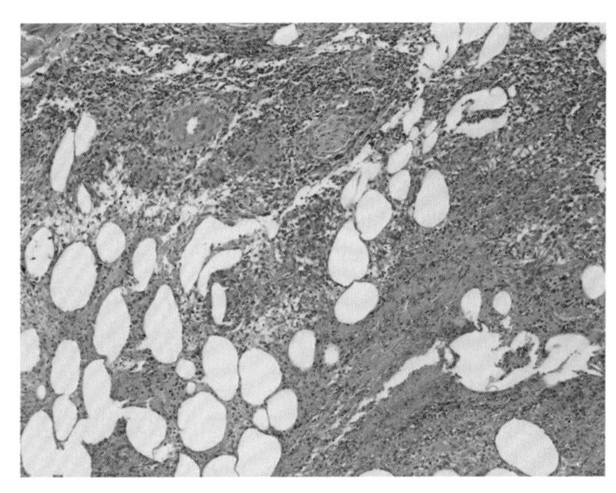

图 3-54 原发性血管炎和肉芽肿同时出现

【实验室检查】闫呼玲等研究发现结节性血管炎患者微动脉内有血栓形成，存在纤溶 - 凝血系统异常，而肾损害可引起纤溶 - 凝血系统异常，加之姜立媛等对 34 例结节性血管炎进行的观察中，也认为肾损害可引起纤溶 - 凝血系统异常，该作者建议对本病应当常规检测血浆纤维蛋白原（fibrinogen，FG）和 D- 二聚体（DD）的水平，而 FG 异常也会引起肾损害。

【诊断和鉴别诊断】中年妇女下肢后侧有疼痛的紫红色结节或斑块，应高度怀疑本病，结合病理检查可进一步明确诊断。因本病与硬红斑在临床和病理上相似，因此要找到无结核感染的证据，则可排除硬红斑的诊断。可行的检查方法有结核菌素试验，胸部 X 线检查和结核分枝杆菌 DNA 检测，还可作全血 IFN-γ 测定试验，包括酶联免疫斑点法和酶联免疫吸附法，此两法不仅可以免除结核菌素试验后的不适，还可发现潜伏期感染的患者，不受卡介苗接种和非结核分枝杆菌感染的影响，提高了敏感度和特异性。

本病与其他疾病的鉴别有：

1. 结节性红斑，此病皮损不限于小腿后侧，常对称性分布，痛感更重，一般不形成溃疡和瘢痕，病理显示为小叶间隔性脂膜炎；

2. 复发性发热性结节性脂膜炎，本病有发热、全身不适，皮损好发于大腿，病理有吞噬脂肪的泡沫细胞和嗜脂性巨细胞；

3. 皮肤变应性血管炎，其损害为可触性紫癜，呈多样性，还伴有发热、关节肿痛等症状。

【治疗】应寻找病因，针对性治疗。对本病可首选糖皮质激素，根据病情的轻重选择用量，一般可按泼尼松 15~20mg/d 晨一次顿服或用曲安西龙 4~8mg/d 晨一次顿服，同时加用四环素 250mg，每天 3 次或氨苯砜 25mg，每天 2 次，用其抑制中性粒细胞趋化、肉芽肿的形成及抗炎作用，此外也可单用 10% 碘化钾溶液口服，一般先用 5ml，每天 3 次，逐渐增加至 10ml，每天 3 次或碘化钾饱和溶液一次 0.3~0.6ml（300~600mg），用水稀释后于饭后服用，每天 3 次。Taverna 等治疗 1 例女性结节性血管炎，对其他治疗包括糖皮质激素、碘化钾、氨苯砜、米诺环素等均无效，用吗替麦考酚酯 1g，每天 2 次，治疗 11 个月大部分皮损消退，19 个月未复发。所以对病情顽固的患者，可加用吗替麦考酚酯 1g，每天 2 次，维持量为 0.25~0.5g，每天 2 次，空腹服用，有一定疗效。James 提出可尝试用秋水仙碱、抗疟药、非甾体抗炎类药等治疗。

参考文献

[1] DEL MORAL R F，ERENO C，ARRINDA J M，et al. Erythema induratum of Bazin and active renal tuberculosis [J]. J Am Acad Dermatol，1994，31(1)：288-290.

[2] SAKUMA H，NIIYAMA S，AMOH Y，et al. Chlamydophila pneumoniae infection induced nodular vasculitis[J]. Case Rep Dermatol，2011，3(3)：263-267.

[3] GILCHRIST H，PATTERSON J W. Erythema nodosum and erythema induratum (nodular vasculitis)：diagnosis and management [J]. Dermatol Ther，2010，23(4)：320-327.

[4] 郭在培，刘宏杰，刘卫平，等 . 皮肤结节性血管炎患者 Th1/Th2 型细胞因子表达的研究[J]. 中华皮肤科杂志，2004，37(2)：80-82.

[5] 闫呼玲，徐汉卿，雷小莹，等 . 应用双功能彩色多普勒超声扫描仪对下肢结节性血管炎血管改变的研究[J]. 中国皮肤性病学杂志，1998，12(3)：75-79.

[6] 姜立媛，普雄明 . 34 例结节性血管炎患者肾损害和纤溶 - 凝血系统异常的评估[J]. 实用皮肤学杂志，201-4，7(5)：327-329.

[7] SEGURA S，PUJOL HM，TRINDADE F，et al. Vasculitis in erythema induratum of Bazin：a histopathologic study of 101 biopsy specimens from 86 patients [J]. J Am Acad Dermatol，2008，59(5)：839-851.

[8] SCHNEIDER JW，JORDAAN HF. The pathologic spectrum of erythema induratum of Bazin [J]. Am J Dermatopathol，1997，19(4)：323-333.

[9] ELDER DE. Lever's Histopathology of the Skin [M]. 11th ed. New York：LWW，2015：622-623.

[10] CARLSON JA，CHEN KR. Cutaneous vasculitis update neutrophilic muscular vessel and eosinophilic granulomatous and lymphocytic vasculitis syndromes [J]. Am J Dermatopathol，2007，29(1)：32-43.

[11] TAVERNA JA，RADFAR A，PENTLAND A，et al. Case reports：nodular vasculitis responsive to

mycophenolate mofetil [J]. J Drug Dermatol，2006，5（10）：992-993.
[12] JAMES WD，BERGER TG，ELSTON DM，et al. Andrews'Diseases of the Skin [M]. 12th ed. Elsevier，2016：482.

类风湿结节
(rheumatoid nodules)

【同义名】速发性类风湿结节病（acute rheumatoid nodulosis）。

【定义】本病是类风湿关节炎（RA）的关节外表现，约有 20%~30% 的患者有类风湿结节，多见于病情严重的 RA 患者，与类风湿因子（RF）中高（IgM、IgG 或 IgA）滴度阳性、关节侵蚀、类风湿性血管炎高发生率相关。即使不是都有 RF 阳性，但大多数有类风湿结节而血清学阴性的 RA 患者被证实有皮下环状肉芽肿或组织学表现为栅栏状肉芽肿。此外非常少见的患者有多发性溃疡性结节和高滴度的类风湿因子，但无活动性关节病，此种变异性类风湿病无破坏性关节病变，称为类风湿结节病（rheumatoid nodulosis）。

【发病机制】本病的结节好发于外伤部位，提示外伤是病因之一，免疫荧光检查在类风湿性结节附近血管壁内可见 IgG 和 IgM 沉积，也发现 RF 和补体存在结节内。此外在结节内检测到前炎症因子和细胞黏附因子（TNF-α、IL-1β、IL-Ra RNA、E- 选择素），它们介导组织免疫性损伤可能起到一定的作用。

本病通常由于初用氨甲蝶呤治疗所触发，其原因可能是氨甲蝶呤激活腺苷 AI 受体，从而促进细胞融合和多核巨细胞形成。

【临床症状】类风湿结节常发生在病情严重的类风湿关节炎患者中，与高滴度类风湿因子、关节侵蚀和类风湿血管炎高发生率相关，但类风湿结节并不是类风湿关节炎所特有。本病的结节损害好发于外伤和受压部位，主要在前臂伸侧、肘部（特别是鹰嘴尖）、足、膝关节、手指节、臀部、头皮和背部，也有报道在其他部位，如腹壁、心包层、心肌层、心瓣膜、喉、肺，鼻梁、眼和耳廓等处。这些损害常固定在其下面的骨膜和筋膜上，表现为皮下脂肪层或深层组织内坚实、无症状和圆顶的肿块，其直径从几毫米到 5cm，约 1 个到数百个，有时可形成溃疡。30% 的类风湿关节炎患者发生类风湿结节皮损，也可见于 5%~7% 的 SLE 患者中，但结节多见于手部，也偶见于血清阴性强直性脊柱炎的患者中。也有报道硬皮病患者类似的结节损害，患者很少有或没有关节炎的症状，但手指上出现多个类风湿样结节，此种情况被称为“类风湿样结节反应”。

【组织病理】Elder 描写类风湿结节发生在皮下和真皮深部，显示一个或几个胶原的纤维样退行性变，呈均一性红染，常见有核碎片和嗜碱性物质，而黏蛋白常很少或无，几乎在 50% 的活检中，可见到退行性病灶被组织细胞和呈栅栏状排列的异物巨细胞围绕着。而 Smith 等描写类风湿结节是由三个同心圆带组成，最内侧为强嗜酸性、纤维素沉积和胶原透明样变性；其周围是栅栏状排列的组织细胞层，其外围被慢性混合性细胞浸润的血管肉芽组织所包绕，急性和早期的损害常有明显的白细胞碎裂性血管炎，间质有很多中性粒细胞浸润，比较陈旧的皮损中心部分可出现囊样变性。由于此病是与类风湿性血管炎相关的血管炎因此大、中小脉管受累。

【治疗】开始应针对类风湿关节炎进行系统性治疗，可系统应用糖皮质激素，根据病情的轻重考虑用量，一般轻型的可用泼尼松 10~15mg/d 或曲安西龙 8mg/d，加雷公藤多苷 20mg，每天 3 次，病情好转后再逐渐减量。严重者先用复方倍他米松注射液 1ml 深部肌内注射，同时口服泼尼松 10~15mg/d 或曲安西龙 4~8mg/ 晨，病情一旦控制则逐渐减量，一些相关的损害会得到改善。

对结节的治疗可外用氟轻松二甲亚砜，每天 2 次，也可用曲安奈德注射液 50mg 加 1% 利多卡因 1ml（1∶1）进行皮损内注射，也可切除治疗类风湿结节，但常频繁复发。

参考文献

[1] SMITH ML, JORIZZO JL, SEMBLE E, et al. Rheumatoid papules: lesions showing Features of vasculitis and palisading granuloma [J]. J Am Acad Dermatol, 1989, 20 (2 pt 2): 348-352.

[2] JAMES WD, BERGER TG, ELSTON DM, et al. Andrews' diseases of the skin [M]. 12th ed. Elsevier, 2016: 175.

[3] COURET M, COMBE B, VAN THOAI CH, et al. Rheumatoid nodulosis report of two cases and discussion of diagnostic criteria [J]. J Rheumatol, 1988, 15 (9): 1427-1430.

[4] SCHOFIELD JK, CERIO R, GRICE K. Systemic lupus erythematosus presenting with 'rheumatoid nodules' [J]. Clinic Exp Dermatol, 1992, 17 (1): 53-55.

[5] LAGIER R, GERSTER JC. Palmar rheumatoid nodulosis of the fingers [J]. Clin Rheumatol, 1995, 14 (5): 592-593.

[6] ELDER DE. Lever's histopathology of the skin [M]. 11th ed. New York: LWW, 2015: 434-435.

第六节 巨 细 胞

肉芽肿性血管炎（granulomatous vasculitis）

（一）大、中脉管

巨细胞（颞动脉）动脉炎
(giant cell arteritis)

【同义名】颞动脉炎（temporal arteritis）、老年性巨细胞动脉炎（giant cell arteritis of elderly）、Horton 病（Horton's disease）、脑动脉炎（brain arteritis）、肉芽肿性动脉炎。

【定义】本病是一种系统性疾病，发病年龄在 50 岁以上（平均年龄 >70 岁），好发于女性（女男比例为 2∶1）白种人多发。本病是肉芽肿性巨细胞全层动脉炎，可累及任何颅外动脉，如椎动脉、颈动脉、主动脉及其分支、肾动脉、髂动脉、冠状动脉等中等和大动脉，局限性、弥漫性或节段性炎症，但约半数以上的患者主要受累的是颞动脉，受累的动脉中膜和内膜有炎性浸润和坏死，导致闭塞性脉管炎，使其供血区域组织缺血。

【历史】本病是 Horton 等（1932）首报。

【发病机制】病因尚不明确。研究发现，年龄的增加、特殊的遗传和种族背景以及感染可能有致病作用。经研究本病的发病率有明显的差异，有 5 个发病高峰期，其中似乎有 2 次与肺炎衣原体感染流行有关，2 次可能与细小病毒 19 流行相关，1 次与肺炎衣原体感染流行相关。也可有水痘病毒或人单纯疱疹病毒的感染，其他作者的研究表明颞动脉炎患者的感染可能性比对照组高 3 倍。

有作者提出本病可能直接或至少部分是针对血管弹力层的自身免疫性疾病。直接免疫荧光检查发现在动脉壁中有免疫复合物的沉积，表明体液免疫的发病机制存在，免疫反应的靶位是平滑肌、DNA、中性粒细胞、心磷脂等。

有炎症的动脉外膜中，能产生 IFN-γ 的 T 淋巴细胞可能对此病的发病起作用。巨噬细胞可能是组织损伤的最终效应细胞，形成明显的肉芽肿反应，在外膜引起前炎症反应，中膜引起破坏性反应，在中膜和内膜交界部位的多核巨细胞和巨噬细胞可能是受 IFN-γ 的刺激，产生血小板衍化生长因子（PDGF）和血管内皮细胞生长因子（VEGF），而这些因子的刺激导致肌成纤维增生，在动脉内膜下有细胞外基质沉积，为了支持新生的内膜，有新生的血管形成，巨噬细胞也可产生活性氧（ROS）和基质金属蛋白酶 -2（MMP-2，matrixmetalloproteinase-2），这些物质能溶解动脉的内弹力膜，继而形成一条肌纤维母细胞移行内皮下的通道，形成动脉内膜增生，最终导致动脉腔闭塞。

有单卵双胞胎同患此病和家族发病的报道，经研究提示与 HLA-DR4 和 HLA-DRB*04 等位基因相关。

【临床表现】发病开始的前驱症状有发热、头痛、乏力、食欲减退、体重减轻、躯干和四肢近端肌痛与压痛、关节痛、贫血，以上症状可持续数周至数月，90% 以上血沉快，血沉快与疾病的活动性相关。

在前驱症状之后出现单侧或双侧颞动脉剧烈疼痛，此种疼痛往往沿着颞动脉行走，持续并呈椎刺样和 / 或呈搏动性，也可放射到颅、面及颌部。病变动脉呈硬条索状，有压痛，搏动减弱或消失，相邻的皮肤红肿，感觉异常。此外早期而有诊断价值的表现是由于咬肌缺血、影响下颌关节而出现张口困难和咀嚼疼痛。若伴发枕动脉病变，则出现后头部不适、疼痛和压痛。

眼动脉受损后可出现视力障碍，可以是单侧或双侧，完全性或不完全性的。逐渐发生者可为缺血性神经炎或球后视神经炎；突然发生者，多由视网膜中央动脉闭塞所致视网膜或脉络膜缺血，可突然发生单侧或双侧视力丧失（约 17%），其中双侧视力丧失约占 1/3。

其他颅内或颅外动脉损害，如舌动脉炎时，出现舌体肿胀、触痛、发绀温度低、水疱、舌炎，甚至坏疽；颈外动脉分支有动脉炎时，发生吞咽困难、声音嘶哑、牙关紧闭等；脑干和冠状动脉受累时，病情更严重；下肢大动脉受累时，出现间歇性跛行，肢端坏疽及肾脏高血压等。

50% 病例出现风湿多肌痛（polymyalgia rheumatica）的症状，包括颈、肩和四肢近端肌肉疼痛和僵硬，运动时加剧，此症状并非是肌肉的病变，而是由于动脉炎后慢性缺血所致。无肌力低下和肌萎缩是其特征。肌电图、CPK 和 GPT 和醛缩酶均阴性。

皮肤损害不常见，由于血管闭塞所致的缺血，造成血管所支配区域皮肤发生红斑、瘀斑、皮肤萎缩和脱发，或发生水疱、坏死和溃疡。损害多见于头皮，有时伴发枕部和颈部淋巴结肿大。

此病常与系统性硬皮病伴发。

【组织病理】对所有本病患者均应做颞动脉活检，由于病变往往呈节段性，其间距为数毫米，因而对颞动脉取材的长度应为 2~2.5cm，标本应作 HE 染色及弹力纤维染色，以了解血管弹力层的破坏情况。受累的动脉被淋巴细胞和巨噬细胞所组成（有时也有中性粒细胞）的炎症浸润所破坏，这些炎症的浸润可扩展至动脉壁全层。

但主要侵犯中膜，表现为慢性肉芽肿性炎症，动脉壁增厚，管腔因内膜肉芽肿组织增生而狭窄或闭塞，内弹力膜破坏，中膜有明显的纤维蛋白样变性，可见多数多核巨细胞浸润并聚集在血管内膜和中膜之间，还可见到淋巴细胞、浆细胞、组织细胞，有时也见到嗜酸性粒细胞的浸润。晚期管壁的中层和外层纤维组织增生，因此呈闭塞性巨细胞性肉芽肿性全层动脉炎的病理表现。

【实验室检查】有轻度贫血，白细胞升高，70%~80% 的患者血沉加快，大部分可超过 50mm/h，血小板升高，纤维蛋白原和 α_2 丙种球蛋白可升高，C 反应蛋白（CRP）升高，CRP 与 ESR 同时监测，其敏感性为 97%，CRP 不受年龄、性别、血浆成分或红细胞形态的影响。免疫球蛋白、补体、类风湿因子和抗核抗体为阴性。

半数患者可有肝功能异常，特别是碱性磷酸酶的异常，曾有研究显示抗心磷脂抗体在病理确诊的本病中阳性率为 42%。荧光素血管造影发现脉络膜和视网膜中央动脉充盈时间延长，脉络膜动脉无充盈或充盈少，超声波检查观察眶血流量，发现受累血管周围有低回声晕（血管壁水肿所造成），低回声晕与颞动脉病理检查比较，其敏感性和特异性分别为 69% 和 82%。正电子发射断层摄影术（positron emission tomography）可观察到大血管的血管炎变化。

【诊断与鉴别诊断】本病诊断的金标准为颞动脉的组织病理学诊断，磁共振血流成像术是非创伤性的诊断手段，可帮助证实临床诊断，为活检取材选择最佳的位置，巨细胞动脉炎常与系统性硬皮病伴发。

本病应与结节性多动脉炎鉴别，见表 3-6。

表 3-6　巨细胞动脉炎与结节性多动脉炎的鉴别

鉴别要点	巨细胞动脉炎	结节性多动脉炎
发病年龄	60~70 岁	30~40 岁
累及动脉	大、中动脉	中小动脉
累及脏器	脑、眼、心等	肾、肠等
内弹力膜	严重破坏	轻度破坏
多核巨细胞	常见	偶有
内膜纤维化	常见	少见
纤维蛋白样变性	少见	常见
预后	可自行缓解	进行性发展

【治疗】本病的首选药物为糖皮质激素，按照泼尼松的量（40~60mg/d）给药，一般反应好，用药 4~6 周。系统症状在用药 24~72 小时内改善，血沉需要在数周后才恢复正常，根据系统症状，如 ESR、CRP 等症状缓解和检查指标恢复，缓慢减药，开始每月大约减 10mg/d（或 1~2 周减 10%），继而每月减 5mg/d，当达到 10mg/d 或 15mg/d 的剂量时，甚至每月仅减 1mg/d 或用 2.5~20mg/d 维持量，此病为自限性疾病，常在 1~2 年内缓解。糖皮质激素至少应用 1~2 年，大部分病例在撤药后可完全缓解。如果在治疗过程中，ESR 或 CRP 升高或症状复发，此时可维持糖皮质激素的原量或再加量，但也要考虑是否发生了潜在的机会性感染。一般在 18

个月内最容易复发，容易复发的时间为7个月，因此在治疗6~12个月后可用维持量。有视觉障碍的患者，多数报道用糖皮质激素的冲击疗法3天，再改用2mg/(kg·d)。如果患者的循环中有较高水平的IL-1β、IL-6和TNF，则更易复发，此时应用较高剂量的糖皮质激素，而且要维持时间长。为了减少糖皮质激素的用量及减少其不良反应，可联合以下用药，如氨甲蝶呤、硫唑嘌呤、环磷酰胺、环孢素、氨苯砜和抗TNF-α等的生物制剂。为改善视觉可用抗凝制剂，增加眼部的血流量。

参考文献

[1] ELLING P, OLSSON A T, ELLING H. Synchronous variations of the incidence of temporal arteritis Polymyalgia rheumatica in different regions of Denmark; association with epidemics of Mycoplasma infection [J]. J Rheumatol, 1996, 23(1): 112-119.

[2] RUSSO M G, WAXMAN J, ABDOH A A, et al. Correlation between infection and the onset of giant cell (temporal)arteritis syndrome. a trigger mechanism [J]. Arthritis Rheum, 1995, 38(3): 374-380.

[3] TSIANAKAS A, EHRCHEN J M, PRESSER D, et al. Scalp necrosis in giant cell arteritis case report and review of the relevance of this cutaneous sign of Large-vessel vasculitis [J]. J Am Acad Dermatol, 2009, 61(4): 701.

[4] MYKLEBURST G, GRAN J T. A prospective study of 28 patients with polymyalgia rheumatic temporal arteritis: clinical and laboratory manifestation at the onset of the disease and at the time diagnosis [J]. Bri J Rheumatol, 1997, 123(5): 723-724.

[5] BARNHILL R L, CROWSON A N, MAGRO C M, et al. Dermatopathology [M]. 3rd ed. New York: McGraw-Hill, 2010: 202-203.

[6] KIM T J, UHM W S, SONG S Y, et al. Unilateral weak radial pulse in a patient with systemic sclerosis: Takayasu's arteritis or thoracic outlet syndrome? [J]. Rheumatol Int, 2006, 27(8): 789-790.

[7] JAMES W D. Berger T G, Elston D M, et al. Andrews'Diseases of the Skin [M]. 12th ed. Elsevier, 2016: 842-843.

大动脉炎

(Takayasu arteritis)

【同义名】高安动脉炎、高安病(Takayasu disease)、高安综合征(Takayasu syndrome)、主动脉弓综合征(aortic arch syndrome)、无脉病(pulseless disease)、闭塞性血栓性动脉病(occlusive thromboarteriopathy)、主动脉综合征(aortic syndrome)。

【定义】本病为一种少见的慢性复发性肉芽肿性动脉炎，是主动脉分支大血管的血栓闭塞性疾病。主要发生在亚洲，如日本、朝鲜、东南亚、印度和中国，少数见于非洲、墨西哥或南美。美国报道年发病率为2.6/100万，多见于15~30岁的女性(女男比例为9∶1)。成人容易发生眼、中枢神经系统和心脏缺血。32%发生在儿童，病情比成人严重，在病程的后期容易发生肾动脉狭窄，诱发肾血管性高血压。此病虽然属于混合性肉芽肿性血管炎但同时伴有多种细胞性血管炎。

【病因】感染、自身免疫和遗传均可能参与发病，与结缔组织病如类风湿关节炎同时发病，以及血清中IgG、抗内皮细胞抗体升高，CD4亚群升高，提示为自身免疫性疾病。

【发病机制】患者主动脉组织表达一种热休克蛋白-65，$CD4^+$ T细胞能与该蛋白质发生反应，有作者提出NK细胞、$CD4^+$和$CD8^+$细胞可能在血管炎中起作用。组织病理中发现动脉的中层外部及外膜中部有炎细胞浸润，提示本病是细胞介导的免疫反应。这些浸润的细胞，特别是 γδT 细胞（一种杀伤细胞）通过释放穿孔素、溶细胞因子可导致血管损伤。

【临床症状】病程早期无脉的前期（炎症期）有非特异性的症状和体征，主要表现有全身症状，如发热、乏力、肌痛、关节痛、心动过速、皮疹、体重减轻等，但并非所有的患者均出现这些症状。至后期则出现无脉期，可有血管杂音，两上肢血压不等或脉率不等，有典型的桡动脉和颈动脉搏动消失，其他由于血管炎造成的局限性缺血引起的症状和体征，如高血压、暂短性缺血、头痛、心绞痛、癫痫发作。视网膜病变（Takayasu 视网膜病），可有视神经病变，新生血管性青光眼、玻璃体积血、视网膜脱落而失明，也有少见的前色素层炎和囊样黄斑病，表现视物模糊，视力改变发生率在严重的病例可达 30%。

循环障碍可引起皮肤症状，发生率约 15%~20%，皮损可先发生于动脉炎症状数年，早期为结节性红斑样或硬红斑样损害，有雷诺现象。后期至无脉期，出现坏疽性脓皮病样损害，可有与坏死性或肉芽肿性血管炎相关的损害，可有脱发和皮肤、皮肤附属器及下方肌肉的萎缩。

胃肠道受累为炎症性肠病（局限性肠炎和溃疡性结肠炎），与肠系膜动脉狭窄和缺血有关，也有出现乳糜泻，本病炎症性肠病的发生率为 7%。肠系膜动脉的受累占 18%。

SLE、白塞综合征、Cogan 病和可变性红斑角化病可与本病并存，Keller 报道可与系统硬皮病伴发，血沉常升高。

【组织病理】在无脉症出现前，血管壁有间断性肉芽肿性炎症，主要是淋巴细胞和浆细胞的浸润，也有嗜酸性粒细胞和组织细胞，也有来源于中层平滑肌的巨细胞和郎罕巨细胞；无脉期，血管壁很少或无炎症浸润，只有动脉壁的全层硬化（transmural sclerosis）。本病的病期和病情的严重程度与动脉内膜增生和外膜纤维化的程度相一致。

皮肤损害的病理表现为血管壁有中性粒细胞浸润，纤维素样坏死的坏死性血管炎，也有中性粒细胞、嗜酸性粒细胞、巨细胞和纤维素样坏死的肉芽肿性血管炎，也包括白细胞碎裂性血管炎、淋巴细胞血管炎和结节性多动脉炎样特征。皮下脂肪层的中、小动脉常显示坏死性脂膜炎伴有纤维蛋白样坏死，少量淋巴细胞和中性粒细胞的浸润。此外还可见到包括肉芽肿性血管炎、无血管炎的纤维蛋白栓塞，嗜中性脓肿、小叶性脂膜炎和间隔性脂膜炎的表现。

【诊断与鉴别诊断】最早的诊断依据是临床症状和体征，但血管造影的检查是诊断本病的金标准。可进行计算机体层摄影（CT）或磁共振成像（MRI）和彩色多普勒超声检查，用于该病的诊断及检测治疗后的反应。

1990 年美国风湿病学会的大动脉炎的诊断标准如下：

1. 40 岁之前开始的大动脉炎相关的症状或表现；
2. 肢体特别是上肢运动时，有肌肉疲乏加重或不适；
3. 一侧或两侧肱动脉搏动减弱；
4. 两臂的收缩压差 >10mmHg；
5. 在一侧或两侧锁骨下动脉或腹主动脉听到杂音；
6. 动脉造影异常：主动脉及其一级分支或上、下肢近端大动脉的狭窄或闭塞，排除了由粥样硬化、纤维肌性发育异常或类似的病因，此种变化常为局限性或节段性分布。

【治疗】糖皮质激素是首选的治疗药，推荐的治疗方案为泼尼松 1mg/（kg·d）。待病情稳定后可在 8~12 周内减量至 20mg/d 或更少，单独应用即可控制动脉炎的症状。其用法与治疗颞动脉炎相同，应用 6 个月至 2 年，目的是减少复发，一旦症状得到控制，可用泼尼松 7~10mg/d 进行维持治疗。对糖皮质激素不敏感的患者，可加用免疫抑制剂，如氨甲蝶呤、环磷酰胺或硫唑嘌呤，亦可开始即加用，以减少复发，早期应用效果好。对上述治疗效果不佳时，可加用吗替麦考酚酯治疗。对血管闭塞的处理，可用血管成形术（patch angioplasty）或用旁路移植术（bypass grafting）治疗。

参考文献

[1] JAMES W D, BERGER T G, ELSTON D M, et al. Andrews'Diseases of the Skin [M]. 12th ed. Elsevier, 2016: 843.

[2] ISHII U, AOKI N, NAKAYAMA H, et al. Ulcerative colitis associated with Takayasu's disease in two patients who received proctocolectomy [J]. J Gastroenterol, 2002, 37 (4): 297-302.

[3] UJIIE H, SAWAMURA D, YOKOTA K, et al. Pyoderma gangrenosum associated with Takayasu's arteritis [J]. Clin Exp Dermatol, 2004, 29 (4): 357.

[4] KELLAR M. Vasculitis developments in diagnosis and treatment [M]. New York: Hayle Medical, 2015: 124-129.

[5] FRANCES C. Boisnic S, Bletry O, et al. Cutaneous manifestations of Takayasu's arteritis. A retrospective study of 80 cases [J]. Dermatologica, 1990, 181 (4): 266-272.

[6] ELDER D E. Lever's Histopathology of the Skin [M]. 11th ed. New York: LWW, 2015: 244.

第七节　皮肤假性血管炎（cutaneous pseudovasculitis）

【**定义**】真正的皮肤血管炎其组织病理学的诊断标准，主要是炎症细胞浸润血管壁，血管内皮细胞肿胀、红细胞外溢，中性粒细胞和 / 或淋巴细胞有核碎裂（核尘），血管壁及其周围有纤维蛋白样变性的物质沉积或坏死，严重者有血栓形成，甚至整个血管破坏。而所谓假性血管炎的临床表现、血管造影以及部分的组织病理变化与真正皮肤血管炎有相似之处，但假性血管炎的组织病理无血管炎的证据，血管壁无炎细胞浸润，也没有纤维蛋白样变性，免疫病理无免疫球蛋白及补体的沉积。

皮肤假性血管炎是由于真皮血管阻塞或闭塞导致血管壁功能受损、凝血机制受损，因此在临床上可见皮肤组织出血、紫癜、网状青斑、瘀点、瘀斑、发绀、溃疡、肢端坏死与坏疽等损害。

【**发病机制**】皮肤假性血管炎与真性皮肤血管炎的发病机制不同，但有时也有交叉。假性血管炎的发病机制有血管壁的功能障碍、血凝 - 纤溶系统受损、感染介导血管壁的内皮细胞损伤、血栓形成、栓塞、血管痉挛及血管的损伤。

1. 血管壁的功能障碍：

（1）维生素 C 缺乏会引起血管壁的脆性增加，因为维生素 C 是胶原合成中脯氨酸和赖氨酸羟基化过程所必需的成分，此外维生素 C 对毛发的正常生长也有作用。因此缺乏维生素 C 影响胶原的正常功能，导致血管壁脆性增加，出现紫癜，加之血管缺乏真皮的支撑，更容易出现紫癜，同时毛囊周围出现瘀点，毛发异常卷曲、毛囊角化过度、牙龈出血、伤口愈合缓慢、下肢水肿并出现瘀点、紫癜以及全身不适、肌痛等症状，容易误诊为血管炎。

(2) 老年和长期的日晒可使真皮结缔组织的弹力纤维变性和胶原束萎缩从而使真皮血管缺乏支撑，微小的损伤即可导致出血，如老年患者的前臂伸侧等处出现大小不等的瘀斑以及日光性紫癜，其病理表现为真皮小血管周围红细胞外溢，慢性和复发的皮损可见含铁血黄素的沉积，无明显的炎症浸润。

(3) 感染介导的血管损伤：任何感染都会因免疫反应或毒性产物直接或间接损伤血管。如疱疹病毒、腺病毒、人类免疫缺陷病毒(HIV)-1、巨细胞病毒可直接介导血管内皮细胞的活化和损伤，并诱导内皮细胞高表达黏附分子、血管细胞黏附分子 -1(VCAM-1)、E- 选择素和 HLA-DRⅡ类分子，这些分子可介导炎细胞(中性粒细胞、单核细胞、巨噬细胞、淋巴细胞)与血管内皮细胞结合，跨过内皮迁移至血管外，致使血管内皮细胞功能障碍。其他毒素如白喉杆菌、志贺菌可释放神经酰胺或神经酰胺类似物(脂多糖)，直接激活补体旁路途径，并导致血管内皮损伤。白念珠菌、立克次体也可直接损伤内皮细胞。

(4) 血凝 - 纤溶系统异常：正常机体的凝血和纤溶两大系统处于平衡状态。如果此平衡受到破坏，则可发生病理性出血或高凝状态，并导致一系列疾病。

1) 高凝状态，包括Ⅴ因子 Leiden 突变、高同型半胱氨酸血症、凝血酶原(凝血因子Ⅱ) 20210A 突变、纤维蛋白原增高、抗凝蛋白缺乏(抗凝血酶、蛋白 C、蛋白 S)、黏性血小板综合征、纤溶系统异常、纤溶酶原障碍、抗心磷脂抗体(ACA)通过与 β_2 糖蛋白 1(β_2-GP1)/ 磷脂复合物结合，阻断 β_2-GP1 抑制凝血酶原活性和血小板聚集作用，从而促进血栓形成，ACA 又可抑制前列腺环素的合成、损伤血管内皮、抑制蛋白 C 的活性、刺激内皮细胞产生组织因子，导致血栓形成。

2) 获得性疾病包括长期卧床、妊娠、口服避孕药、激素替代治疗、抗磷脂抗体综合征、骨髓增生性疾病、恶性肿瘤等。

2. 遗传介导的血管损伤：Ⅳ型 Ehler-Danlos 综合征 COL3A1 基因突变，致使Ⅲ型胶原合成、分泌和结构异常，导致血管壁脆性增加，并形成动脉瘤。Ⅰ型神经纤维瘤(NF1)与 NF1 基因的缺陷相关，神经纤维蛋白分泌缺失，导致肿瘤细胞无限生长，造成狭窄性血管壁损伤。

3. 环境 / 化学因素：放射可引起血管壁增厚及血栓形成，内皮容易受损，DNA 损伤，细胞凋亡。激光体外震波碎石、高速弹道伤产生瞬间压力穿透组织并损伤内皮细胞。

参考文献

[1] BATEMAN H, REHMAN A, VALERIANO-MARCET J. Vasculitis-like syndrome [J]. Curr Rheumatol Rep, 2009, 11(6): 422-429.

[2] HIRSCHMANN J V, RAUGI G J. Adult scurvy [J]. J Am Acad Dermatol, 1999, 41(6): 895-906.

[3] KALLENBERG C G, TADEMA H. Vasculitis and infection: contribution to the issue of autoimmunity reviews devoted to "autoimmunity and infection" [J]. Autoimmun Rev, 2008, 8(1): 29-32.

[4] CHRISTODOULON C, SANGLE S D, CRUZ D P. Vasculopathy and arterial stenotic lesions in the antiphospholipid syndrome [J]. Rheumatology (Oxford), 2007, 46(6): 907-910.

[5] MOLLOY E S, LANGFORD C A. Vasculitis mimics [J]. Curr Opin Rheumatol, 2008, 21(1): 29-34.

一、出血性假性血管炎

主要的临床表现为瘀点、瘀斑、紫癜等，其主要病因为血管壁的功能不全、代谢产物（淀粉样物质、钙质）沉积于血管壁、营养缺乏（维生素 C 缺乏症）、非血管性炎性炎症性紫癜（节肢动物叮咬、病毒或药物反应）、血管壁及支撑基质变性、老年性或日光性紫癜、微生物直接进入血管壁、凝血及纤溶系统疾病（血小板减少）等。其临床疾病简介如下：

维生素 C 缺乏症
(vitamin C deficiency)

【同义名】坏血病（scurvy）

【病因与发病机制】维生素 C 是一种水溶性维生素，存在于新鲜水果和蔬菜中，人体不能合成只能依靠外源供给，引起维生素 C 缺乏的原因，是由于患者饮食中缺乏新鲜的蔬菜和水果、偏食、酗酒、禁食等，使人体缺乏维生素 C，而且维生素 C 性质不稳定，在储存、烹调时容易被破坏，慢性消耗性疾病、妊娠、吸烟，服用阿司匹林、吲哚美辛、四环素、糖皮质激素等需要维生素 C 增加量。

其作用机制是维生素 C 对其他酶系统有保护作用，它是强抗氧化剂，能保护维生素 A、E 和不饱和脂肪酸。而在前胶原转化为胶原纤维的过程中，维生素 C 是脯氨酸和赖氨酸羟基化所必需的，维生素 C 一旦缺乏，则胶原合成受损，其结果造成基底膜合成缺陷，导致血管壁完整性损伤，血管壁破坏，很容易出现紫癜，加之真皮结缔组织成分受损，真皮血管缺乏支撑，因此皮肤易受伤。

【临床表现】牙龈出血、伤口愈合缓慢、下肢水肿，下肢出现紫癜、瘀点，毛囊周围瘀点，异常卷曲发，毛囊角化过度，以及全身不适和肌痛等系统症状，容易误诊为血管炎。

【组织病理】病理表现为毛囊扩大，毛囊角栓，在卷曲发的附近毛囊周围红细胞外溢，伴有慢性炎症和含铁血黄素沉积，脱发表现为毛干断裂，在扩大栓塞的毛囊内有螺旋状发，但无炎症细胞的浸润。

【治疗】进食新鲜水果和蔬菜，轻症患者口服维生素 C 100mg，每天 3 次，重者或吸收不良的患者可肌内注射或静脉给药。

参考文献

[1] YALCIN A，URAL A U，BEYAN C，et al. Scurvy presenting with cutaneous and articular sign and decrease in red and white blood cells [J]. Int J Dermatol，1996，35(12)：879-881.

老年性紫癜
(purpura senilis)

【同义名】日光性紫癜（solar purpura）、光化性紫癜（actinic purpura）、老年性坏血病（scurvy of old age）、老年性人工紫癜（purpura factitia senilis）、Bateman 紫癜。

【历史】本病是 Bateman（1836）首报。

【病因与发病机制】长期暴露于日光下工作，尤其是暴露部位接受日光的照射，加之老年皮肤因衰老变薄与松弛，皮肤和皮下组织萎缩，缺乏弹性，小血管周围的结缔组织变性从而失去支撑，轻微的外伤刺激，则可导致小血管的破裂出血，产生紫癜加之组织中吞噬细胞能力减弱，因此血液的吸收缓慢，在细胞外渗处常遗留含铁血黄素沉积，反复发作则形成慢性复发性疾病。对有些患者经常内用或外用糖皮质激素可诱发本病。

【临床症状】老年患者多见，65 岁以上的患者发病最多，也可见于早老综合征患者，女性多于男性，皮损好发于易受外伤的暴露部位，如前臂伸侧、手背、前额、颈部、上胸 V 字区、背部，偶尔发生在面部，轻微外伤或压迫后，或自然发生。出现大小不等的暗紫色瘀点或瘀斑，形态不规则，常伴有表皮破损，由于无炎症反应，紫癜的色泽很少变化，境界清楚，呈暗紫色，历时数月，也无自觉症状。自行消退后遗留棕色的色素沉着。损害的周围皮肤变薄，弹性缺失、毛发稀疏，有毛细血管扩张。由于毛细血管的脆性增加，束臂试验常为阳性。

【组织病理】表皮和真皮萎缩，真皮上部弹性纤维变性、其下部萎缩。胶原纤维疏松，分离呈束状，小静脉破裂，在该处的周围可见红细胞外溢。毛细血管正常，无炎症反应。反复长期持续性的皮损，可有含铁血黄素的沉积。

【治疗】保护皮肤，避免外伤，要避免负重、碰撞或外伤。口服维生素 C 和维生素 E、烟酰胺 300mg，每日 3 次，也可服用蛋白同化激素，局部外用维生素 E 乳膏。

参考文献

[1] CHARTIER T K，JOHNSON R A，KAMINER M，et al. Palpable purpura in an elderly man [J]. Arch Dermatol，2003，139（10）：1363-1368.

血栓性血小板减少性紫癜
(thrombotic thrombocytopenic purpura, TTP)

【历史与命名】本病是 Moschowitz（1924）首报，1966 确认为综合征，因而称为 Moschowitz 综合征，1989 年后发现溶血尿毒症综合征（hemolytic uremia syndrome）与 TTP 都属于血栓性微血管病，两者的临床有很多的相似之处，有作者称为 TTP-HUS 综合征。

【病因与发病机制】本病由非免疫性血小板减少引起的相关性疾病，非常少见，病因不明，死亡率很高。女性好发，发病的高峰期为 21~30 岁。

多数 TTP 患者的原因不明，但有时其发病是在药物（青霉素或磺胺）治疗之后，有时发病在上呼吸道感染之后，少数患者与红斑狼疮相关。有家族史的患者，均可见到显性遗传和隐性遗传。已证实 TTP 可伴有 von-Willebrand 因子复合物蛋白酶的缺乏，家族性病例似乎先天性缺乏此酶，已证实部分患者存在 von-Willebrand 因子复合物蛋白酶的抗体。

【临床症状】发病前可有前驱症状，如发热、胃肠道不适等，但大多数起病急或呈暴发性，其典型的临床症状如下：

微血管血栓形成，消耗大量血小板，出现血小板减少性紫癜，皮肤黏膜广泛出血、瘀点、瘀斑，甚至血疱以及出血性坏疽，微血管病性溶血性贫血。鼻出血、牙龈出血、视网膜出血，血尿，严重时可有颅内出血。

血流中红细胞经过弥散性微血管内血栓的部位，受到机械性的损伤而破坏，导致微血管病性溶血，产生贫血、黄疸和血红蛋白尿。

90% 的患者有多种神经精神症状，常见有头疼、头晕、定向力和视力障碍、惊厥、昏迷、瘫痪、抽搐等。

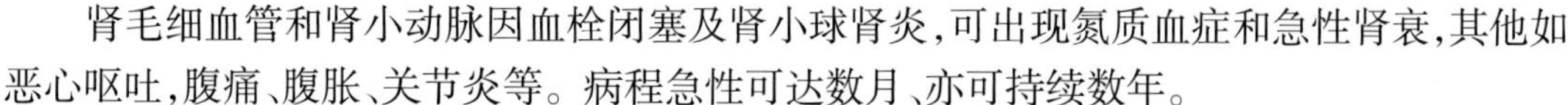

肾毛细血管和肾小动脉因血栓闭塞及肾小球肾炎，可出现氮质血症和急性肾衰，其他如恶心呕吐，腹痛、腹胀、关节炎等。病程急性可达数月、亦可持续数年。

【组织病理】血管内有透明血栓（含有纤维蛋白和血小板）形成，广泛的红细胞外溢，可有局灶性坏死，但无血管炎的证据。

【治疗】继发者应去除病因，严重者可进行血浆置换，双嘧达莫 25mg，每天 3 次，静脉滴注前列环素（prostacyclin）每分钟 5μg/kg，连续滴注时间根据病情而定，24 小时内血小板数即可增加。其他也可应用糖皮质激素、环孢素、大剂量丙种球蛋白，严重者可输入血小板悬液，注意防止微血栓形成。

参考文献

[1] MOAKE J L. Thrombotic microangiopathies [J]. N Engl J Med, 2002, 347(8): 589-600.

[2] FARLAN M, ROBLES R, GALBUSERA M, et al. von-Willebrand facter-cleaving protease in thrombotic thrombocytopenic purpura and the hemolytic syndrome [J]. N Engl J Med, 1998, 339(22): 1578-1584.

[3] TSAI H M, LIAN E C. Antibodies to von-Willebrand facter-cleaving protease in acute thrombocytopenic purpura [J]. N Engl J Med, 1998, 339(22): 1585-1594.

二、血栓形成性假性血管炎

血栓性疾病如华法林导致的皮肤坏死、感染后的暴发性紫癜、抗磷脂抗体综合征等所产生的广泛性损害，临床表现与系统性皮肤血管炎很相似，其共同的组织病理特征为小血管纤维蛋白和血小板性血栓，伴不同程度的出血，但无炎性细胞，如果血栓广泛阻塞血管，则可出现溃疡和坏死。其临床疾病简介如下：

华法林导致的皮肤坏死
(warfarin induced skin necrosis purpura)

【病因】本病是在没有用肝素的情况下，用华法林（苄丙酮香豆素）抗凝剂口服治疗 2~5 天内诱导皮肤出血与坏死，并引起多种不良反应，如脱发、荨麻疹、紫色趾综合征。皮肤坏死的发病率仅为小于 0.1%，但其病情严重，死亡率高尤为重要。

【发病机制】用华法林治疗会导致肝脏维生素 K 敏感因子非正常 γ- 羧化，继而维生素 K 严重缺乏引起该功能障碍，华法林除了可抑制维生素 K 依赖的凝血因子敏感因子Ⅱ、Ⅶ、Ⅸ和Ⅹ外，还可降低抗凝物质蛋白 C、蛋白 S 和抗凝血酶Ⅲ的水平。其中因子Ⅶ主要将非活动状态的凝血系统转化为不断进展放大的凝血过程，因此存在过多的促凝剂级联反应，而蛋白 C 从凝血激活开始就参与阻止凝血过程向远处发展。1/3 的华法林坏死的患者是遗传性部分蛋白 C、蛋白 S 缺乏，不过有些无遗传蛋白 C 缺乏的个体也可发生本病。

少数患者与获得性或先天性蛋白 S 缺陷有关。蛋白 S 是维生素 K 依赖的活性蛋白 C 的复合因子，获得性蛋白 S 缺陷可见于肾衰竭或抗磷脂综合征或正在进行血液透析的患者。

【临床症状】本病最常见于抗凝血治疗后第 3~6 天。开始表现为感觉异常，迅速发展成疼痛性、界限清楚的、水肿性橘皮样红色斑块伴紫癜，进一步发展形成大血疱迅速破溃，伴有真皮和皮下脂肪进行性坏死。组织破坏严重，形成瘢痕导致严重的毁容。好发于肥胖或中年妇女的大腿、臀部、乳房等皮下脂肪丰富的区域，开始表现疼痛，随后出现边界清楚的红斑，迅速发展成出血和坏死。皮损内或边缘常可见部分网状或分枝状紫癜。女性患者发病率比男性高 4 倍，高发年龄在 50~70 岁。

【组织病理】病理显示真皮全层和皮下组织中的小静脉和小动脉有纤维蛋白和血小板性血栓，伴有不同程度的出血，但无炎细胞和血管炎的表现。

【治疗】在应用华法林进行抗凝治疗时，要警惕发生皮肤坏死的可能性，特别早期患者主诉局部不适时。对高危患者，华法林的用量应逐步加量，避免大剂量。一旦出现皮损应首先停用华法林，并用大剂量的维生素 K，可快速逆转华法林的作用，加用肝素抗凝治疗可防止皮肤坏死的发展。此外应用蛋白 C 浓缩物可逆转华法林坏死。

参考文献

[1] NAZARIAN R M，VAN COTT E M，ZEMBOWICZ A，et al. Warfarin-induced skin necrosis [J]. J Am Acad Dermatol，2009，61(2)：325-332.

[2] CHAN Y C，VALENTI D，MANSFIELD A O，et al. Warfarin-induced skin necrosis[J]. Br J Surg，2000，87(3)：266-272.

[3] WATTIAUX M J，HERVE R，ROBERT A，et al. Coumarin-induced skin necrosis Associated with acquired protein S deficiency and antiphospholipid antibody syndrome [J]. Arthritis Rheum，1994，37(7)：1096-1100.

[4] COMP P C，ELROD J P，KARZENSKI S. Warfarin-induced skin necrosis [J]. Semin Thromb Hemost，1990，16(4)：293-298.

暴发性紫癜

(purpura fulminans)

【同义名】坏死性紫癜(purpura necrotica)、坏疽性紫癜(purpura gangrenosa)、出血性紫癜。

【历史】本病是 Guelliot(1984)首报。此病名已广泛用于任何类型有广泛的皮肤紫癜者，也较特异性的用于有已知原因皮肤微血管闭塞并有广泛性皮肤紫癜的患者，此病为罕见的急性、严重、常可致死的皮肤大面积瘀斑，可发展为血性皮肤坏死，并伴有皮肤血管闭塞性疾病。

【病因与发病机制】本病是一种综合征，其病因不明，常发生于一些感染性疾病，如猩红热、肺炎球菌性脓毒血症、脑膜炎球菌性败血症、水痘、麻疹、亚急性细菌性心内膜炎等之后的儿童，也可发生于成人，此病常无前驱症状。此外饮酒和服用对乙基氨基酚可发生暴发性紫癜。Patterson 暴发性紫癜是弥散性血管内凝血(DIC)的一个少见临床表现，大多数的文献将此两病分开描述，而 Mckee 将此病放在 DIC 标题下描写，主要考虑暴发性紫癜是发生在儿童的 DIC，而且认为暴发性紫癜和感染性 DIC，也可表现为白细胞碎裂性血管炎的特征。

其发病机制为感染时前凝血质过度表达，天然抗凝蛋白，特别是蛋白 C 耗尽，细菌内毒素、脓毒血症等在血液循环中损伤了血管内皮细胞，在小血管内形成血栓阻塞了血管，导致缺血和坏死。此病是消耗性血液凝固性疾病，与 DIC 一样，因血小板、纤维蛋白原、凝血酶原及各种凝血因子如Ⅱ、Ⅴ、Ⅶ的耗尽，继发性纤维蛋白溶解，导致泛发性出血和瘀斑。在传染病后发病的患者也可能是细菌内毒素本身的抗原致敏了内皮细胞所致病。

【临床症状】本病好发于儿童，常在细菌和病毒急性感染后 5~10 天后突发，或感染后恢复期，也可发生在先前正常的成人。表现高热、寒战、全身不适、血压下降、昏迷，全身出现大片紫斑、血疱和坏疽，即弥散性血管内凝血。可伴有严重的肝、肾、肺和肾上腺等系统的损害，中枢神经系统和视网膜也有血栓形成的危险。发病迅速，病情险恶，多数致死。皮损多发生在四肢，特别在受压的部位，也可累及耳、唇、鼻、面部、臀部和躯干，皮损发生广泛，呈对称性触痛性瘀斑，易融合成境界清楚周围有狭窄的红晕。在瘀斑上有大血疱或凝固性坏死，与正常皮肤分离，基底与皮下结缔组织粘连，表面覆以黑厚痂，不易剥离。有时可导致肢端缺血性坏疽，甚至需要截肢。

【组织病理】表皮和部分真皮常呈广泛的坏死，坏死区附近的真皮中层血管栓塞，栓子有血小板、纤维蛋白等组成。真皮小静脉和毛细血管也被血小板和纤维蛋白微血栓所阻塞。血管周围无炎症，严重出血处可见小血管壁灶性坏死。

【实验室检查】可有贫血、白细胞增高、血小板正常或减少，凝血因子Ⅴ、Ⅶ、Ⅷ及凝血酶原、纤维蛋白原降低，出凝血时间延长，凝血酶原时间和部分凝血激酶时间延长，凝血酶、凝血酶原、凝血激酶、纤维蛋白原和纤维蛋白等各种凝血因子消耗，血中可查出纤维蛋白原和纤维蛋白的产物。

【鉴别诊断】

本病应与各种严重性紫癜进行鉴别：

1. 香豆素治疗的并发症　本病多在口服抗凝血的药物之后3~5天内发病，发病率不到1%，好发于胸部、大腿和臀部，出现紫癜和瘀斑后迅速出现出血性水疱、皮下组织坏死和结痂形成。

2. 过敏性紫癜　本病常伴发有关节痛、腹部痛，其紫癜性皮损常为高起性丘疹，少数为瘀斑。

【治疗】

1. 积极治疗其基础病，用强有力的抗生素控制感染，加强支持疗法。确诊后立即应用抗凝剂及肝素等抑制凝血，阻止血管内血栓形成。给予冰冻血浆10~15mg/(kg·12h)，蛋白C缺乏者给予浓缩蛋白C和重组活化蛋白C，直至皮损痊愈。出现弥散性血管内凝血时可用肝素静脉滴注。也可用糖皮质激素、低分子右旋糖酐静脉滴注，成人每次250~500ml，儿童每日不超过20ml/kg，每天1次或隔天1次，7~14次为1个疗程。

2. 局部清创和抗感染。陈柳青对1例表皮葡萄球菌败血病所致的暴发性紫癜应用甲泼尼龙320、240、160mg/d，进行冲击疗法，加用万古霉素1.0g，每12小时静脉滴注3天以及配合抗凝剂等收到良效。

3. 大量应用糖皮质激素，成人可用甲泼尼龙500~1 000mg进行冲击治疗，儿童甲泼尼龙4~30mg/kg肌内注射或静脉滴注。

4. 发生DIC时，可用肝素静脉滴注，具体方法为成人首剂5 000U加入100ml 0.9%氯化钠注射液中，在30~60分钟内滴完，需要时每隔4~6小时重复静脉滴注1次。注意过量用药可导致自发性出血。表现为血尿、消化道出血，用药期间应测定活化部分凝血活素时间(APTT)如果APTT>90秒(>正常对照3倍)表明用药过量。如果有自发出血应立即停药。如果严重出血可静脉注射硫酸鱼精蛋白注射液以中和普通肝素。

参考文献

[1] DAVIS M D, DY K M, NELSON S. Presentation and outcome of purpura fulminans associated with peripheral

gangrene in 12 patients at Mayo Clinic [J]. J Am Acad Dermatol, 2007, 57(6): 944-956.

[2] PATTERSON J W. Weedon's Skin Pathology [M]. 4th ed. US: Elsevier, 2016: 223.

[3] MCKEE P H, CALONJIE E, GRANTER S R. 皮肤病理学与临床的联系[M]. 3版. 朱学骏, 孙建方, 译. 北京: 北京大学医学出版社, 2007: 762-764.

[4] 赵辨. 中国临床皮肤病学[M]. 2版. 南京: 江苏科学技术出版社, 2017: 1011.

[5] 陈柳青, 侯伟、孙建方, 等. 成功治愈表皮葡萄球菌败血症致成人暴发性紫癜1例[J]. 临床皮肤科杂志, 2005, 34(6): 400-401.

[6] 陈新谦, 金有豫, 汤光. 新编药物学[M]. 17版. 北京: 人民卫生出版社, 2011: 533-534.

抗磷脂抗体综合征

(antiphospholipid antibody syndrome, APS)

【同义名】 抗磷脂综合征(antiphospholipid syndrome)、抗心磷脂综合征(anti-cardiolipin syndrome, ACS)、抗磷脂抗体 / 狼疮抗凝物综合征(antiphospholipid antibody/lupus anticoagulant syndrome)。

【定义】 本病有原发和继发两种情况，原发的患者不伴有结缔组织病，只有少数原发的患者演变成继发性，继发的患者常伴有结缔组织病。本病系指是由抗磷脂抗体引起临床症状的总称，其基本病变是血管损害，抗磷脂抗体是一组能与多种含有磷脂结构的抗原物质发生反应的抗体，其中包括狼疮抗凝物(lupus anti-coagulant, LA)、抗心磷脂抗体(anti-cardiolipin antibody, ACL 抗体)、抗磷脂酸抗体(anti-phosphatidic antibody)和抗磷脂酰丝氨酸抗体(anti-phosphatidyl serine antibody)等，以狼疮抗凝物和抗心磷脂抗体具有临床意义。由于抗心磷脂抗体的特异性更强，与抗磷脂综合征关系更为密切，因而也称为抗心磷脂综合征。

【历史】 1906年 Wassermann 建立梅毒血清学的诊断方法，将先天性梅毒患儿的肝脏提取物作为抗原检测梅毒患者血清中的抗体。1941年 Pangborn 分离出对此抗体起反应的主要抗原，证实是一种磷脂，并命名为心磷脂，随着该检测技术广泛的应用，发现很多非梅毒患者的梅毒血清反应也呈阳性(称为梅毒血清反应假阳性)，尤其多见于自身免疫性疾病(特别是系统性红斑狼疮)。1952年 Conely 等在2例系统性红斑狼疮患者血浆中发现一种能抑制凝血酶原转变为凝血酶，从而延长凝血时间的血浆因子，后来发现为抗体，被命名为狼疮抗凝物。1983年 Harus 等用固相免疫分析法检测发现系统性红斑狼疮患者中，抗心磷脂抗体阳性率高达61%。后经多年研究证实，抗磷脂抗体的存在与临床上复发性血栓形成、习惯性流产、血小板减少及神经精神系统损伤等症状相关。1985年 Harris 正式提出抗磷脂抗体综合征。

【病因与发病机制】 微血管阻塞是本病的重要原因，抗磷脂抗体介导的血栓形成有多种机制，包括干扰了血管内皮细胞产生和释放前列环素、与血小板膜磷脂相互作用影响了蛋白C和蛋白S途径和血小板活化、干扰了抗凝血酶Ⅲ的活性、抗心磷脂抗体干扰前激肽释放酶活化成激肽释放酶、影响内皮细胞血浆酶原活化因子释放或锚定蛋白等保护蛋白的功能。

抗心磷脂抗体通过与 β_2- 糖蛋白1(β_2-GP1)/ 磷脂复合物结合，阻断 β_2-GP1 抑制凝血酶原活性和血小板聚集作用，从而促进血栓的形成。抗心磷脂抗体还可抑制前列环素的合成，损伤血管内皮细胞，抑制蛋白C活性，刺激血管内皮细胞产生组织因子等导致血栓形成。

【临床症状】

1. 复发性血栓形成　此种症状是本病的主要表现，血栓形成的表现取决于受累血管的种类、部位、大小,可以表现为单一血管或多个血管受累。

(1) 动脉血栓(占 30%):脑栓塞,冠状动脉、网膜动脉和周围动脉的栓塞;

(2) 静脉血栓(占 70%):深部静脉的血栓常发生在腋窝静脉、下肢大静脉、网膜静脉;

(3) 动静脉血栓(占 5%);

(4) 微血管血栓(占 1%~5%)。

以上病变常呈间歇性发作,很难预测。少数患者可在短期内发生进行性多个器官的血栓形成,称为恶性血管阻塞或恶性抗磷脂抗体综合征。

2. 肺栓塞来源于深部静脉的血栓,亦可单独发生于肺部。

3. 习惯性流产　高滴度 IgG 抗磷脂抗体容易引起妊娠自发性流产和死胎,主要是由于胎盘血管的血栓形成导致胎盘功能不全,可引起宫内发育迟滞、反复流产,其发生率可达 10%~25%。常见于妊娠的中后期,IgM 型抗体对妊娠的影响不大。

4. 血小板减少　抗磷脂抗体阳性患者血小板减少率比抗磷脂抗体阴性的患者高 3 倍。血小板减少可轻可重,多急性或周期性发作,也可先于其他临床症状多年出现。

5. 神经精神系统　主要表现脑血栓、脑出血、癫痫、偏头疼、舞蹈病、脊髓病变和精神行为异常。

6. 心脏病变　心瓣膜损伤和心内膜炎。二尖瓣增厚最常见,可伴反流或狭窄。

7. 肾脏病变　肾动脉、静脉及更小的血管血栓形成,则导致肾性或恶性高血压,后者可出现微血栓性肾小球病变及溶血性尿毒综合征的相应症状,肾活检可见 APS 导致的肾病变是血管纤维蛋白栓塞,而狼疮肾则是免疫复合物的沉积。

8. 皮肤病变

(1) Alegre 统计 295 例狼疮抗凝因子(LA)阴性患者中,70 例(24%)有皮肤病变,其中血栓静脉炎占 34%。最早出现为肢端网状青斑是具有代表性的症状,约见于 30% 的患者伴或不伴网状紫癜,红斑、水疱、血疱、下肢溃疡及坏死等多形性皮疹;

(2) 近心端网状青斑伴远端网状紫癜;

(3) Sneddon 综合征;

(4) 青斑血管病或 Degos 样皮损;

(5) 斑状萎缩样皮损伴微血栓形成;

(6) 雷诺现象;

(7) 血管炎皮损表现;

(8) 白塞综合征样皮损;

(9) 坏疽性脓皮病样皮损;

(10) 甲周溃疡;

(11) 弥漫性皮肤坏死是本病最重的典型表现;

(12) 假卡波西肉瘤;

(13) 游走性表浅性血栓静脉炎。

以上症状促发因素常为手术、药物(含硫利尿剂、卡托普利和口服避孕药)、中断抗凝剂及感染等,这些患者往往表现多器官的衰竭,大部分患者出现肾脏受累和呼吸窘迫综合征。

【实验室检查】

有溶血性贫血、血小板减少、梅毒血清试验假阳性、抗磷脂抗体阳性,主要是狼疮抗凝物阳性和抗心磷脂抗体水平升高。

【诊断标准】(国际共识)

1. 临床标准

(1) 血管栓塞,临床上一次或多次动脉、静脉或小血管栓塞;

(2) 妊娠并发症

1) 出现一次或多次 10 周后胎儿原因不明的死亡,或

2) 出现一次或多次 34 周前早产儿,或

3) 三次以上 10 周前不明原因连续自发性流产。

2. 实验室标准

(1) 至少相隔 12 周时间,抗心磷脂抗体包括 IgG 或 IgM 两次以上呈现高水平的升高;

(2) 至少相隔 12 周时间,抗狼疮抗凝物抗体两次以上呈现中到高水平升高;

(3) 至少相隔 12 周时间,抗 β_2- 糖蛋白 1 抗体包括 IgG 或 IgM 两次以上呈现中到高水平升高。

3. 确诊标准

(1) 病程中至少有一个临床表现及一个实验室阳性指标;

(2) 抗心磷脂抗体需两次阳性,时间间隔 >3 个月;

(3) 建议进行 5 年以上的随访,以排除 SLE 或其他自身免疫性疾病。

【治疗】

(1) 注意减少可能引起血栓形成的因素,要禁止吸烟,禁止口服避孕药等;

(2) 有急性深静脉血栓形成的患者可用低分子肝素,其用法一般可静脉注射或深部肌内注射或皮下注射,每次 5 000~10 000U,或其他溶栓药;

(3) 伴有血小板减少的抗磷脂综合征患者可用糖皮质激素(可选用曲安西龙或甲泼尼龙 4~8mg/ 晨)、达那唑(danazol)200mg 每天 2~4 次或大剂量的丙种球蛋白静脉滴注;

(4) 抗血小板凝聚药改善高凝状态,对预防血栓形成及深部静脉血栓、肺栓塞可用阿司匹林,也可用双嘧达莫 25mg 每天 3 次,对血栓形成后的长期治疗可用华法林,其用法为第 1 天 5~20mg 口服,次日起用维持量,每天用 2.5~7.5mg,但要注意治疗中的出血倾向;

(5) 伴有红斑狼疮的本病患者可用羟氯喹 200mg,每天 2 次治疗,可缓解白色萎缩性病变;

(6) 为了防止广泛的组织坏死引起细胞因子的过度释放,病情危重时可用糖皮质激素冲击治疗。

参考文献

[1] CHRISTODOULOU C,SANGLE S,D'CRUZ DP. Vasculopathy and arterial stenotic lesions in the antiphospholipid syndrome [J]. Rheumatology (Oxford),2007,46(6):907-910.

[2] LEVINE J S,BRANCH D W,RAUCH J. The antiphospholipid syndrome [J]. N Engl J Med,2002,346(10):752-763.

[3] 赵辨 . 中国临床皮肤病学[M]. 南京:江苏科学技术出版社,2010,806-807.

[4] 陈新谦,金有豫,汤光 . 新编药物学[M]. 17 版 . 北京:人民卫生出版社,2011:558-559.

恶性萎缩性丘疹病
(malignant atrophic papulosis)

【同义名】Degos 病（Degos's disease）（1942 命名）、Kohlmeier-Degos 病（Kohlmeier-Degos's disease）、致死性皮肤和胃肠道小动脉栓塞症（lethal cutaneous and gastrointestinal arteriolar thrombosis）、致死性皮肤肠道闭塞性动脉炎综合征（lethal cutaneous gastrointestinal thrombotic syndrome）。

【定义】本病一般分为两型，经典型（系统型或恶性型）和良性型（皮肤型），经典型除了有典型的皮损表现以外，还有内脏器官受累的症状，是皮肤 - 肠道或其他器官的细小动脉内膜炎而后血栓形成的动脉炎，主要累及皮肤、肠道和神经系统，导致胃肠穿孔、腹膜炎、脑梗死和脑出血等威胁患者生命的情况。良性型是指只有皮肤受累的患者。目前尚无可靠的实验室检查对患者的分型和预后做出评估。本病发病率很低，也有报道家族性发病，并且其预后良好。

【病因】本病的病因不明，从该病的组织病理特点观之，是一种原发性血管栓塞性疾病，可能与凝血异常、纤维溶解抑制功能异常、自身免疫及病毒感染有关。也有认为是常染色体显性遗传，也可能内皮细胞损伤是此病的主要病理基础。

【发病机制】

1. 凝血和纤溶异常　Stahl 等报道血小板聚集功能增强，Black 等发现皮损区及周围的小血管周围纤维蛋白溶解作用丧失，但大部分病例无系统性凝血系统紊乱的证据，提示血栓形成在微血管水平。

2. 自身免疫机制　少数病例血中有抗磷脂抗体，特别在 SLE 患者，因为在 SLE、类风湿关节炎、硬皮病或皮肌炎可出现类似于本病的皮肤损害，也同时有抗心磷脂抗体的出现。但本病无或极少有循环免疫复合物或补体的沉积，无抗中性粒细胞抗体（ANCA），也无抗内皮细胞抗体。

【临床症状】

1. 皮肤损害　初发皮损为小红斑，迅速形成圆形、光滑、坚实半球形的小红丘疹，一般直径为 5mm，有时可达到 15mm。此丘疹迅速变平、坏死，中心凹陷呈脐窝状，形成不规则的斑片，损害的直径不超过 10mm × 3mm，皮损中央可形成溃疡、坏死（图 3-55），损害中央有特征性的瓷白色萎缩，其上可覆盖着非黏着性的鳞屑、结痂，周围有 1~2mm 宽的玫瑰红色或紫色的充血圈，或有细小的毛细血管扩张，最后发生萎缩，周围留下线状边缘。皮损无自觉症状，主要发生在躯干和四肢近端，也可发生在阴茎、球结膜、口缘或口腔黏膜，一般不发生在掌跖、面部和头皮。皮损常分批出现，每次发疹从几个到数百个，而且活动性损害约 30~40 个。

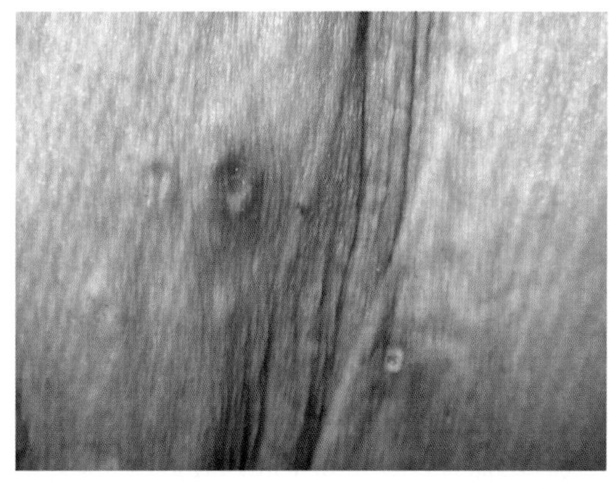

图 3-55　小红斑中央坏死、中心凹陷呈脐窝状

2. 胃肠道及神经系统症状　最常累及

的系统是胃肠道(60%)以及中枢神经系统(22%),缺血性梗死发生于肠道,可发生急腹症的症状,包括剧烈的腹痛、腹胀、消化不良、发热、呕血、腹膜炎、肠瘘、肠梗阻、肠穿孔、胰腺炎,多发性肠穿孔所致暴发性的腹膜炎可引起死亡,是本病的常见的死亡原因。神经系统的损伤表现为脑梗死、脊髓梗死和外周神经病变,可由于中枢神经系统发生梗死而死亡。

3. 眼部的损伤　可引起表层巩膜炎、睑下垂、复视、眼球震颤、眼肌麻痹、视神经炎、视乳头水肿、视野缺失、瞳孔反应差等。

4. 其他心血管系统受累　可引起肾动脉栓塞、心包积液、缩窄性心包炎、心室壁坏死。肺部可出现胸膜炎,尸检发现可累及心、肾、肺、胸膜、膀胱、肝和胰腺等脏器,但这些脏器的受累并无临床症状,除非在后期,如心包、胸膜积液引起粘连、纤维化、钙化后发生症状。

【组织病理】本病侵犯细小动脉,早期皮损浅深层血管、神经和皮肤附件周围有慢性炎症细胞浸润,可有中性粒细胞。真皮深部血管内皮细胞增生,内膜增厚,比较有特点的是在血管内可见纤维蛋白栓,血管壁有纤维蛋白样变性;充分发展的损害中央可见胶原组织呈楔形坏死区(楔形的顶端)(图 3-56A、B),其下方可见闭塞的细小动脉。附件周围有中性粒细胞和嗜酸性粒细胞的浸润,血管周围有密集的淋巴细胞浸润,其上方的表皮坏死。后期的损害,在真皮楔形硬化的区域内可见大量黏蛋白沉积,浸润细胞极少,皮肤附件消失,表皮萎缩。很多病例,在早期的丘疹损害的血管周围有淋巴细胞浸润,但无血管炎,晚期可见血管壁坏死区有淋巴细胞血管炎(淋巴细胞介导的坏死性血管炎)。Elder 提出在坏死区域可见到血管的损伤,血管的变化可很少,如表现为血管内皮细胞肿胀或者证实为淋巴细胞血管炎。但未见白细胞碎裂性血管炎,Elder 将此病放在血管病变反应和假性血管炎类中。

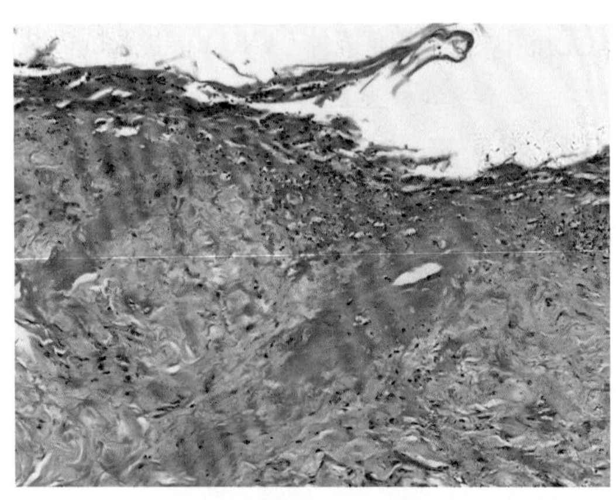

图 3-56A　胶原组织呈楔形坏死区

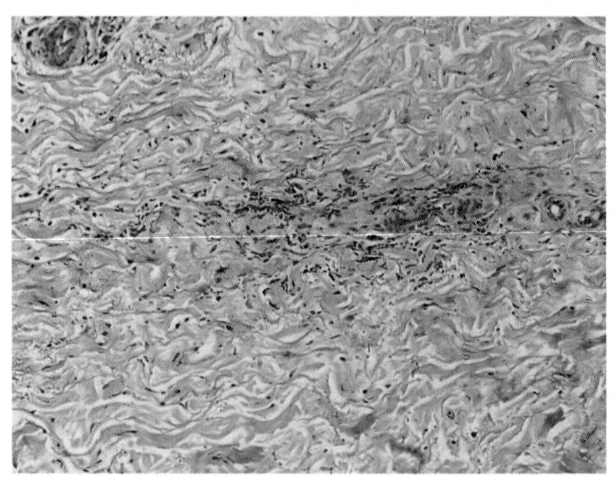

图 3-56B　小血管内有纤维蛋白栓

免疫病理研究给予矛盾的结果,常发现纤维蛋白,也有些免疫球蛋白和补体在真皮小脉管周围和基底膜附近。

【诊断与鉴别诊断】本病的临床表现有其特点,周围有红晕的瓷白色萎缩斑是其特征性的丘疹,而且好发于躯干和四肢近端,具有诊断意义。

本病的早期损害应与皮肤变应性血管炎、淋巴瘤样丘疹病、急性痘疮样苔藓样糠疹、毛囊炎、节肢动物叮咬反应或丘疹坏死性结核疹，和发生在红斑狼疮、皮肌炎、类风湿关节炎、硬皮病中的白色萎缩样皮疹进行鉴别，在组织病理表现上应与斑状萎缩、硬化性萎缩性苔藓、硬皮病、红斑狼疮和其他的血管栓塞性疾病相鉴别。

【预后】病程 1 年或 2 年内的死亡率达 50%，未经治疗的患者平均存活 2 年。男性患者的预后较女性差。

【治疗】本病的治疗应用抗血小板药物，如双嘧达莫和阿司匹林应用的比较广泛，可以用于各种类型的恶性萎缩性丘疹病，抗血小板活性药物能减少皮损的产生，也有报道对单纯皮肤型恶性萎缩性丘疹病，皮损的减少不是药物的作用，而是疾病自然发展良性的结果。对于系统型恶性萎缩性丘疹病，目前尚无标准治疗方法，有报道用阿司匹林 500mg，每天 2 次，双嘧达莫 50mg，每天 3 次，治疗 20 个月，有的有效。Degos 报道用肝素对部分病例有效，但为短期疗效。也可用华法林治疗，其用法可参考 Snedden 综合征一节。其他如右旋糖酐，其用法为 10% 溶液，每次 250~500ml 静脉滴注，成人和儿童每日不超过 20mg/kg。也可用羟氯喹 100mg，每天 2 次(此法的用量作为参考)。但用免疫抑制剂无效，血浆置换等方法可试用。一般不主张系统用糖皮质激素治疗，可能会使病情加重。对肠穿孔应进行外科手术治疗。

参考文献

[1] 冯素英，周武庆，崔盘根，等．恶性萎缩性丘疹病 2 例[J]. 国际皮肤性病学杂志，2009，35(5)：273-275.

[2] SCHEINFELD N. Malignant atrophic papulosis [J]. Clin Exp Dermatol，2007，32(5)：483-487.

[3] ELDER D E. Lever's histopathology of the skin [M]. 11th ed. New York：LWW，2015：265-267，270-272.

[4] COSKUN B，SARAL Y，CICEK D，et al. Benign cutaneous Degos'disease：a case report and review of the literature [J]. J Dermatol，2004，31(8)：666-670.

[5] MASSA M C，SU M P. Lymphocytic vasculitis：is it a specific clinicopathologic entity ? [J]. J Cutan Pathol，1984，11(2)：132.

[6] SU W P，SCHROETER A L，LEE D A，et al. Clinical and histologic findings in Degos'disease(malignant atrophic papulosis) [J].Cutis，1985，35(2)：131-138.

[7] PATTERSON J W. Weedon's skin pathology [M]. 4th ed. US：Elsevier，2016：265-266.

[8] 陈新谦，金有豫，汤光．新编药物学[M]. 17 版．北京：人民卫生出版社，2011：544.

[9] JAMES W D，BERGER T G，ELSTON D M，et al. Andrews'diseases of the skin [M]. 12th ed. Elsevier，2016：840-841.

Sneddon 综合征

(Sneddon syndrome)

【同义名】原发性伴有中枢神经血管意外的网状青斑。

【历史】本病是 Ehrmann(1907) 首先报道，Sneddon(1965) 将此病作为独立的疾病。在欧洲发病率估计每年每百万人中有 4 人。

【定义】本病是很少见的综合征，以泛发性葡萄状青斑和多发性脑缺血所致的进行性神经损伤为特征性的疾病，好发于年轻妇女，表现为持续性网状青斑或葡萄状青斑和中小动脉闭塞，局部缺血所致中枢神经系统症状。

【病因】本病部分患者表现为抗磷脂抗体综合征的症状，78% 的患者可与抗磷脂抗体相关，本病是一种淋巴细胞损伤血管导致的（淋巴细胞血管炎、动脉脑膜炎），表现为血栓形成的疾病，为一种血管病或血管凝血病，累及皮肤和脑部的小动脉和较大的动脉。本病急性期血沉加快，轻度补体降低并有循环免疫复合物，血管造影动脉延长，弯曲节段性狭窄，继之扩张和侧支循环形成，故认为是炎症性血管疾病。Carlson 提出此病主要影响小血管和中等大小血管。

【临床表现】前驱症状为非特异性，多见头痛（70%）、头晕（50%），常在网状青斑 3.5 年、局灶性神经症状前 9 年出现。

网状青斑表现为大青紫色不规则半环形条纹，先发生在臀部和下背部，然后扩展至股部和上肢伸侧，广泛的皮损可覆盖躯干上部和四肢远端。皮损偶有融合呈青紫色斑片，不破溃、无肿胀或疼痛，偶见手足发绀和 / 或 Raynaud 征，网状青斑呈不可逆性，不能消退，其严重程度可有波动，夏季减轻，冬季加重。

神经症状表现的第一期：主要是头痛呈弥漫性钝痛或偏头痛，有时随气候因素或月经而加剧，它发生于局灶性神经症状前 9 年，头晕可在局灶性神经症状前发生。早期局限性损害表现为一过性大脑缺血性发作、半身不遂、偏身感觉异常或感觉过敏、失语、复视、失明、面瘫、意识丧失等，此种症状一般持续数分钟，其发生的频率自 1 周 1~2 次到 1 年 1 次不等。癫痫发作通常在局灶性症状发生之后。

神经症状的晚期为进行性识别能力减弱，伴轻度注意力不集中、近记忆力丧失和健忘或痴呆、抑郁、情绪不稳定、兴奋增强等。

内脏损害的程度大致与皮肤和中枢神经系统受累的程度相平行。血清尿素氮和肌酐轻度升高而肌酐清除率减少；有心绞痛，心电图有半数异常；眼底有血管病变、动静脉分流，视网膜血管增生或紫癜；约 2/3 患者有轻度到中度高血压。

【组织病理】主要显示血栓性血管病的特征，即细动脉和动脉具有纤维蛋白样栓子，管腔内可有不等量的炎症细胞浸润，一般血管壁及其周围有少数炎症浸润或无炎症，有时真皮坏死是其特征。Patterson 提出受累的脉管是真皮与皮下交界处小到中等大小的动脉。

【实验室检查】总胆固醇水平增高低密度脂蛋白和高密度脂蛋白、胆固醇和甘油三酯在一些病例中轻度增高，胆固醇增高与脏器受累的程度有关，神经系统症状进展时血沉加快，C3、C4 水平下降。约半数患者抗心磷脂抗体升高。

【鉴别诊断】网状青斑和葡萄状青斑是本病的特征性皮肤表现，MRI 可早期发现本病的中枢神经系统病变，若中枢神经系统检查和皮肤活检证实有动脉受累可确定诊断。本病应与网状青斑鉴别，后者好发于四肢，呈环形规则性网状，必要时进行实验室检查和皮肤活检以排除某些具有网状青斑的疾病，如系统性红斑狼疮、冷球蛋白血症、抗磷脂抗体综合征、冷凝集素病、异型蛋白血症、结节性多动脉炎、青斑血管病、动脉粥样硬化或胆固醇栓塞。无明显疾病者为“原发性网状青斑”。

【治疗】华法林是主要的治疗药物，一般用法为口服，第 1 天 5~20mg，第 2 天起用维持量，每天 2.5~7.5mg（此用法供参考）。但疗效并不稳定，此药的不良反应为出血，最常见的是鼻出血、齿龈出血、皮肤瘀斑、血尿、便血伤口溃疡处出血。糖皮质激素和免疫抑制剂不能防止脑部血管病变的发生。

参考文献

[1] LAHTI J, YU T, BURNETT J W, et al. Sneddon syndrome: a case report [J]. Cutis, 2001, 67(3): 211-214.

[2] FRANCES C, PIETTE J C. The mystery of Sneddon syndrome: relationship with antiphospholipid syndrome and systemic lupus erythematosus [J]. J Autoimmun, 2000, 15(2): 139-143.

[3] WOHLRAB J, FISCHER M, WOLTER M, et al. Diagnostic impact and sensitivity of skin biopsies in Sneddon's syndrome. a report of 15 cases [J]. Br J Dermatol, 2001, 145(2): 285-288.

[4] CARLSON J A, MIHM M C, LEBOIT P E. Cutaneous lymphocytic vasculitis: a definition, a review and a proposed classification [J]. Semin Diagn Pathol, 1996, 13(1): 72-90.

[5] PATTERSON J W. Weedon's Skin Pathology [M]. 4th ed. US: Elsevier, 2016: 226.

[6] 陈新谦，金有豫，汤光．新编药物学[M]. 17 版．北京：人民卫生出版社，2011：536.

三、血管壁的病变

损伤血管壁功能的疾病，如皮肤淀粉样变、钙化防御、放射损伤等，都能使皮肤和其他器官发生出血和缺血损伤，类似血管炎的变化，其临床疾病简介如下：

钙化防御
(calciphylaxis)

【同义名】钙性尿毒症性小动脉病。

【病因及发病机制】本病常见于慢性肾衰竭，往往合并 2 型糖尿病及肥胖，女性多于男性。约 1%~4% 的血液透析患者或腹膜透析患者发展成钙化防御。本病发生在中、小动脉内膜广泛钙化的基础上。PTH（甲状旁腺激素）水平常不正常。本病也可见于原发性甲状旁腺功能亢进，及肾衰竭继发的甲状旁腺功能亢进。其发病机制尚待研究，本病常发生在小动脉钙化的基础上，内膜钙化触发增殖和动脉狭窄。患者缓慢的或突然地发生青斑和坏死。表明血管有栓塞形成，其发病机制与动脉粥样硬化心脏病相似，由于粥样硬化斑块和钙化防御，早期内膜钙化使管腔狭窄，促使狭窄的血管血栓形成，导致血管阻塞及下游缺氧、坏死。

钙化防御多见于肾病终末期，长期透析的患者中，死亡率高。血清磷酸钙高于 60mg/dl，则发生钙化防御的可能性大。它的特征为软组织钙化，皮肤疼痛性溃疡，诊断要依据病理表现发现皮下小血管钙化（包括动脉和静脉）。

【临床症状】开始表现为固定性青斑，青斑内逐渐发紫，进而形成紫癜，并出现大水疱、坏死和溃疡。在晚期肾病和长期透析的患者，表现疼痛的皮肤结节、丘疹、网状青斑、溃疡和坏死，常累及下肢，特别是脂肪沉积的部位，如大腿、臀部和腹部。

【组织病理】主要表现为血管结构的改变和继发性缺血性组织病理改变。其基本的病理变化为皮下的小动、静脉血管壁中层有钙质沉着、内膜增生、血管内纤维化，有时见巨细胞反应，皮下钙质沉着伴有管腔内血栓形成。继发性损害为其邻近部位的皮下组织发生缺血性坏死。

【治疗】本病无特异疗法，一旦发生预后不良，可出现干性坏死或感染，死亡率很高。早期要充分低钙透析，合理口服磷结合剂、骨化三醇和维生素 D 类似物，静脉注射硫代硫酸钠联合盐酸西那卡塞特，都有一定的效果。及时调整钙磷代谢紊乱，积极预防甲状旁腺功能亢进是防治钙化防御的关键。甲状旁腺切除术适用于上述疗法无效以及 PTH 升高的患者。

参考文献

[1] JAMES W D, BERGER T G, ELSTON D M. 安德鲁斯临床皮肤病学[M]. 11 版. 徐世正译. 科学出版社, 2015:813-814.

[2] KYRITSIS I, GOMBOU A, GRIVEAS I, et al. Combination of sodium thiosulphate cinacalcet and paricalcitol in the treatment of calciphylaxis with phyperparathyroidism [J]. Int J Artif Organs, 2008, 31:742.

[3] DAUDÉN E, OFIATE M J. Calciphylaxis [J]. Dermatol Clin, 2008, 26(4):557-568.

原发性系统性淀粉样变性

(primary systemic amyloidosis)

【引言】本病系指淀粉样蛋白沉积在机体各系统、器官和组织中引起的一种全身性疾病,40% 的患者有皮肤损害。

【病因与发病机制】本病系浆细胞异常增殖所致,淀粉样蛋白中的原纤维是由免疫球蛋白轻链物质即淀粉样蛋白轻链(AL 蛋白)构成,通常是 γ 链。在患者的血浆和尿液总是存在异常的轻链物质。

【临床症状】本病可累及身体的多个器官,早期表现无特异性,包括乏力、体重减轻、感觉异常及晕厥等,淀粉蛋白沉积在口腔,表现为软象皮肿胀和黏膜浸润,常可见出血性损害,舌体均匀增大,舌面有出血性丘疹、斑块或大疱,由于淀粉样蛋白浸润血管壁,患者轻度外伤即可发生瘀点、瘀斑和紫癜,好发于眼睑、颈部、腋窝和生殖器部位。

【组织病理】本病的血管壁有淀粉样物质沉积(无定形,刚果红染色阳性,双折光),伴管腔狭窄,还可见黏液样内膜增生、管腔闭塞、动脉瘤形成、血管周围有炎性浸润,偶见纤维蛋白样坏死和反应性血管内皮细胞增生。

【治疗】本病的预后差,可用美法仑(melphalan)一般按 8~10mg/m^2,每天 1 次,联合糖皮质激素(根据情况用量),也可用秋水仙碱 0.5mg,每天 3 次。

参考文献

[1] CARLSON J A, CHEN K R. Cutaneous pseudovasculitis [J]. Am J Dermatopathol, 2007, 29(1):44-55.

放射性血管病

(radiation arteriopathy)

【病因】各种类型的电磁辐射(各种射线)照射后均可引起,一般呈迟发性,根据剂量和时间的不同表现不同,偶然可以导致血管炎样损伤。

【临床症状】主要表现在放射后的部位出现红斑、溃疡、萎缩,有剂量和时间依赖性,一般呈迟发性。

【组织病理】放射可导致放射样血管病变,在病理上可见到血管壁增厚、内膜增生、管腔闭塞,常伴发萎缩,血管扩张和裂片形出血,替代性纤维变性和持久性溃疡。在放射数周或数年或可表现为大动脉破坏。一般有以下 3 种情况提示与放射损害相关,与炎症无关。

(1) 在 5 年放射治疗内发生内膜损伤和管腔血栓。

(2) 在 10 年内发生进行性血管壁纤维化。

(3) 在 20 年内发生早期动脉粥样硬化和血管周围硬化。在放射部位皮肤中,可见血管数量减少，真皮和皮下组织交界处和皮下组织中可见小动脉、动脉和静脉肌内膜增生，有时发生透明变性，发展为血栓形成和完全栓塞。严重的放射损伤可导致血管壁纤维样坏死和出血、血栓形成和溃疡，这些损害缺乏炎症细胞浸润，炎症细胞如淋巴细胞可见于放射损伤溃疡和感染皮损中。放射也可以诱发血管炎样皮损，如结节性多动脉炎和萎缩性丘疹病。

【治疗】对红斑、萎缩、溃疡性损害，可外用维生素 E 乳膏，已萎缩的皮损可外用多磺酸黏多糖乳膏或他克莫司软膏。

参考文献

[1] CARLSON J A，CHEN K R. Cutaneous pseudovasculitis [J]. Am J Dermatopathol，2007，29(1)：44-55.

四、栓塞性假性血管炎

从心房黏液瘤或胆固醇结晶脱落的栓子可运行到任何动脉床引起缺血和坏疽，常累及下肢皮肤，出现紫癜、皮肤结节、网状青斑、发绀。其临床疾病简介如下：

青斑样血管病
(livedo vasculopathy, LV)

【同义名】伴溃疡的网状青斑(livedo reticularis with ulceration)、节段性透明血管炎(segmental hyalinizing vasculitis)、网状青斑伴夏季溃疡(livedo reticularis with summer ulceration)、网状青斑伴冬季溃疡(livedo reticularis with winter ulceration)、白色萎缩(atrophie blanche)、下肢网状型疼痛性紫癜性溃疡(purpura ulceration reticularis painful leg eruption，PURPLE)、青斑血管炎(livedoid vasculitis)、青斑样血管病。

【定义】青斑样血管病(livedoid vasculopathy，LV)是一种以小腿、踝部紫癜、坏死、象牙白色萎缩斑，上有毛细血管扩张和周围色素增加为特征的疾病，曾被称为伴溃疡的网状青斑、节段性透明血管炎、网状青斑伴夏季溃疡、网状青斑伴冬季溃疡、白色萎缩、下肢网状型疼痛性紫癜性溃疡(PURPLE)，后称青斑样血管病。该病夏重冬轻，发病率为 1/100 000，好发于 15~50 岁中青年女性，平均 32 岁，男女比例为 1：(2.4~3)。近年来随着组织病理学的发展，证明 LV 并非典型血管炎表现，从而提出青斑血管病概念。Carlson 根据组织学表现对淋巴细胞血管炎进行的分类中将青斑样血管病放在淋巴细胞血管炎类疾病中，而 Patterson 放在血管阻塞性疾病中(也是假性血管炎类)，Lever 将此病放在血管病变反应型及假性血管炎类疾病中。

【临床表现】LV 具有慢性周期性复发的特点，初起在下肢，尤其踝部、足背部多见，皮损为红色，暗红色斑疹、丘疹，进而发展成愈合缓慢的溃疡(图 3-57A)，多为双侧对称性，伴疼痛。经过数周及数月时间，遗留形成瓷白色星状瘢痕，称为白色萎缩(图 3-57B)，局部可见扩张的毛细血管形成褐色青斑样色素沉积及网状青斑。

【组织病理】由于皮损并不是该病的特异表现，组织病理学检查为疾病诊断的重要参考，仅在少数情况下组织活检会影响溃疡愈合。LV 通常累及真皮浅中层血管，有时也累及深部真皮层。

青斑样血管病的典型组织病理表现：真皮血管内血栓形成，纤维蛋白原沉积，节段性透明样变，内皮细胞增生，周围缺乏或仅少量白细胞浸润(图 3-58)。Hesse 和 Kutzner 提出，青斑样血管病可分为不同的发展阶段：早期阶段为真皮浅层小血管及中层血管丛管腔内透明

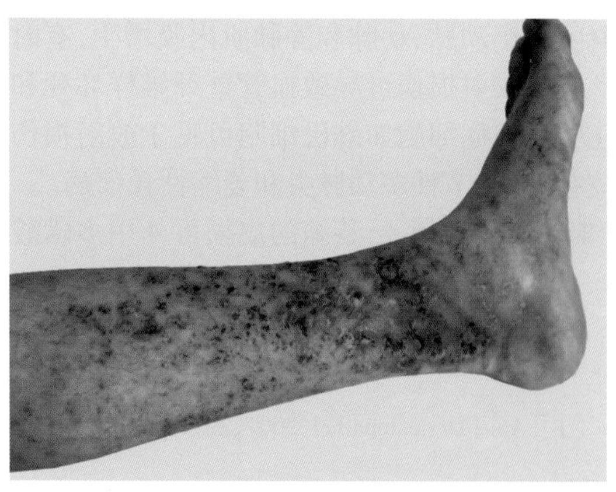

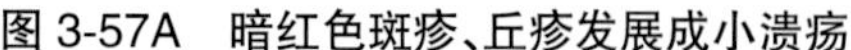

图 3-57A　暗红色斑疹、丘疹发展成小溃疡

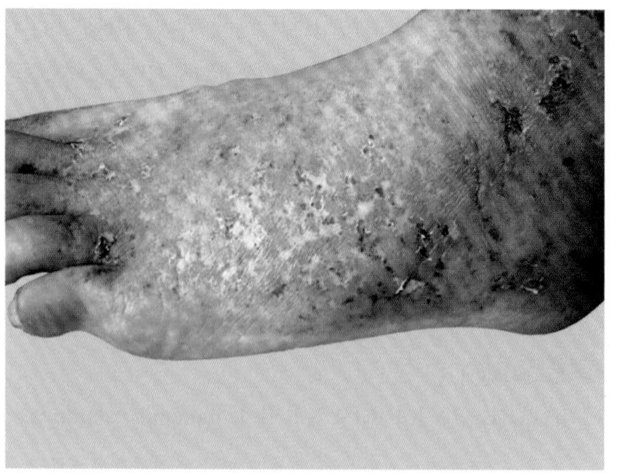

图 3-57B　形成瓷白色星状瘢痕（白色萎缩）

血栓形成（图 3-59），深层真皮血管丛较少累及，可见血管壁纤维蛋白原的沉积，除了血管的改变，早期阶段表皮及邻近浅层真皮层即可见溃疡，同时常伴角化不全以及周围表皮萎缩。周围血管离散的白细胞浸润为仅有的炎症表现，中性粒细胞偶尔出现在溃疡区域，常认为是继发现象；成熟阶段以真皮中上层血管透明样变、血管壁增厚为特征，有时伴有继发性血管内皮增生。国内学者研究发现，早期皮损病理以小血管的纤维素样变性为主，管腔内血栓少见，推测是血管壁病变导致继发性小血管管腔内血栓形成。Criado 等对 1975—2010 年直接免疫荧光（DIF）研究结果显示，免疫球蛋白 IgM、IgA、IgG、纤维蛋白原以及补体 C3 不同程度的沉积，纤维蛋白原多在初始阶段沉积，免疫球蛋白、补体沉积在较晚阶段。然而有对 30 例 LV 患者的研究表明，血管壁未发现 C3 及免疫球蛋白的沉积，Khenifer 等提出直接免疫荧光并不能作为青斑样血管病的特异诊断。

因此，组织病理学揭示了青斑样血管病应归类为血管炎，而并非免疫复合物相关性坏死性血管炎。在疾病的早期真皮血管周围没有分叶核中性粒白细胞的聚集及核碎裂现象，血管壁没有白细胞浸润，血管壁可见纤维蛋白原沉积及透明样变，大部分患者血清补体水平正常且未检测到循环免疫复合物，缺少典型血管炎的证据。

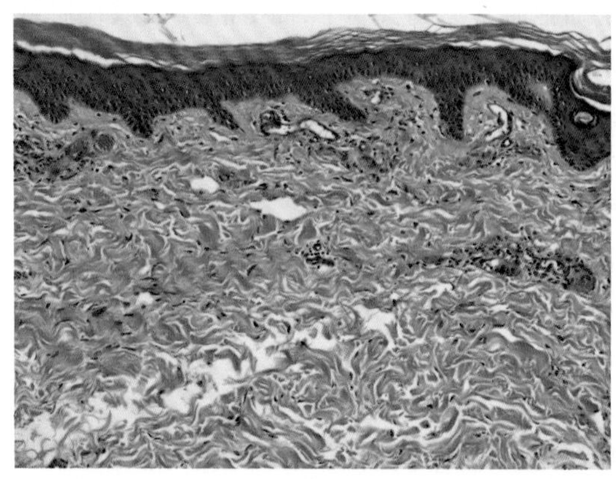

图 3-58　真皮血管内血栓形成，周围缺乏或仅有少量白细胞浸润

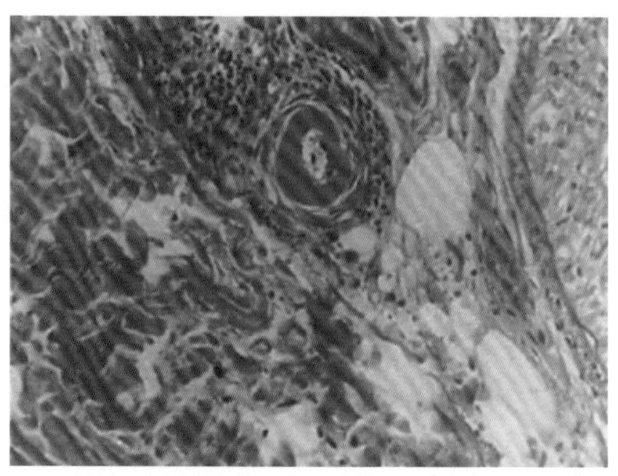

图 3-59　真皮浅层、中层血管丛管腔血栓形成

【发病机制】LV 发病机制未完全明确，目前倾向于血液高凝或自身免疫状态引起的局部微循环血栓形成。继发性 LV 同时与炎症及自身免疫疾病相关。局部血栓形成有 4 个主要因素：血管内皮损伤，血流动力学的改变，血液成分失调导致的高凝状态，内环境紊乱。这些因素之间起初并无直接联系，但当它们同时或连续发生时，增加了局部血栓形成风险。

1. 原发性青斑样血管病　原发性青斑样血管病由于遗传基因缺陷影响凝固进程和纤维蛋白溶解，从而引起血液高凝状态，局部血栓形成。主要有以下原因：

(1) 因子Ⅴ突变　这是造成遗传性血栓倾向最常见原因。因子Ⅴ基因第 506 位点由精氨酸变为谷氨酰胺，抑制活性蛋白 C 的产生，降低了对因子Ⅴ的抑制作用，这一突变被称为因子 VLeiden 突变，增加了局部血栓形成的风险。

(2) 自身抗凝物质(抗血栓物质，蛋白 C、蛋白 S、蛋白 Z)的缺乏　蛋白 C、蛋白 S 等为维生素 K 依赖的强有力的抗凝纤溶物质。遗传性纯合蛋白 C 缺乏，体内蛋白 C 水平小于正常值的 1%，导致新生儿暴发性紫癜以及弥漫血管内血栓形成。杂合状态下，功能蛋白 C 水平低于正常值的 65%，有形成反复浅表血栓的高风险，并引起香豆素导致的皮肤坏死。Baccard 等首先报道 LV 与蛋白 C 缺乏有关，并提出了蛋白 C 的缺乏是血栓形成的潜在因素。

(3) 凝血酶原突变　凝血酶原 G20210A 基因 3 非翻译区发生突变，20210 核苷酸由鸟嘌呤变为腺嘌呤，这种突变使血浆凝血酶原水平增加，从而导致高凝状态。有研究显示，这种突变在深静脉血栓患者中出现的概率为 5%~18%，在正常人群中的概率为 1%~5%。

(4) 高同型半胱氨酸血症(由于遗传性酶缺乏)　胱硫醚 β 合成酶、亚甲基四氢叶酸还原酶，蛋氨酸合成酶的缺乏导致高同型半胱氨酸血症，增加心血管风险、形成深静脉血栓的典型高凝状态。最近有针对中国台湾人的研究表明，MTHFRC677T 等位基因 CC 基因型造成 MTHFR 缺乏，导致高同型半胱氨酸血症，引起高凝状态，因此患青斑样血管病的高风险。

(5) PAI-1 增加　PAI-1 是体内纤溶系统 tPA、尿激酶型纤溶酶原激活剂的抑制剂，它的增加会导致纤溶酶原活性丧失，从而导致高凝状态及血栓形成倾向。PAI-1 基因有许多多态基因位点，4G 等位基因较 5G 等位基因合成较多的 PAI-1。青斑样血管病 PAI-1 活性增加及基因启动子多态性的纯合子表达，体内 PAI-1 增高，产生高凝状态，从而成为 LV 的危险因素。

(6) 有文献报道显示，遗传因素导致的脂蛋白 a 增加，血浆凝血因子(Ⅷ、Ⅸ、Ⅹ因子Ⅰ)水平的变化，纤溶系统缺陷，皆可导致高凝状态，成为 LV 的危险因素。

2. 继发性青斑样血管病

(1) 获得性原因引起高同型半胱氨酸血症：如叶酸、维生素 B_6、B_{12} 的缺乏，慢性肾衰竭，恶性贫血以及一些药物作用。

(2) 黏性血小板综合征(SPS)：有个案报道 LV 与 3 型 SPS 有关。SPS 为常染色体遗传病，75% 患者有血栓性疾病家族史。3 型 SPS 患者血小板对 ADP 刺激敏感，从而过度聚集导致局部血栓形成，同时该患者体内 PAI-1 活动增强，同样增加了 LV 的风险。

(3) 自身免疫病相关：LV 与抗磷脂抗体综合征及抗 $β_2$ 糖蛋白抗体有关。抗磷脂抗体包括抗心磷脂抗体与狼疮抗凝物，与抗磷脂抗体相关的 LV 可能合并潜在的自身免疫性疾病，如合并系统性红斑狼疮时，通常有抗磷脂抗体阳性，在这些病例中，LV 皮损不仅存在于下肢，也会出现在肘部和手指等不典型部位。LV 可能是神经系统狼疮的前驱症状。Mimouri

等报道LV合并结节性多动脉炎以及多神经炎，Chen等报道11例LV合并类风湿关节炎患者中，1例为类风湿因子1∶160，抗核抗体1∶1 280，同时存在循环免疫复合物及低补体血症，其他相关系统性自身免疫疾病包括硬皮病、混合结缔组织病等。

(4) 引起血流动力学改变的疾病：如静脉功能不全，引起高黏滞综合征的疾病，如慢性髓细胞白血病、骨髓瘤等血液系统肿瘤，实质器官肿瘤、异常蛋白血症（冷球蛋白血症、巨球蛋白血症、高球蛋白血症以及重链病等）。LV患者血栓形成状态特征性的纤维蛋白肽A水平可能升高，导致局部血栓形成的风险增大。TPA释放减少，导致PAI水平增加，同时出现抗心磷脂抗体的可能性增大。LV患者内皮细胞表达血栓调节蛋白减少，血栓调节蛋白可以增强血小板的聚集并促进蛋白C的作用。

(5) 感染因素：如乙肝、丙肝、HIV病毒，其机制仍不明确，可能与多克隆冷球蛋白有关。

【诊断及鉴别诊断】由于LV的发病机制尚不明确，其诊断要点除典型临床表现外，准确的实验室检查可明确是否存在其他自身免疫性结缔组织病，异球蛋白血症，血清乙肝、丙肝、HIV病毒，先天性或继发性的血栓形成倾向，肿瘤，周围血管疾病等危险因素。组织活检也是诊断的重要参考。有研究表明，活检样本部位应避免溃疡的基底部，选择中部边界区，否则只能观察到肉芽组织及组织修复引起的继发炎症反应。LV的皮损无特异性，且常与其他系统性疾病同时发生，误诊率高，根据国内文献报道LV曾误诊为过敏性紫癜、大隐静脉曲张、变应性血管炎、色素性紫癜性皮病、结节性血管炎、结节性红斑等。

首先需鉴别的是皮肤中小血管炎（白细胞碎裂性血管炎），包括结缔组织病、ANCA相关性小血管炎、华法林引起的皮肤坏死、结节性多动脉炎等。另外，抗磷脂抗体综合征、慢性静脉淤积性疾病、坏疽性脓皮病、人工皮炎、假性卡波西肉瘤，原发性进行性动脉闭塞症（Degos病）、Sjögren综合征也需鉴别。Callen称所有引起下肢网状难以愈合的溃疡以及引起白色形状瘢痕的疾病都应排除，比如系统性红斑狼疮、硬皮病、Degos病、慢性静脉功能不全、血液系统肿瘤等。

【治疗】由于LV的发病机制尚不明确，其治疗方法也是多样的，同时LV复发性的特征使评价药物及措施的疗效变得困难。目前对于各类药物疗效的报道多为个案或系列病例报道，缺乏回顾性、随机、安慰剂对照等形式的临床研究，虽然许多治疗方式被证实不同程度有效，但多为经验性治疗。目前治疗主要为抑制凝血和抗纤溶的药物以及抗炎、缓解疼痛等综合治疗。药物治疗主要分为以下几类：

1. 糖皮质激素　发挥抗炎、免疫抑制作用，广泛的用于治疗血管炎。青斑样血管病并非血管炎，而是一种血管病，但在疾病严重，血栓形成造成局部组织坏死时，会导致局部炎症产生，可以在急性期，炎症和渗出明显时短期使用。

2. 促内源性纤溶活性药物　雄激素类药物达那唑，它具有明显的纤维蛋白溶解作用，口服剂量200mg/d可有效控制症状且无明显不良反应。司坦唑醇2mg每天2~3次治疗高纤维蛋白血症、冷球蛋白血症以及纤维蛋白血栓有效，同样可用于LV的治疗。组织纤溶酶原激活物抑制剂1（PAI-1）为纤溶系统重要的抑制剂，它是组织纤维酶原激活物（t-PA）及尿激酶型纤溶酶原激活剂主要的抑制物。Klein等报道使用静脉t-PA剂量为10mg/4h用14天，Deng等使用t-PA静脉用量为10mg/d用14天，治疗青斑样血管病有效。

3. 抗血小板药物　此类药物通过抑制前列腺素合成从而抑制血小板聚集。包括阿司

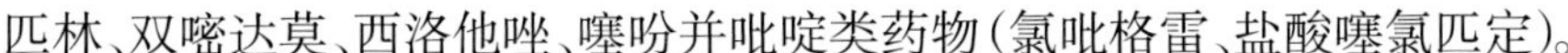

匹林、双嘧达莫、西洛他唑、噻吩并吡啶类药物（氯吡格雷、盐酸噻氯匹定）。

4. 抗凝药物　LV 血栓机制的发现使抗凝药物的选择更加频繁。最近研究表明抗凝治疗是治疗方法中易耐受、有效的方式。维生素 K 拮抗剂华法林应用十分广泛，通过抑制凝血因子（Ⅱ，Ⅶ，Ⅸ，Ⅹ）的产生及通过抑制转录后阶段抑制蛋白 C、S 的作用。由于其易受其他药物及饮食的影响，国际标准化比值（INR）不易控制，存在出血风险，尤其与基因突变及抗磷脂抗体综合征相关，反复出现局部血栓的 LV 患者应用需谨慎。起始必须给予小剂量，不能超过每天 1~2mg/d，缓慢加量 1~2mg/d，直至达到理想的 INR 值，或初始 3~5 天联用皮下肝素治疗。有研究报道，华法林应维持使用至溃疡愈合后 1~2 个月，在停药或重新使用时，应注意预防抗凝效应引起的出血。

研究表明，低剂量的皮下肝素会产生明显的抗凝效果，作用机制：①通过中和、拮抗因子Ⅴ影响凝血进程；②通过增加 t-PA 的作用增强纤溶作用；③释放组织因子途径抑制物（TFPI）；④低分子肝素还有抗炎作用。低分子肝素较普通肝素有更多优点，如更易研究药代动力学、使用更方便，即使在未发现前血栓状态的病例中同样有效。常用的低分子肝素包括依诺肝素和低分子肝素，其起始剂量仍未完全明确。有研究报道 1mg/kg 剂量取得较好效果。

许多学者使用不同剂量普通肝素及低分子肝素治疗 LV，取得较好效果。有针对 21 例伴有溃疡的 LV 患者的研究，16 例给予低分子肝素（2 500IU），起始 14 天，每天 1 次，后每 2 天 1 次，直至溃疡愈合。4 例给予那曲肝素（2 850IU）每天 1 次，2 例给予依诺肝素，剂量均小于预防血栓形成剂量，平均使用低分子肝素的时间为 7 周，其中 19 例溃疡愈合，且在停止治疗 3 个月后依然无复发。

最新研究发现，口服因子Ⅹa 抑制剂（利伐沙班，可抑制凝血酶的产生和血栓的形成）可成功预防 LV 溃疡形成，剂量为 10mg/d，利伐沙班可直接口服，有利于患者提高生活质量，可作为低分子肝素良好的替代药物。

5. 血流动力学药物：己酮可可碱通过降低血液黏滞性，增加血细胞的弹性，改善微循环，通过改变血流动力学提高皮肤的供氧量，从而达到治疗 LV 的目的。推荐剂量为 400mg/8h。盐酸丁咯地尔可以抑制血小板聚集，增加红细胞的可变形性，但该作用机制目前仍未明确，口服剂量为 150mg，每日 3~4 次或 300mg，每天 3 次。

6. 血管舒张药　常用血管舒张药物包括硝苯地平、西洛他唑（凝血酶Ⅲ抑制剂）、烟酸等。山莨菪碱有改善循环、扩张血管的作用，对青斑样血管病也有效。

7. 其他治疗　尽管发现青斑样血管病并非传统意义上的血管炎，经验表明，在使用抗凝、抗血小板治疗的基础上使用抗炎药物，如糖皮质激素、柳氮磺吡啶、雷公藤多苷、四环素、阿司匹林等可获得更好疗效。前列环素（PGI_2）类似物贝前列素、伊洛前列素等有抗血小板、扩管、增加血流量作用，从而增加血栓调节蛋白（TM）的表达，增强蛋白 C 对因子Ⅴ的灭活作用，成功用于 LV 的治疗，前列地尔（PGE-1）的应用也取得了良好效果。高同型半胱氨酸血症的 LV 患者，可口服叶酸、维生素 B_6、维生素 B_{12}，改善高同型半胱氨酸血症，配合其他治疗。

8. 该病发病有一定规律，夏季严重，冬季缓解。在夏季病情加重时，可以加强抗凝和纤溶治疗，选择己酮可可碱、达那唑、利伐沙班等药物治疗，冬季病情平稳，这些药物减量或者停药，可以给予中药如丹参、三七等药治疗。

9. 物理治疗　加压疗法可促进纤溶活性，间断静脉加压可以引起纤溶增强进而提高抗血栓性能，合并静脉疾病时效果较好。PUVA 系统的光线疗法也被报道有效。使用剂量为 4J/cm²，每周 2~3 次，在可耐受范围内每次治疗增加 0.5~1J/cm²。

10. 辅助治疗　戒烟，避免明显温度变化，疼痛治疗等辅助、对症治疗措施也可使患者受益。LV 发病机制复杂，且尚未完全明确，治疗过程中使用多种药物联合应用，可达到较好疗效。

参考文献

[1] GONZALEZ-SANTIAGO T M, DAVIS M D. Update of management of connective tissue diseases: livedoidvasculopathy [J]. Dermatol Ther, 2012, 25(2): 183-194.

[2] CRIADO P R, RIVITTI E A, SOTTO M N, et al. Livedoid vasculopathy: an intringuing cutaneous disease [J]. An Bras Dermatol, 2011, 86(5): 961-977.

[3] BROWNING C E, CALLEN J P. Warfarin therapy for livedoid vasculopathy associated with cryofibrinogenemia and hyperhomocysteinemia [J]. Arch Dermatol, 2006, 142(1): 75-78.

[4] CARLSON J A, MIHM M C, LEBOIT P E. Cutaneous lymphocytic vasculitis: a definition, a review, and a proposed classification [J]. Semin Diagn Pathol, 1996, 13(1): 72-90.

[5] PATTERSON J W. Weedon's Skin Pathology [M]. 4th ed. US: Elsevier, 2016: 222.

[6] ELDER D E. Lever's Histopathology of the Skin [M]. 11th ed. NewYork: LWW, 2015: 206.

[7] DI GIACOMO T B, HUSSEIN T P, SOUZA D G, et al. Frequency of thrombophilia determinant factors in patients with livedoid vasculopathy and treatment with anticoagulant drugs-a prospective study [J]. J Eur Acad Dermatol Venereol, 2010, 24(11): 1340-1346.

[8] KHENIFER S, THOMAS L, BALME B, et al. Livedoid vasculiltis associated with a double heterozygous Factor V Leiden and prothrombin G20210A gene mutations [J]. Clin Exp Dermatol, 2009, 34(8): e811-e813.

[9] 袁建国，蔡在胜，刘睿，等 . 47 例青斑样血管炎临床分析[J]. 中华皮肤科杂志，2013，46(9)：630-632.

[10] YUAN J G, CAI Z S, LIU R, et al, Clinical analysis of 47 cases of livdo vasculits [J]. Chin J Dermatol, 2013, 46(9): 630-632.

[11] FENG S Y, JIN P Y, SHAO C G. The significance of anticardiolipin antibody and immunologic abnormality in livedoid vasculitis [J]. Int J Dermatol, 2011, 50(1): 21-23.

[12] MCCALMONT C S, MCCALMONT T H, JORIZZO J L, et al. Livedo vasculitis: vasculitis or thrombotic vasculopathy? [J]. Clin Exp Dermatol, 1992, 17(1): 4-8.

[13] CRIADO P R, RIVITTI E A, SOTTO M N, et al. Livedoid vasculopathy as a coagulation disorder [J]. Autoimmun Rev, 2011, 10(6): 353-360.

[14] YONG A A, TAN A W, GIAM Y C, et al. Livedoid vasculopathy and its association with factor V Leiden mutation [J]. Singapore Med J, 2012, 53(12): e258-e260.

[15] BOYVAT A, KUNDAKCI N, BABIKIR M O, et al. Livedoid vasculopathy associated with heterozygous protein C deficiency [J]. Br J Dermatol, 2000, 143(4): 840-842.

[16] BACCARD M, VIGNON-PENNAMEN M D, JANIER M, et al. Livedo vasculitis with protein C system deficiency [J]. Arch Dermatol, 1992, 128(10): 1410-1411.

[17] HAIRSTON B R, DAVIS M D, PITTELKOW M R, et al. Livedoid vasculopathy: further evidence for procoagulant pathogenesis [J]. Arch Dermatol, 2006, 142(11): 1413-1418.

[18] KHENIFER S, THOMAS L, BALME B, et al. Livedoid vasculopathy: thrombotic or inflammatory disease?[J]. Clin Exp Dermatol, 2010, 35(7): 693-698.

[19] AGIRBASLI M, EREN M, EREN F, et al. Enhanced functional stability of plasminogen activator inhibitor-1 in patients with livedoid vasculopathy [J]. J Thromb Thrombolysis, 2011, 32(1): 59-63.

[20] CASTILLO-MARTINEZ C, MONCADA B, VALDES-RODRIGUEZ R, et al. Livedoid vasculopathy (LV) associated with sticky platelets syndrome type 3 (SPS type 3) and enhanced activity of plasminogen activator inhibitor (PAI-1) anomalies [J]. Int J Dermatol, 2014, 53 (12): 1495-1497.

[21] ACLAND K M, DARVAY A, WAKELIN S H, et al. Livedoid vasculitis: a manifestation of the antiphospholipid syndrome? [J]. Br J Dermatol, 1999, 140 (1): 131-135.

[22] CHEN KR, TOYOHARA A, SUZUKI A, et al. Clinical and histopathological spectrum of cutaneous vasculitis in rheumatoid arthritis [J]. Br J Dermatol, 2002, 147 (5): 905-913.

[23] KLEIN K L, PITTELKOW M R. Tissue plasminogen activator for treatment of livedoid vasculitis. Mayo Clin Proc, 1992, 67 (10): 923-933.

[24] 梁晶，宋泽蓉，李红艳，等 . 白色萎缩 6 例误诊分析[J]. 实用医学杂志，2012(12): 2083-2084.

[25] CALLEN J P. Livedoid vasculopathy: what it is and how the patient should be evaluated and treated [J]. Arch Dermatol, 2006, 142 (11): 1481-1482.

[26] CRIADO P R, DE SOUZA ESPINEL I D, VALENTEF N S, et al. Livedoid vasculopathy and high levels of lipoprotein (a): response to danazol [J]. Dermatol Ther, 2015, 28 (4): 248-253.

[27] KERK N, DRABIK A, LUGER T A, et al. Rivaroxaban prevents painful cutaneous infarctions in livedoid vasculopathy [J]. Br J Dermatol, 2013, 168 (4): 898-899.

[28] MOFARRAH R, ABERER W, ABERER E. Treatment of livedoid vasculopathy with alprostadil (PGE-1) case report and review of published literature [J]. J Eur Acad Dermatol Venereol, 2013, 27 (2): e252-e254.

胆固醇结晶栓塞的皮肤表现

(skin manifestations of cholesterol crystal embolization)

【同义名】华法林蓝趾综合征（warfarin blue toe syndrome）。

【引言】本病好发于 50 岁以上的男性，尸检发现 60 岁以上伴有动脉粥样硬化的患者中有 15%~20% 可检出胆固醇栓子，说明本病在临床上确诊很少，提示本病容易误诊。

【病因与发病机制】胆固醇栓子是动脉壁动脉粥样硬化斑块中的胆固醇结晶，由于动脉或冠状动脉插管术时破坏了硬化斑块，导致插管后数小时后到数天发生栓塞。造影、外伤、长期抗凝治疗后从动脉粥样硬化斑上脱落所致的。栓子是由胆固醇、钙化碎片、纤维及血栓等成分所构成的，当它停留某处血管后（最常见受累脏器为肾、胰、脾）形成阻塞而引起炎症反应。栓塞最初几天组织学的表现可能看不见胆固醇裂隙，此种情况最容易误诊坏死性血管炎。此外在治疗心肌梗死或卒中的急性溶栓过程中，栓塞发生在溶栓治疗后数小时内。

【临床症状】胆固醇栓子导致假性血管炎的报道不少，患者常有高血压、高血脂并伴有动脉粥样硬化为高危人群，他们通常进行抗凝治疗，常见的临床症状约 75% 的患者发生进行性肾衰竭，有 35%~96% 的患者出现皮损，伴有肌痛和突发性高血压，皮肤表现为突发的网状青斑（仰卧看不见，肢体下垂可见），常为双侧累及足和小腿，有时扩展至躯干，伴肢端发绀、紫色趾、皮肤溃疡、趾坏疽、股、小腿、足及趾部的结节、小腿和足部的紫癜皮损，常有痛感。其他表现有低热、不适、体重减轻和头痛。

【组织病理】应在网状紫斑处取材，病理表现为小血管内细长的裂隙，常常与血栓共存。裂隙的产生是由于固定的过程中胆固醇结晶溶解所致，受累的小动脉常常位于真皮与皮下组织交界处，早期在动脉壁内有中性粒细胞、嗜酸性粒细胞和单核细胞混合浸润。深部组织取材可见小动脉阻塞纤维化，胆固醇结晶在苏木精 - 伊红染色的切片上，呈现两面凸起的针尖状裂隙（胆固醇微栓子），陈旧性皮损其周围可见多核巨细胞浸润以及血管壁纤维化。

【实验室检查】白细胞增高、嗜酸性粒细胞增多、低补体血症、血沉加快，尿液检查发现嗜酸性粒细胞尿、白细胞和红细胞计数增多、蛋白尿，类似于结节性多动脉炎。

【治疗】应积极治疗其基础病，降血脂，降高血压，改善饮食习惯。可选择肝素、华法林或前列环素治疗或外科搭桥或内膜切除术清除栓塞的来源。中断抗凝治疗，可选择阿司匹林或抗血小板制剂，也可选用肝素或前列环素治疗。

参考文献

[1] LAWSON J M. Cholesterol crystal embolization: more common than we thought? [J]. Am J Gastroenterol, 2001, 96(11): 3230-3232.

[2] CARLSON J A, CHEN K R, CUTANEOUS PSEUDOVASCULITIS [J]. Am J Dermatopathol, 2007, 29(1): 44-55.

[3] LANE J E, LANE T N, SHAMS M, et al. Cutaneous cholesterol embolization [J]. J Am Acad Dermatol, 2009, 60(4): 711-713.

[4] WAKABAYASHI T, YOSHIZAWA Y, KAWANA S. Successful use of heparin and warfarin in the treatment of cholesterol crystal embolization [J]. J Dermatol, 2008, 35(2): 111-114.

皮肤胶原血管病

(cutaneous collagenous vasculopathy, CCV)

【定义】本病是罕见的皮肤微血管病变，临床类似泛发性原发性毛细血管扩张症(generalized essential telangiectasia, GET)，目前已有 12 例，现在皮肤病理学家和皮肤病学家已对此病有所认知，但病因尚不清楚。

【历史】本病是 Salama(2000)首报，作为过去未知的一种原发性皮肤微血管病变的一型，要与 GET 进行鉴别，并称为皮肤胶原血管病变。

【发病机制】本病的发病机制在 Salama 报道的病例中，表现与免疫学不相关，因为血管壁没有 C3 和免疫球蛋白的沉积，只有少数淋巴细胞围绕在受累的血管周围，此种情况仅仅出现在少数还是所有的 CCV 病中尚不清楚。超微结构证明内皮细胞受损，纤维蛋白侵入外部的血管壁，血管周围纤维化提示被胎膜细胞激活作用的修复机制，异常胶原的形成与胶原组织的异常和机化相关。

【临床症状】进行性无症状的泛发性皮肤毛细血管扩张临床类似 GET。作者曾报道 1 例 84 岁的男性病例，在下肢发生进行性网状毛细血管扩张性发疹，逐渐播散至大腿、躯干，一般无症状，只有轻度瘙痒，仔细检查发现很多红色毛细血管扩张性细网状斑片发疹，伴有散在瘀点，偶有青肿区域，无黏膜和甲床受累。其过去有轻度稳定的骨髓增生性异常综合征，也有轻度的 2 型糖尿病和陈旧的肺结核，近期有室性心动过速，家族史阴性。

【组织病理】浅表真皮的小血管内及血管壁被无定形嗜伊红透明的胶原样物质替代导致增厚，一般变化不定的很少有淋巴细胞围绕在血管周围，并不在血管壁内。有两例切片的血管内有纤维蛋白样物质沉积，伴有内皮细胞增殖，表明近期有微血栓的阻塞，偶见血管膨胀，显示由纤维蛋白栓组成的血管内小球样结构伴有内皮细胞增殖，此外，显示血管内有纤维蛋白样物质伴有不同程度的机化和管道再形成，纤维蛋白样物质侵犯血管壁，导致血管壁不同程度增厚，但炎症最少。

【免疫组织化学】CD34 染色示透明物质沉积并围绕在内皮细胞的内侧，增厚的血管壁用Ⅳ型胶原抗体染色见胶原围绕增厚的基底膜。肌动蛋白阴性。DIF 显示 IgG、IgA、IgM 和 C3 均阴性，纤维蛋白原阳性物质沉积在扩张的血管壁。

【电镜】显示扩张的真皮血管呈现多层基底层，毛细血管后静脉仍存在，这些血管壁因增加的胶原沉积使基膜层数增多，常有特征性的长间隔的胶原（Luse 小体）存在。超微结构证明血管内皮细胞局灶性损伤，纤维蛋白侵入的血管壁内也存在腔隙，提示被胎膜细胞激活作用的修复机制导致小血管的再形成。

【实验室检查】血红蛋白和红细胞降低，白细胞正常，有时降低，凝血时间延长，部分促凝血酶原激活时间和纤维蛋白原正常，类风湿因子、抗核抗体阴性，ALT、AST 升高，抗 -HBS 表面抗原低、冷球蛋白和冷沉（淀）纤维蛋白原阴性。心磷脂抗体、蛋白 C 均正常。

【结论】近些年对皮肤胶原血管病变的报道和研究逐渐增多，但在本病的治疗方面无特殊，下面介绍 Salama 等推测 CCV 发病的机制步骤：

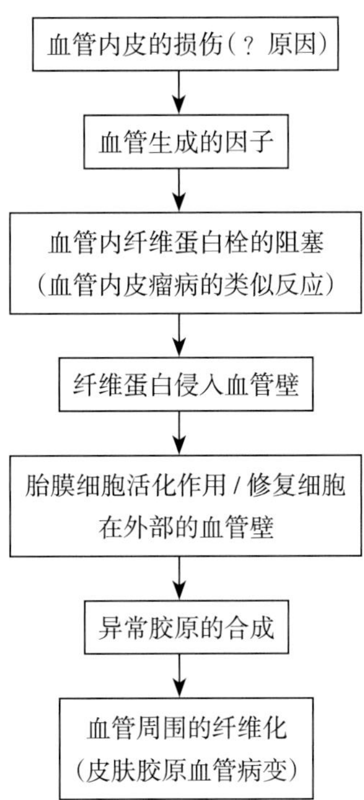

参考文献

[1] BURDICKLM, LOSHER S, SOMACH S C, et al. Cutaneous collagenous vasculopathy: a rare cutaneous microangiopathy [J]. J Cutan Pathol, 2012, 39(8): 741.

[2] SALAMA S, ROSENTHAL D. Cutaneous collagenous vasculopathy with generalized telangiectasia: an immunohistochemical and ultrastructural study [J]. J Cutan Pathol, 2000, 27(1): 40.

[3] KANITAKIS J, FAISANT M, WAGSCHAL D, et al. Cutaneous collagenous vasculopathy ultrastructural and immunohistochemical study of a new case [J]. Am J Clin Dermatol, 2010, 11(1): 63-66.

心房黏液瘤

(atrial myxoma)

【临床症状】本病是最常见的原发性心脏肿瘤，来源于多潜能的间质细胞，临床症状为心脏内血流阻塞、栓塞及全身症状，常伴有发热、不适、关节痛、体重下降等全身症状。黏液瘤引起的皮损很常见，可出现指端发绀、红斑、丘疹、面部毛细血管扩张、腹部网状青斑，也可见甲下裂片状出血、溃疡、紫色匐行性环状皮损和瘀点等，容易被误诊为血管炎。

【组织病理】组织病理检查发现在血管中有黏液样物质沉积，黏液样物质(无定形，嗜碱性颗粒状物质，阿新蓝和胶体铁染色阳性)堵塞血管，缺少胆固醇裂隙，可与胆固醇栓子区别。

【实验室检查】白细胞增高、血沉加快、血小板减少、低补体血症和贫血。影像学检查可见节段性动脉瘤和狭窄，临床症状和影像学检查的表现均与结节性多动脉炎相似。

参考文献

[1] CARLSON J A, CHEN K R. Cutaneous pseudovasculitis [J]. Am J Dermatopathol, 2007, 29(1): 44-55.